北京大学新途径教学改革系列教材——基础医学实验

医学形态学实验
——组织学与胚胎学

主　审　张宏权
主　编　吴　俊

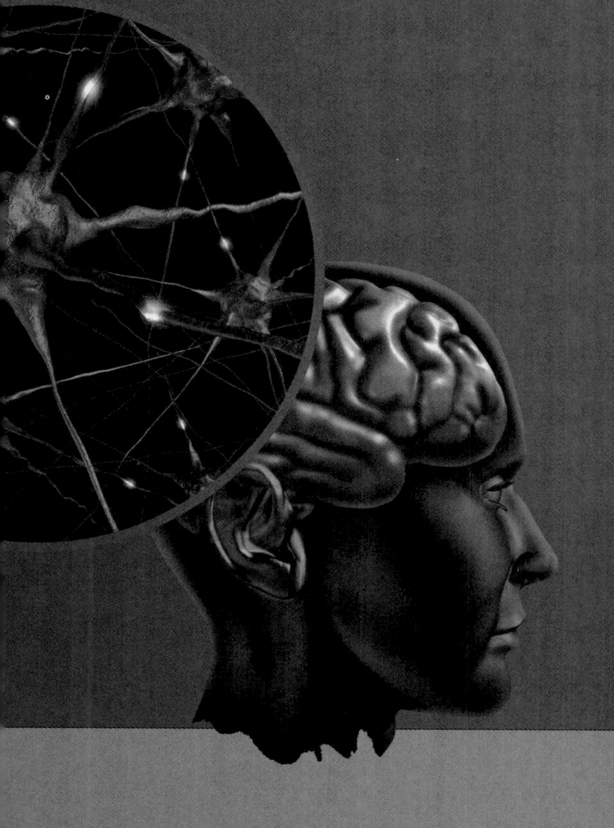

副主编　徐　健　迟晓春
编　委（按姓名汉语拼音排序）
毕振武　迟晓春　梅　芳　祁丽花
任彩霞　舒丹毅　魏潇凡　吴　俊
徐　健　于　宇　战　军　张宏权
张翎胤

北京大学医学出版社

YIXUE XINGTAIXUE SHIYAN—ZUZHIXUE YU PEITAIXUE

图书在版编目（CIP）数据

医学形态学实验：组织学与胚胎学 / 吴俊主编 . —
北京：北京大学医学出版社，2023.6
ISBN 978-7-5659-2485-9

Ⅰ. ①医…　Ⅱ. ①吴…　Ⅲ. ①人体形态学 - 实验 - 医学院校 - 教材 ②人体组织学 - 实验 - 医学院校 - 教材 ③人体胚胎学 - 实验 - 医学院校 - 教材　Ⅳ. ①R32-33

中国版本图书馆 CIP 数据核字（2021）第 168147 号

医学形态学实验——组织学与胚胎学

主　　编：吴　俊
出版发行：北京大学医学出版社
地　　址：（100191）北京市海淀区学院路 38 号　北京大学医学部院内
电　　话：发行部 010-82802230；图书邮购 010-82802495
网　　址：http://www.pumpress.com.cn
E-mail：booksale@bjmu.edu.cn
印　　刷：北京信彩瑞禾印刷厂
经　　销：新华书店
责任编辑：韩忠刚　刘陶陶　**责任校对：**靳新强　**责任印制：**李　啸
开　　本：850 mm × 1168 mm　1/16　**印张：**15　**字数：**252 千字
版　　次：2023 年 6 月第 1 版　2023 年 6 月第 1 次印刷
书　　号：ISBN 978-7-5659-2485-9
定　　价：50.00 元

序 preface

北京大学新途径教学改革系列教材《医学形态学实验——组织学与胚胎学》经过多方努力终于出炉了。

组织学与胚胎学是医学课程中的一门基础形态学科，组织学是研究机体微细结构及其相关功能的科学；胚胎学是研究个体发生、生长及其发育机制的科学。它的主要内容是经过几百年的验证而得到的对人体形态结构的描述，这就决定了这门课所面临的特点，强调形态结构的观察描述，例如长方形的细胞不能讲成圆的，膀胱黏膜的上皮是变移上皮而不是复层扁平上皮，神经垂体有大量无髓神经纤维而无神经元等，所以一本按教学课程思路设计的组织学与胚胎学实验教材是非常有必要的。

高质量的医学教材是满足医学教育改革、培养优秀医学人才的核心要素，与医学教育改革相辅相成。本书依据教学大纲的要求，根据本学科特点，将结构与功能相联系、平面与立体相联系、局部与整体相联系；并注重知识的连贯性与系统性，做到条理性强、文图并茂、重点突出、难点清楚，可方便学生在图形识别的基础上记忆掌握，可培养学生分析问题和解决问题的能力。

本书收集了300多幅图片，参编教师都是有多年教学经验的优秀一线教师，采用的图片来自精挑细选的数字切片，色彩鲜明、层次结构清楚，方便学生进行预习、复习、自学及课堂学习。希望本书受到广大读者、同学们的欢迎。

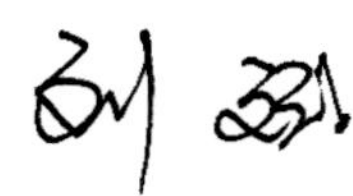

前言 Forword

为配合新途径教学改革，更好地理解和掌握人体的细微结构组成，北京大学基础医学院的组织胚胎学教师特编写了本实验教材。它既包括了组织学与胚胎学的经典图片内容，也反映了教师们在自己教学和科研工作中积累的经验和科学发现。本书采用新技术获取图片，分辨率高、色彩鲜明、组织结构具有代表性，有利于学生对比显微镜下实际观察到的组织结构，方便课前预习和课后回顾记忆。全书分为了 3 篇：第一篇和第二篇实验一至十二为组织学内容；第三篇实验十三至十七为胚胎学内容。收载组织切片照片 257 幅、胚胎模型和标本照片 72 幅。为了方便学生快速找到标本，组织切片按照实际切片编号编写。

由于要迅速配合已开始的新时代新途径教学改革，本书的准备和编写时间较短，各位编写人员的风格特点各异，特别是囿于编者知识和能力的局限，本书还存在不足，由衷地希望领域内的专家和使用本书的教师、同学指正，我们也会在教学工作中不断地加以改正。在此，我们也对在繁忙教学、科研工作中参加编写的教师们表示真挚的感谢和敬意。

张宏权

北京大学基础医学院人体解剖与组织胚胎学系主任、教授

目录

contents

绪 论

【实验目的】

1. 掌握学习组织学与胚胎学的方法。
2. 了解组织学标本制作的程序和各步骤的作用。
3. 熟悉显微镜各部分的性能和用途，掌握正确的使用方法。
4. 掌握用显微镜观察和分析组织标本的技能。

【实验材料】

1. 石蜡切片标本制作所需化学制剂。
2. 石蜡标本切片机。
3. 光学显微镜。

【实验观察】

一、如何学习组织学与胚胎学

组织学（histology）与胚胎学（embryology）是两门形态学科。组织学是借助显微镜研究正常人体的微细结构（区别于解剖学所研究的肉眼可见的人体宏观结构），并探讨其与人体功能关系的一门学科，其内容包括细胞、基本组织、器官系统三部分。其中的细胞部分可在细胞生物学中详细讲解，故组织学主要学习基本组织和器官的组织学结构。胚胎学是研究机体生殖细胞与受精，以及受精卵在母体内发育、分化和成长形成胎儿过程的一门学科，也就是学习人体是怎么发育而来的学科，其内容分为人胚发育总论、器官系统的发生及先天性畸形等部分。

作为基础医学课程之一，组织学和胚胎学是一门承前启后的重要课程。它既需要生物学、解剖学、化学等有关学科的知识作为基础，同时，又为很多后继课程如生理学、生物化学、病理学，以及临床各学科的学习准备必要的基本知识与基本技能。没有显微形态和超微结构为基础，功能学科和临床学科是学不好的，也是发展不了的。因此，学好本课程对于医学生是很重要的。

为了学好组织学与胚胎学，应抓好理论课、实习课、课前预习和课后复习诸环节。

理论课 以组织学与胚胎学教科书为基础，按章节对重点内容进行系统的介绍，以使同学们掌握系统的知识，并明确重点所在。作为显微形态课，必然会涉及许多微细形态和超微结构，这也正是同学们理解和记忆组织学的主要困难之一。为了解决这种困难，教师在讲授时往往结合大量图片、多媒体动画等进行描述，并将描述的方法和规律介绍给学生。学生在学习时应将形态描述与具体形象（如标本中所见）结合起来，在理解的基础上加深记忆。单纯的形态，会使人感到枯燥无味，因此，教师在讲授时，也力图使形态与功能相结合，基础与临床相结合，使学生加深对所学形态结构的理解和兴趣，为学习后继课程建立联系和做好准备。

听理论课时，要精神集中，思维活跃，跟上老师的讲解思路，尽量提高课堂吸收率，并扼要记笔记，以利于课后复习。

实习课 组织学与胚胎学的实习是学习本门课程的主要环节之一。组织学与胚胎学的理论课知识需要用实习课验证。实习室内既备有组织切片标本、虚拟切片、模型、照片等有关教材教具，又配有多媒体互动教学系统。实习过程中，在教师和理论课知识指导下，通过直接观察，力求在头脑中产生深刻的印象，并能自我加强形态学描述和描绘技能训练。掌握理论与实践相结合的学习方法，培养分析问题和解决问题的能力，加深对所学内容的理解和记忆。同时还要训练学生正确使用显微镜、镜下观察切片的能力，以及对于问题的分析能力。譬如，理论课上描述了肌细胞的形态结构，描述了泌尿系统中肾的发生，学生在实习课的时候就可以通过显微镜验证它们，通过模型或其他辅助教学手段理解肾的发生，这样就加深了对理论课的认识，巩固了组织学与胚胎学的基本理论知识。实习课的学习重点是对各种器官、四大基本组织及细胞的辨认。

预习和复习 做好预习和复习是上好理论课和实习课、巩固所学课程的必要手段。每次理论课之前，应浏览教科书，对要讲内容能够大致了解，并可发现疑难所在，以提高听课效果。每次理论课之后，学生应及时复习，整理笔记、明确概念、理解记忆。每次实习之前，一定要复习理论课内容，翻阅实习图谱，为上好实习课做好充分准备。这些环节是提高实习的主动性和提高实习效果的关键。

实习课后应当做好小结，把理论课内容与实习所见融合一起，强化记忆。每章学习完毕都应自己抽空做个总结，巩固收获，弥补不足，使学习扎扎实实地循序渐进、学有成效。

本课程的内容是逐步深入，前后连贯的。只有学好前一部分内容，才能继续学好后续内容；而学到后续内容又可加深对前面内容的理解和记忆。组织学的基本组织部分，对于初学者是比较困难的，尤应加强复习、思考、理解、记忆。经过一段艰苦努力，便可顺利入门。学习组织学和胚胎学也有规律性，只要认真努力地钻研摸索，加上教师辅导，就会很快了解规律，掌握方法的。

总之，组织学与胚胎学是对人体器官、组织和细胞微细结构的描述，很多内容都需要记忆。要学好组织学与胚胎学，一是记忆，先记住相应图形，结合图形记住基本专业名词和结构，慢慢掌握学习规律，掌握对细胞的描述应该先描述什么，后描述什么，对组织或器官描述的方法又怎样，久而久之，在细胞、组织和器官的描述上就不会有遗漏。二是要有抽象立体的想象力，从平面联想到立体，从微观联想到宏观，从老师讲授想到实际的细胞结构。三是将理论知识与实习课中所观察的结构相结合，建立细胞、组织或器官的整体形态和结构。四是将功能与结构相联系，比如有分泌蛋白质功能的细胞，它的电镜结构一定有大量粗面内质网、高尔基复合体、分泌颗粒等。五是上课要注意力集中，课堂上老师会把每个章节的主干骨架讲授给学生，避免复习时抓不到重点。

在备考中，学生只要掌握了组织学与胚胎学的主干内容，在应试的时候就能达到70%~80%的成绩，但对于一个优秀的学生，还需要掌握组织学与胚胎学的分枝甚至是枝叶内容，才能获得100%的好成绩。另外老师课上讲的内容及教材中要求的内容都是重点内容。对每个章节复习时，先记住主干，再填充细节，读书做到从厚到薄再到厚。

二、组织学标本制作法

（一）组织学标本的制作方法分类

组织学标本的制作方法分非切片制作方法和切片制作方法。二者最大的区别是，是否利用切片机制作相应的标本切片。

（二）非切片制作方法

非切片制作的标本大致包括以下类别。

1. 分离标本　主要为观察机体的单个细胞形态结构，如平滑肌细胞、呼吸道和消化道上皮细胞等。

2. 活体标本　是指组织细胞在生活状态下进行观察，或在生活状态下进行活体染色后制成的标本，如精子等。

3. 涂片标本　是以流体或半流体状态的物质作为材料，多应用于临床检查和病理诊断，如血涂片、骨髓涂片等。

4. 磨片标本　选用未脱钙的骨组织或牙齿，在磨石上磨制成80~120 μm的厚片，可直接或经过特殊染色后在显微镜下观察其形态结构。

5. 整体封存标本　通常选取体积很小或很薄的实验材料进行整体封存，如早期鸡胚、运动终板等。

6. 铺片标本　选取动物的肠系膜或大网膜，经过制作可在显微镜下观察到肥大细胞、吞噬细胞、成纤维细胞等。

（三）切片制作方法

切片制作方法大致包括石蜡切片、火棉胶切片、冰冻切片、树脂切片、电镜超薄切片等。

（四）切片标本制作的要求

为了在光学显微镜下观察机体的正常微细结构，一定要把组织制成适合在显微镜下观察的标本。标本制作的要求是：

1. 尽可能保存组织生前的结构。

2. 标本要透明，可容显微镜下的光线通过。

3. 不同的结构在显微镜下必须能显出不同的影像。

4. 标本可长期保存以供长期观察。

（五）石蜡切片标本制作技术

石蜡切片标本是最常用的组织学标本，其制作过程可概括为以下 9 个步骤：取材、固定、脱水、透明、浸蜡、包埋、切片、染色和封固。

1. 取材　是指从人体或实验动物体内取下所需要的组织材料的过程。取材的标本要求均为新鲜组织。离体或机体死亡 > 2 h 的标本材料，其内部可能会出现不同程度的自溶现象，因此整个取材过程应迅速、准确。以取肝为例，取材的步骤为：将实验动物麻醉或以其他方式处死后，用自来水浸湿胸腹部皮毛，将腹部向上仰卧在蜡盘上，打开腹腔，暴露肝，用小解剖剪或手术刀迅速取下一块大小适宜（0.5 cm^3）的肝组织，立即投入固定液内。

2. 固定　是指从人体或动物体内取下所需要的组织材料迅速浸泡在化学试剂中，借助化学试剂的作用，将组织细胞形态结构保存起来，使其不改变形态结构或变质的一种手段。这种有固定作用的化学试剂，称为固定剂或固定液。

常用固定剂的配方：

（1）10% 甲醛（福尔马林）固定剂：

福尔马林（37%~40% 甲醛）	10.0 ml
蒸馏水	90.0 ml

（2）Susa 固定剂：

氯化汞	4.5 g
氯化钠	0.5 g
三氯乙酸	2.0 g
蒸馏水	80.0 ml
福尔马林（37%~40% 甲醛）	20.0 ml
冰醋酸	4.0 ml

（3）Helly 固定剂：

重铬酸钾（结晶）	2.5 g

氯化汞	5.0 g
硫酸钠	1.0 g
蒸馏水	100.0 ml
福尔马林（37%~40% 甲醛）	5.0 ml（使用之前加入）

（4）Bouin 固定剂：

苦味酸饱和水溶液	75.0 ml
福尔马林（37%~40% 甲醛）	25.0 ml
冰醋酸	5.0 ml

（5）Carnoy 固定剂：

无水乙醇	60 ml
三氯甲烷	30 ml
冰醋酸	10 ml

3. 脱水、透明、浸蜡、包埋　这几个步骤统称为标本处理过程。

（1）脱水：利用某种化学试剂逐步将标本内部的水分置换出来，使标本内部处于无水状态的过程。脱水过程所使用的化学试剂称为脱水剂。标本经过固定后，其内部含有大量水分，为了能使石蜡更好地渗入到标本内部，必须彻底脱去水分，为浸蜡创造条件。常用的脱水剂是乙醇，脱水的过程是从低浓度乙醇开始，逐步依次增加浓度，最后达到无水的状态。一般情况下标本脱水应依次经过 70%乙醇、80%乙醇、90%乙醇、95%乙醇和无水乙醇。

（2）透明：利用有些有机试剂既能与脱水剂混合，又能与石蜡液相融合的特性，将标本内的脱水剂置换出来，为浸蜡做准备的过程。此时的标本呈现一种半透明的状态，故此过程称为透明。所使用的有机试剂称为透明剂。透明时间长短依据组织块大小及性质来定。

（3）浸蜡：将透明好的标本投入到温度适宜的熔化的石蜡液中，置换出标本内透明剂的过程称为浸蜡。北方地区一般选用熔点为 56~58℃的石蜡为好。

（4）包埋：去除标本中的透明剂后，使熔化的石蜡置换进入标本内部，通过迅速冷却过程，使标本与石蜡液形成密度相近的一个整体，便于制备较薄的石蜡切片。

4. 切片　经石蜡包埋后制成的标本蜡块借助切片机被制作成组织学切片的过程称为石蜡切片。一般轮转式切片机的主要构造有持刀架、载物台（机头或标本固定台）、切片厚度调节装置、转轮等部件（图 0–1）。

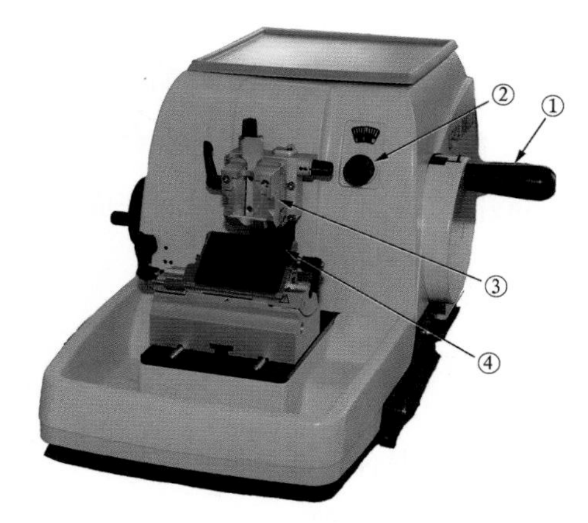

图 0–1　轮转式切片机

①转轮 ②厚度调节装置 ③载物台 ④持刀架

石蜡切片具体操作：

（1）固定标本蜡块，将标本蜡块固定于载物台内。

（2）将切片刀或刀片固定于持刀架，调整好蜡块与刀的距离及夹角。

（3）调节切片厚度装置，一般情况石蜡切片的厚度为 5~7 μm。

（4）打开轮盘开关，匀速转动转轮，每转动一周，载物台向切片刀侧移动规定厚度，即切得规定厚度的切片一张；随着转轮连续转动，就可得一条连续的蜡带。

取下一段蜡带，将其慢慢放在水温为 37~40℃的水浴展片仪内的水面上，借助于水温和水的张力，至切片舒展变平整，后将石蜡切片一个个分开，分别裱在涂抹过蛋白甘油的载物片上，摆好切片位置，放入烤箱内烤片。烤片时间一般 > 6 h，待切片干燥并牢固地附着于载物片后，即可取出，进行染色。

5. 染色　为了能更清楚地显示所要观察的组织细胞结构，需要对所观察的物质染色，通过生物染料的作用，使组织细胞内的不同结构或成分对染料显示不同的颜色，以便于在显微镜下观察。生物学染色的方法很多，由于染色对象不同，最后观察结果的要求不同，所选用的染色方法也各不相同。

6. 封固　为了能使染色切片长期保存，并使得组织细胞的细微结构在显微镜下能清晰地被观察到，通常会使用一种起黏附效果的介质，将盖玻片黏附于染色组织的表面，这个过程称为封固，这种介质称为封固剂。

（六）苏木精 – 伊红染色

苏木精 – 伊红染色（简称：H.E 染色）是生物学染色技术中应用最广泛的染色方法，也是形态学研究中最基本的染色技术手段。现将该方法介绍如下（在实习过程中遇到的其他特殊染色法，将分别介绍于首次出现之处）。

1. 染液配制

（1）Ehrlich 苏木精染液配制方法：

苏木精	2.0 g
95% 乙醇	100.0 ml
钾明矾（硫酸铝钾）	3.0 g
蒸馏水	100.0 ml
甘油	100.0 ml
冰醋酸	10.0 ml

配制好的染液要充分混合，放置在日光下 3~6 个月促其自然成熟，在紧急情况下，可加入碘酸钠，使氧化作用在瞬间完成，每克苏木精需加入 50~100 mg 碘酸钠。

（2）伊红染液配制方法：

伊红	1.0 g
蒸馏水	100.0 ml

充分混合，即可使用。

2. 染色步骤

（1）切片入二甲苯，2 次，5~10 分 / 次；作用是脱蜡。

（2）切片入 100% 乙醇，2 次，3~5 分 / 次；作用是水化（或称水合）。

（3）切片依次进入 95% 乙醇、90% 乙醇、80% 乙醇、70% 乙醇，各 1 次，2~3 分 / 次；作用是水化（或称水合）。

含有氧化汞成分的固定剂（如 Susa 液、Helly 液）固定的标本，还须在进入 80% 乙醇后经 70% 碘乙醇，脱去汞颗粒，后再入 70% 乙醇。

（4）切片入蒸馏水洗，3 min；作用是为苏木精染色做准备。

（5）切片进入苏木精（Ehrlich's）染液，10~15 min；作用是染细胞核。

（6）自来水洗后进入 0.5%~1% 盐酸乙醇（70% 乙醇），数秒至数十秒，终止后用自来水快洗；作用是分色，去掉细胞核或细胞质中除嗜碱性物质以外的颜色。

（7）切片入 0.5%~1% 氨水，30 s~1 min；自来水洗；作用是蓝化，经过弱碱性条件处理过的细胞核光镜下呈现所要观察的颜色，此过程要在光镜下镜检分色程度。

（8）流水冲洗，3 min；作用是洗净"浮色"。

（9）1% 伊红水溶液染色 5~10 min；作用是染细胞质、肌肉、胶原纤维、嗜酸性颗粒等。

（10）蒸馏水快洗，数秒；作用是洗去切片表面"浮色"。

（11）70% 乙醇、80% 乙醇、90% 乙醇速洗，数秒；作用是分色，分去细胞质内多余的颜色；脱水，逐步脱去组织切片内的水分。

（12）切片入 95% 乙醇，30 s~1 min，作用是脱水，光镜下镜检细胞核与细胞质的颜色对比。

（13）切片入 100% 乙醇，2 次，2~3 分 / 次；作用是进一步脱水。

（14）切片入二甲苯，2 次，3~5 分 / 次；作用是透明。

（15）切片树胶封固：从二甲苯染色缸中取出透明好的组织切片，在切片的组织上滴加适量树胶（balsam），用小解剖镊夹住盖玻片一侧，缓缓盖在切片的组织上，摆正盖玻片位置即可。

3. 染色结果　细胞核为蓝紫色；细胞质、肌肉、胶原纤维、嗜酸性颗粒等为粉红色或红色。

三、显微镜的结构及其使用方法

显微镜是精密的贵重光学仪器，是组织学实习的必要工具。在学习过程中对学生的要求为：①熟悉显微镜各部分的性能和用途，掌握正确的使用方法；②掌握用显微镜观察和分析组织标本的本领；③树立爱护国家财产的观念，自觉遵守显微镜管理和使用制度。

（一）显微镜的主要结构

1. 机械装置部分　镜座、镜臂、载物台、标本夹、标本移动器、物镜更换台、粗准焦螺旋（大螺旋）、细准焦螺旋（小螺旋）。

2. 光学系统部分　目镜、物镜（低倍镜、高倍镜、油浸镜）、聚光器（集光镜、孔径光阑）、光源（电源开关、亮度调节旋钮）。

对照图 0–2，熟悉所用显微镜各部件。显微镜因厂牌不同而在结构上有所差异，希望同学们在实习过程中逐一了解。

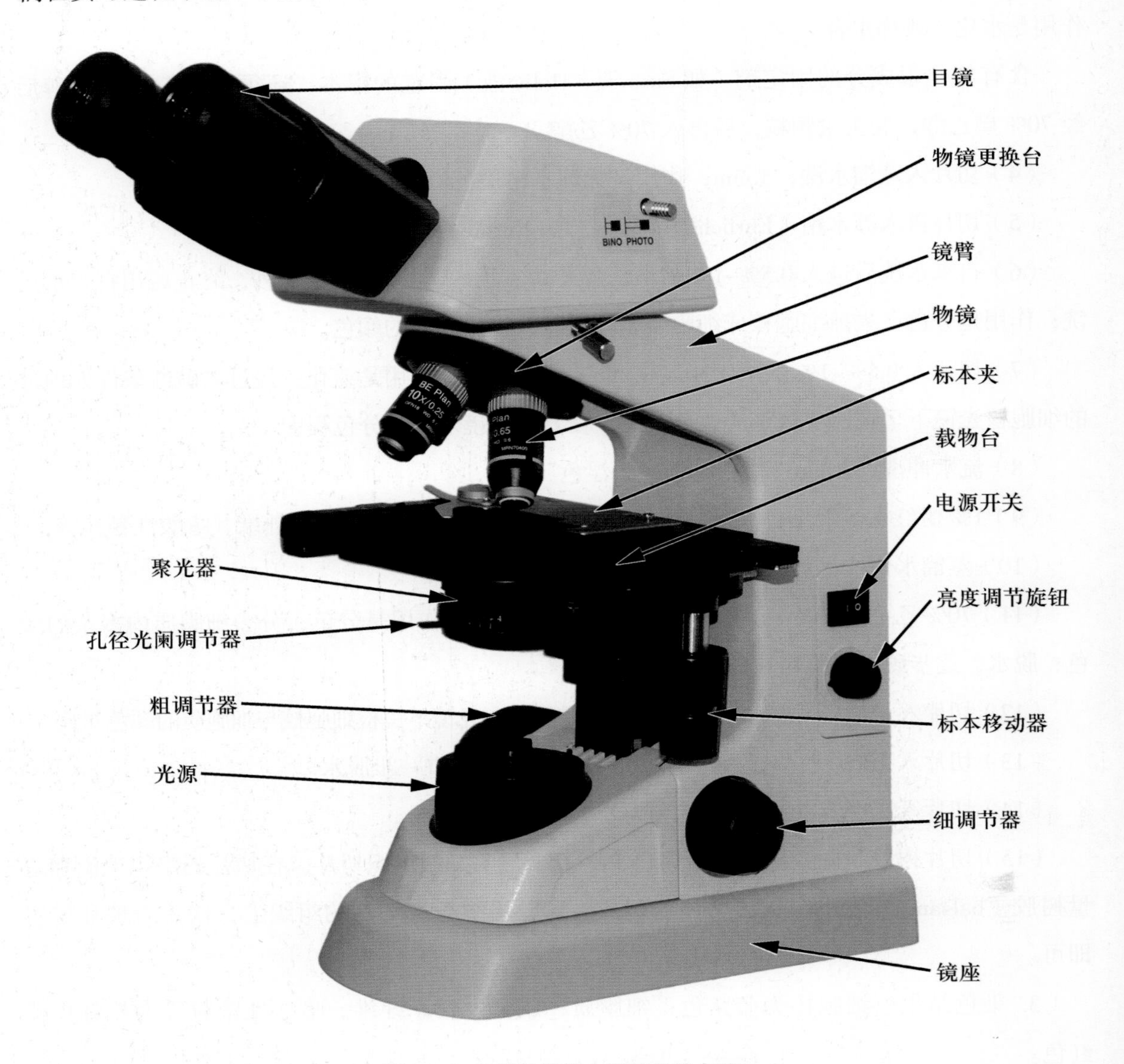

图 0–2　光学显微镜主要部分的名称

（二）显微镜的使用方法

1. 放置　显微镜一定要放置平稳，不要随便移动。

2. 开机　首先检查亮度调节旋钮应该在最低位置，打开电源开关，调整亮度调节旋钮使亮度合适。

3. 低倍镜观察　转动物镜更换台，对正低倍物镜，将聚光器升至最高，孔径光阑调至相应的位置，取标本，擦净，使盖玻片朝上而载玻片在下，将它放在载物台上，用标本夹夹好，并把载玻片上要观察的组织位置推移到物镜的正下方。目镜观察，同时慢慢转动大螺旋，当影像逐渐显现出来以后，转动小螺旋，以得到清晰的物像。随后即可按照实习的要求进行标本观察。如在观察中感觉亮度太高，可调整亮度调节旋钮或适当降低聚光器的高度。

4. 高倍镜观察　需高倍镜观察的组织结构应先将其移至低倍镜视野正中，然后转动物镜更换台，对正高倍物镜，将孔径光阑调到相应的位置，继之转动小螺旋调得清晰物像即可进行高倍镜观察。换高倍物镜后，若视野过暗，可略升高聚光器的高度或扩大孔径光阑。

在目镜内有一根黑色指示针，从边缘伸至中央，它用作指示标本部位。当观察标本遇有疑问时，可将该部位置于指示针尖之前，以请教教师或同学。

（三）显微镜观察的程序

任何组织标本的观察，应先进行肉眼观察，然后进行低倍镜观察，最后进行高倍镜的观察。

特别要指出的是，应重视低倍镜下的观察，它可以了解组织切片的全貌、层次、部位关系。而高倍镜下观察的只是局部的放大。切勿放置标本后立即用高倍镜观察，那样会限制视野，混淆层次，以致观察结果不全面、不准确甚至错误。

（四）显微镜观察及使用的注意事项

1. 显微镜和组织标本要轻拿轻放，放置稳妥，操作细心。在载物台上取放标本，宜在低倍镜下进行。高倍观察时，注意不要使物镜与标本接触。

2. 显微镜部件不得擅自拆卸，目镜不得随意取下。发现部件松动或损坏，应及时报告，进行维修。

3. 维护显微镜清洁，人人有责。不得沾污各种部件，发现不洁，及时擦净。如镜头沾污，可能影响物像清晰程度，应及时取实习室备用细绸轻拭；切勿用手或手帕等擦拭，以防被汗液或砂尘污损。

4. 标本用毕，应按号码顺序放入标本盒，以便于他人学习。

5. 标本损坏，本人应及时报告，以便及时更换。

除以上要求外，使用显微镜还应注意以下三点：

（1）使用显微镜前：首先查看显微镜部件有无缺损、是否松动。

（2）使用显微镜中：不得随意移动、互换显微镜或互换镜头，一经损坏应及时报告。

（3）使用完显微镜：取下标本，放入标本盒内，检查镜头、聚光器及标本夹是否松动，确认无误后盖上防尘罩。

【思考与讨论】

1. 什么是组织学，其研究内容包括哪些？

2. 什么是胚胎学，其研究内容包括哪些？

3. 石蜡切片标本制作为什么需要经过固定、脱水、透明、浸蜡、包埋等步骤？

4. H.E 染色的目的是什么？

5. 如何使用光学显微镜观察标本？

【实验小结】

1. 后面的实验大部分是观察石蜡切片标本；石蜡切片标本制作需要经过取材、固定、脱水、透明、浸蜡、包埋、切片、染色、封固等步骤；所用标本大部分是 H.E 染色。

2. 显微镜观察一定要按肉眼观察、低倍镜观察、高倍镜观察的顺序进行。

（吴　俊　张栩胤　毕振伍）

实验一

上皮组织

【实验目的】

1. 掌握单层柱状上皮的形态结构。
2. 掌握复层扁平（鳞状）上皮的形态结构。
3. 掌握假复层纤毛柱状上皮的形态结构，能与单层柱状上皮鉴别。
4. 掌握变移上皮的形态结构，能与复层扁平上皮鉴别。

【实验材料】

1. 兔的小肠，Susa 液固定，石蜡包埋，切片，H.E 染色。
2. 人的食管，Helly 液固定，石蜡包埋，切片，H.E 染色。
3. 猫或猴的气管，Susa 液固定，石蜡包埋，切片，H.E 染色。
4. 兔的膀胱壁，Helly 液固定，石蜡包埋，切片，H.E 染色。
5. 蟾蜍的肠系膜，铺片，硝酸银染色。

【实验观察】

标本 91　单层柱状上皮（小肠）

肉眼观察

切片组织为长条形（图 1–1），表面起伏不平，染成蓝色的部分，是小肠腔面的上皮组织，其余的部分染成红色，为小肠壁的其他结构。

低倍镜观察　小肠的腔面有许多突起，为小肠绒毛（图 1–2 ①），每个绒毛的表面覆盖着

标本	单层柱状上皮
染色	H.E
来源	兔

图 1–1 单层柱状上皮

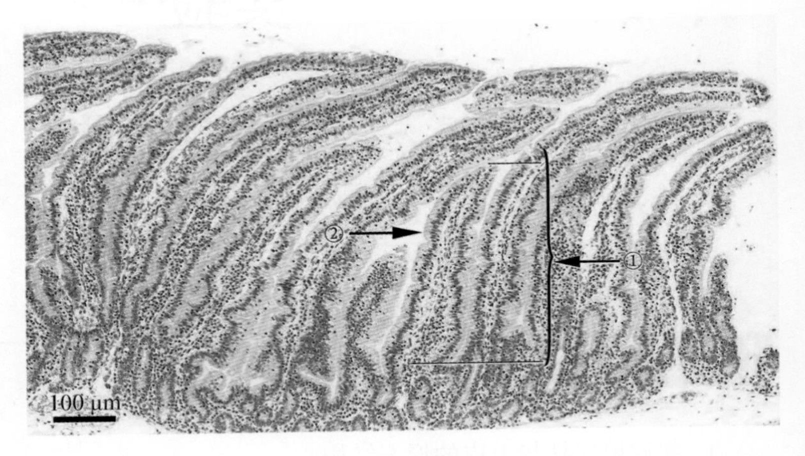

图 1–2 单层柱状上皮
①小肠绒毛 ②单层柱状上皮

单层柱状上皮（图 1–2 ②）。常见多层细胞核，似为多层细胞排成复层，实际上是单层柱状上皮被切成斜切面的缘故。

高倍镜观察

1. 柱状细胞（columnar cell） 位于基膜上，呈高柱状，其胞质染成粉红色，细胞核呈长椭圆形，位于细胞的近基底部，异染色质颗粒较小，染色较浅（图 1–3 ①）。在柱状细胞的游离面可见被染成淡粉红色、厚度均一的膜状结构，称为纹状缘（striated border）（图 1–3 ②），其为在电镜下所观察到的微绒毛。

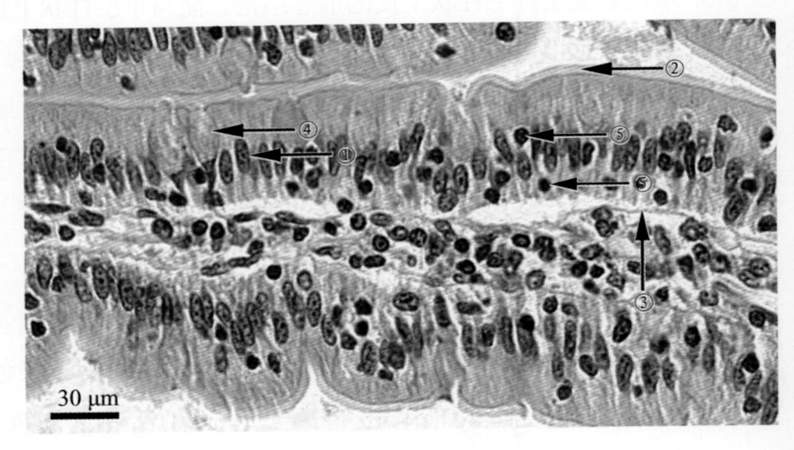

图 1–3 单层柱状上皮
①柱状细胞核 ②纹状缘 ③基膜 ④杯状细胞 ⑤淋巴细胞

2. 杯状细胞 位于柱状细胞之间，形似高脚酒杯，其顶部圆形较大，底部较细窄（图 1–3 ④）。在顶部圆形部分被染成淡蓝色或空泡状，这空泡是因为杯状细胞所产生的分泌颗粒（即黏原颗粒）经制片而被溶解破坏所致。底部较窄的部分可见细胞核，着色较柱状细胞的核为深，常常由于顶部分泌颗粒的压挤而变形，呈三角形或不规则形。杯状细胞是单细胞腺体，表面没有纹状缘，有时在上皮看到此细胞游离面出现“纹状缘”是假象，是由于细胞被斜切的原因所造成，实则是柱状细胞的纹状缘。

此外，常常在上皮细胞之间可见侵入上皮内的、小而圆的淋巴细胞（图 1–3 ⑤）。细胞核为圆形，着深蓝色，细胞质甚少。

3. 基膜（basement membrane） 在上皮细胞的基底部隐约可见起伏不平的粉红色线，为基膜（图 1–3 ③）。

标本 7　复层扁平（鳞状）上皮（食管）

标本　食管
染色　HE
来源　人

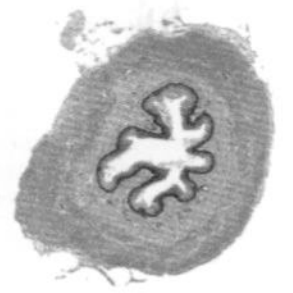

图 1–4　复层扁平（鳞状）上皮

肉眼观察

切片为食管横断面，因食管腔面有数条纵行皱襞而使管腔呈不规则形，沿腔面着蓝紫色的一层即为复层扁平（鳞状）上皮，是光镜下重点观察的部分（图 1–4）。

低倍镜观察　复层扁平（鳞状）上皮由多层细胞构成，各层细胞形态不一（图 1–5 ①）。上皮与下面结缔组织交界处是基膜，基膜不平整，但在 H.E 染色中不易观察到。结缔组织在交界处呈乳头状突起伸入上皮，形成结缔组织乳头（图 1–5 ②）。

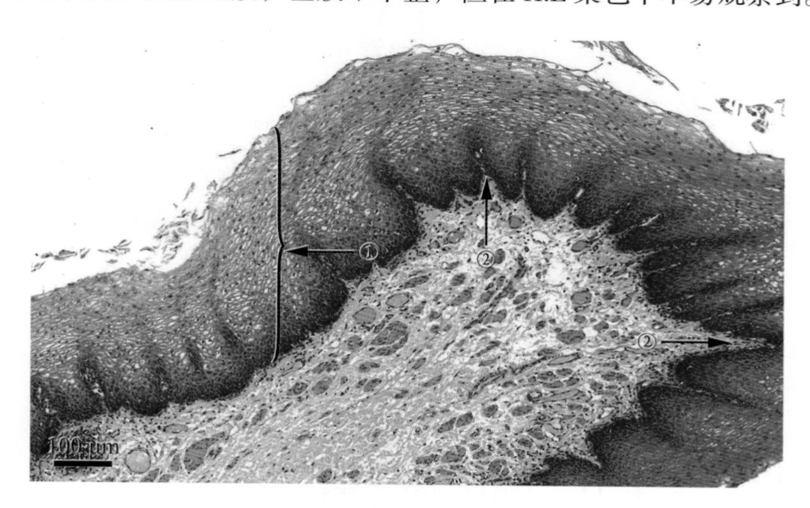

图 1–5　复层扁平（鳞状）上皮
①复层扁平（鳞状）上皮 ②结缔组织乳头

高倍镜观察

自基膜开始，由基底面向游离面观察各层上皮细胞形态。复层扁平（鳞状）上皮细胞各层之间无明显分界。

1. 基底层　位于基膜上的一排细胞（图 1–6 ①），较小，为立方或矮柱状，排列紧密，细胞界限不清，细胞质嗜碱性较强，细胞核呈椭圆形。此层内有时可见细胞的有丝分裂象。

2. 中间层　在基底层上方有数层多边形细胞（图 1–6 ②），细胞较大，细胞核呈圆形，位于中央。多边形细胞向表面逐渐变扁，切片上细胞呈梭形，细胞核也变成扁椭圆，染色变深。

3. 表层　位于上皮的最表面的数层细胞（图 1–6 ③），较梭形细胞更为扁平，细胞核呈扁平或梭形，染色很深。

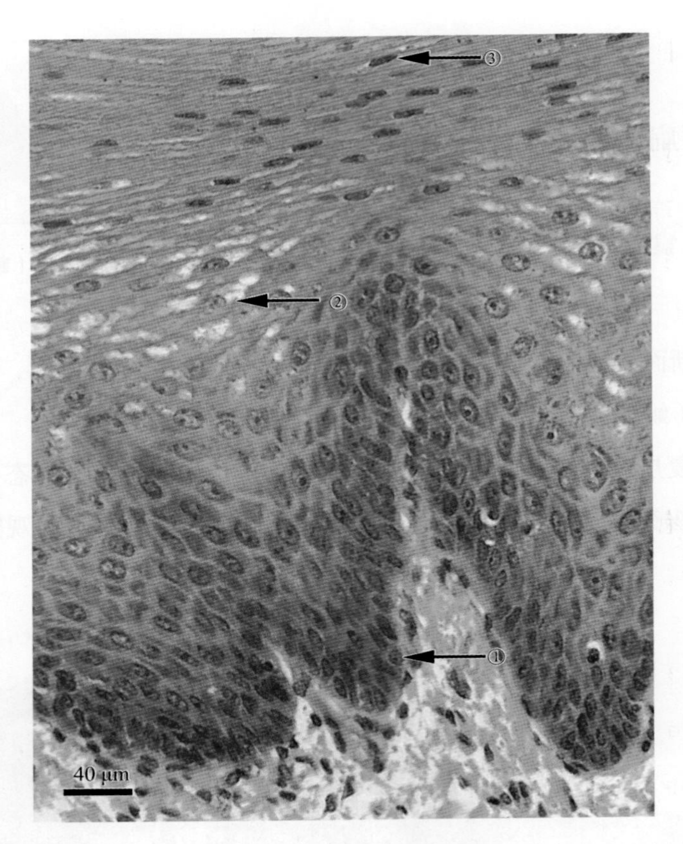

图 1–6 复层扁平（鳞状）上皮

①基底层 ②中间层 ③表层

标本 31a 假复层纤毛柱状上皮（气管）

肉眼观察

气管横断面呈圆环形结构，被覆腔面的薄层蓝紫色边缘是假复层纤毛柱状上皮，为光镜下重点观察的部分（图 1–7）。

标本	气管
染色	H.E
来源	猴

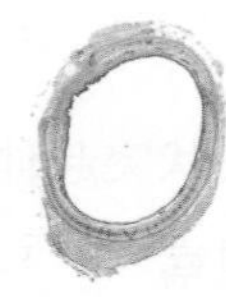

图 1–7 假复层纤毛柱状上皮

低倍镜观察

假复层纤毛柱状上皮的表面和基底面都很平整，但细胞核的高低不一致（图 1–8 ①）。上皮的表面可见纤毛（图 1–8 ②）。在细胞的基底部可见较厚且均匀的粉红色线，即为基膜（图 1–8 ③）。

高倍镜观察

在切片中，寻找有透明软骨的部位并找到相应上皮细胞核层数较少的地方来观察（排除上皮斜切面造成的假象）。分辨假复层纤毛柱状上皮的各种细胞。通常柱状细胞的细胞核最靠近上皮的游离端，锥体形细胞的细胞核最靠近基膜，中间层多为梭形细胞和杯状细胞的细胞核。但在 H.E 染色中，由于细胞界限不清楚，除杯状细胞外其他细胞只能通过细胞核的位置和形态来大致判断。

1. 柱状细胞（图 1–9 ①）呈柱状，是顶端较宽、基部较窄的一种细胞，细胞顶端可达腔面，细胞核较大，位置靠近游离面，呈椭圆形，染色较浅，细胞的表面具有一排清晰而整齐的纤毛（cillia）(图 1–9 ⑥)，故也称为纤毛细胞。

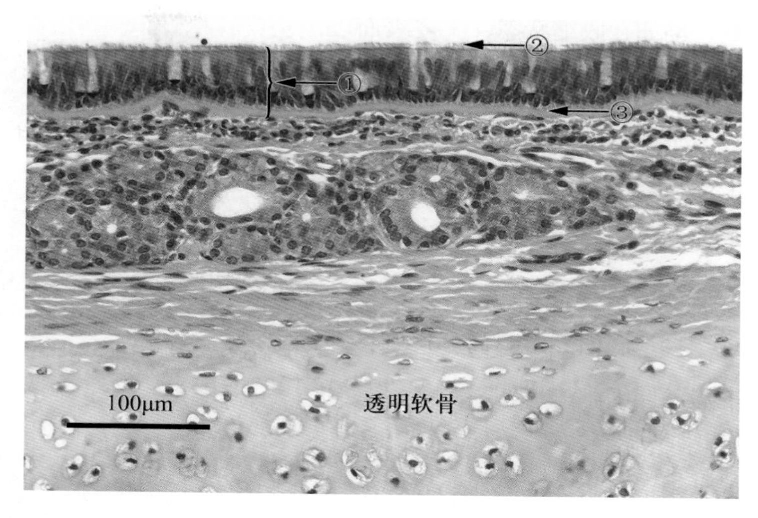

图 1–8 假复层纤毛柱状上皮（低倍镜）
①假复层纤毛柱状上皮 ②纤毛 ③基膜

2. 锥体形细胞（图 1–9 ②）位于上皮基部，细胞核较小，位置较低，呈椭圆形，染色较深。细胞顶端不达腔面。

3. 梭形细胞（图 1–9 ③）呈梭形，两端尖而中间较粗，细胞质着色较深，细胞核呈窄椭圆形，染色较深，位于中央。但由于细胞界限不清楚，故不易辨出。

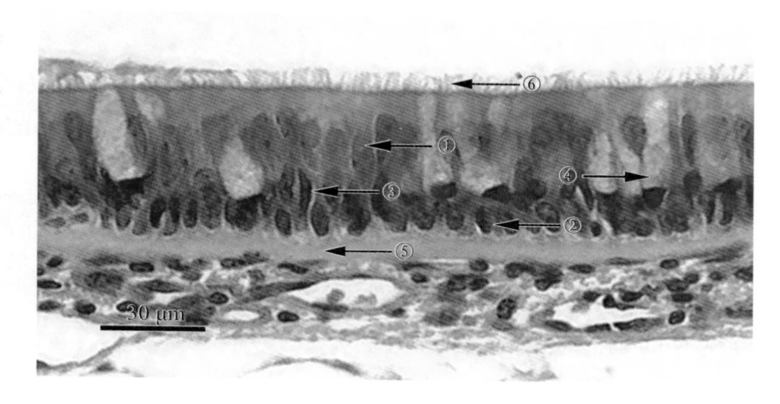

图 1–9 假复层纤毛柱状上皮
①柱状细胞 ②锥体形细胞 ③梭形细胞 ④杯状细胞 ⑤基膜 ⑥纤毛

4. 杯状细胞（图 1–9 ④）位于其他上皮细胞之间，其顶端达到上皮表面，形态类似于在单层柱状上皮中所见。

5. 在细胞的基底部可见较厚且均匀的粉红色线，即为基膜（图 1–9 ⑤）。

标本 8 变移上皮（膀胱）

肉眼观察

标本中有两块组织，均为膀胱壁，薄的为扩张状态，厚的为收缩状态，每块组织各有一着色蓝紫而较整齐的边缘即是变移上皮（图 1–10），是光镜下重点观察的部分。

标本	膀胱
染色	H.E
来源	兔

图 1–10 变移上皮

低倍镜观察

扩张状态的膀胱上皮较平整，层数较少（图 1–11）；收缩状态的膀胱上皮不平整，层数较多（图 1–12）。但不论是扩张状态或是收缩状态，其共同特点是上皮的表面与基底面都是平行的，例如在收缩状态，上皮表面较为弯曲，其基底面也随着上皮表面呈平行的弯曲状，这是变移上皮与复层扁平（鳞状）上皮的不同点之一。

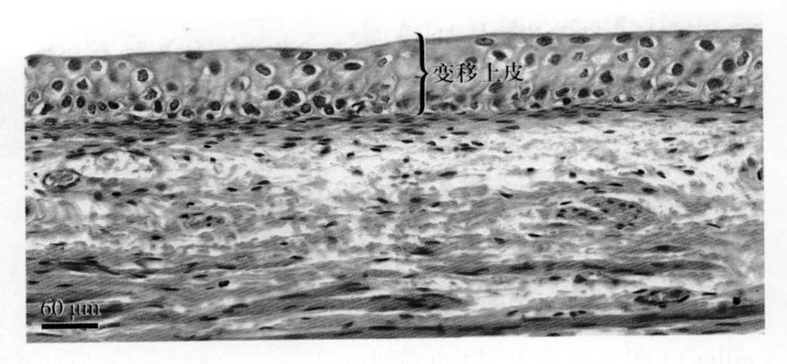

图 1–11　变移上皮的扩张状态

高倍镜观察

自基底面到游离面分辨变移上皮各层细胞的形态。

1. 基底层　位于基膜上的一层细胞（图 1–13 ①，图 1–14 ①）。细胞较小，呈立方形或矮柱状，细胞核圆形，也较小，位于中央。

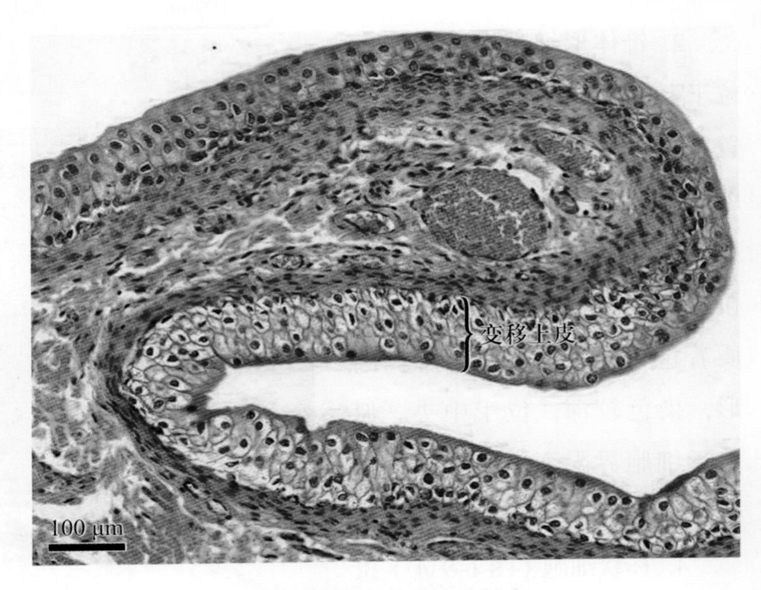

图 1–12　变移上皮的收缩状态

2. 中间层细胞　在基底层之上有一层或数层不规则形的多边形细胞（图 1–13 ②，图 1–14 ②）。细胞稍大，细胞核呈圆形，位于中央。在靠近表层处可见有的细胞呈倒置梨形（图 1–14 ④），细胞顶部大，向着表层的长方形细胞，并与之相嵌合，细胞核亦为圆形，位于中央。

3. 表层细胞　又叫盖细胞，是一层位于上皮最表面的细胞（图 1–13 ③，图 1–14 ③），细胞较大，为长方形或立方形，有时可见一个细胞内有两个细胞核。细胞质嗜酸性，特别是在游离面的细胞膜下着色更深，这是外胞质浓缩的现象。

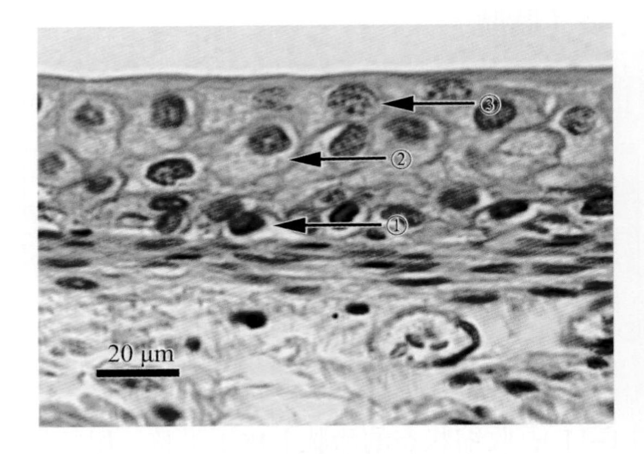

图 1–13　变移上皮的扩张状态
①基底层细胞 ②中间层细胞 ③表层细胞

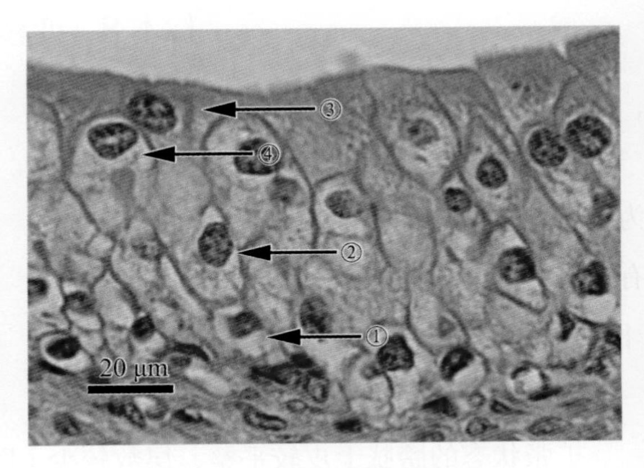

图 1–14　变移上皮的收缩状态
①基底层细胞 ②中间层细胞 ③表层细胞 ④倒置梨形上皮细胞

示教 1 间皮和内皮

了解单层扁平上皮细胞的形态。

将蟾蜍胸腔剪开，自心室或大动脉注入生理盐水，洗净心脏及所有血管中血液，再注入10%硝酸银溶液，至充满全部血管，将全部肠系膜连同肠的一段剪下，浸入盛有1%硝酸银溶液的平皿内，经短时间后将肠系膜及肠以木质细针固定在软木片上，放置在阳光下照射至肠系膜变成深棕色后，再将其剪成小块制成铺片。因银沉淀在细胞间质处，只能显示细胞外形轮廓，而不能分辨内部结构。

高倍镜观察

注意肠系膜铺片所显示的是细胞的俯视观。

1. 小血管内皮（endothelium） 细胞外形呈梭状，细胞长轴与血管长轴一致，内皮细胞的胞体比间皮细胞小（图 1–15 箭头所示），其细胞界限呈明显的锯齿形黑线，细胞外形形似柳叶。

2. 肠系膜的间皮（mesothelium） 细胞外形呈不规则的、大小相近的多边形（图 1–16 箭头所示），细胞界限呈黑色波浪状的条纹，若稍稍调节显微镜细螺旋时，在不同的平面上还可见到与前面叙述完全相同的另一层间皮细胞，这是因为肠系膜的两面都被覆有间皮所致。

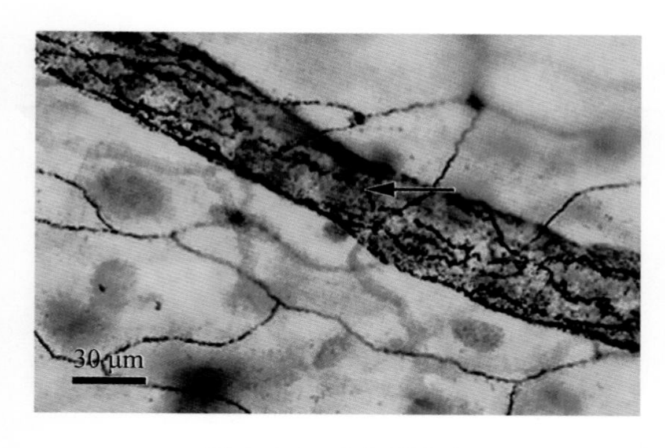

图 1–15 小血管内皮
箭头所示为内皮细胞

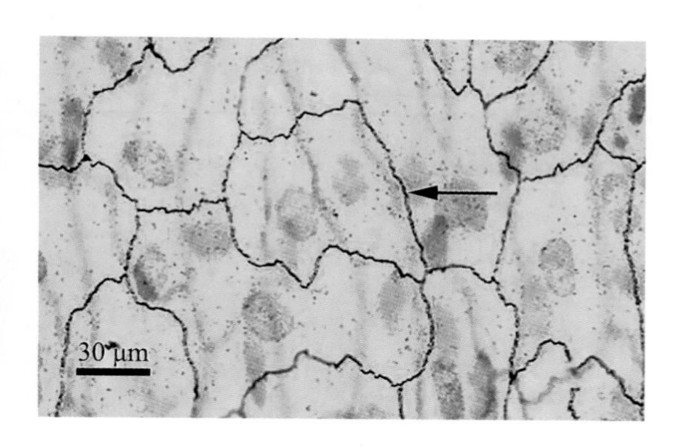

图 1–16 肠系膜间皮
箭头所示为间皮细胞

示教 2 小肠上皮的 PAS 反应

了解小肠上皮的基膜、纹状缘和杯状细胞的 PAS 反应。

利用组织化学的过碘酸希夫（PAS）反应显示，以甲基绿复染细胞核。过碘酸是一种氧化剂，它能使多糖、黏多糖类的物质内含有的 1,2– 乙二醇基（—CHOH—CHOH—）产生二醛（CHO—CHO）。二醛与希夫试剂内的无色品红相结合，形成紫红色的沉淀。因此，凡含有 1,2– 乙二醇基的物质均能显示出阳性反应。

高倍镜观察

1. 基膜 位于上皮细胞的基底面与结缔组织交界处，染成浅紫红色、厚度均匀的薄膜，即PAS阳性反应之基膜（图1–17①）。

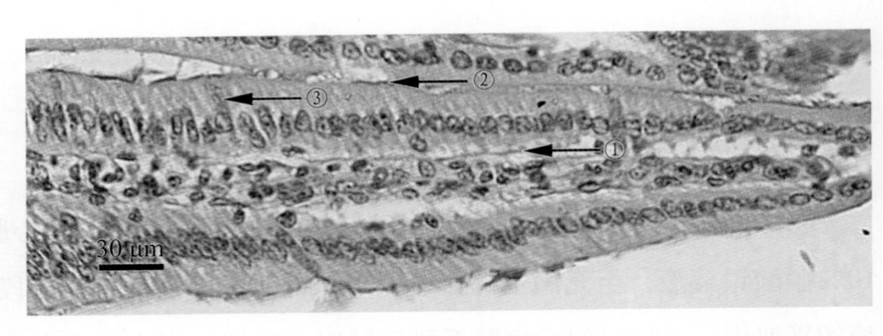

图1–17 小肠PAS反应
①基膜 ②纹状缘 ③杯状细胞

2. 纹状缘 被覆在小肠绒毛上皮柱状细胞的表面（图1–17②），呈紫红色的、均匀一致的膜状结构。

3. 杯状细胞 细胞顶部胞质含有大量呈紫红色的黏原颗粒，为PAS阳性反应（图1–17③）。可见细胞核呈不规则形或三角形，被染成蓝色。柱状细胞的细胞核也被苏木精所染，呈蓝色。

【思考与讨论】

1. 内皮和间皮的分布有什么特点？
2. 如何区分复层扁平上皮和变移上皮？
3. 单层柱状上皮和假复层纤毛柱状上皮的鉴别要点是什么？

【实验小结】

1. 掌握细胞光镜结构的描述。

细胞
- 形状
- 大小
- 核：形状、大小、位置、数目、核仁
- 胞质：染色、颗粒
- 功能

2. 变移上皮与复层扁平上皮的区分：

	复层扁平上皮	变移上皮
基底面与表面是否平行	不平行	平行
基底层细胞胞质嗜碱性强弱	强	弱
表层细胞形态	数层扁平细胞，核扁平或梭形，染色质浓缩，染色深，胞质嗜酸性	一层盖细胞，长方形或立方形，核圆形，胞质嗜酸，有浓缩现象

（魏潇凡）

实验二

结缔组织

一、固有结缔组织

【实验目的】

1. 掌握疏松结缔组织（loose connective tissue）中的两种纤维（胶原纤维和弹性纤维）的形态，掌握两种细胞成分（巨噬细胞和肥大细胞）的形态特点。

2. 掌握疏松结缔组织的形态。

3. 了解致密结缔组织（dense connective tissue）的结构。

4. 了解脂肪组织（adipose tissue）的结构。

5. 掌握网状组织（reticular tissue）的结构。

【实验材料】

1. 大白鼠的肠系膜，铺片，氯化汞酒精 –Susa Ⅱ液固定，偶氮焰红和醛品红染色。

2. 人的胃底部，Helly 液固定，石蜡包埋，切片，H.E 染色。

3. 人的指皮，Susa 液固定，石蜡包埋，切片，H.E 染色。

4. 兔的淋巴结，Helly 液固定，石蜡包埋，切片，H.E 染色。

【实验观察】

标本 26　疏松结缔组织铺片（肠系膜）

将台盘蓝注射入大白鼠腹腔，次日杀死动物，取其肠系膜制成铺片。

低倍镜观察

肠系膜厚薄不匀。选择较薄处，可见到纵横交织排列的纤维和深染的细胞。

高倍镜观察

分辨两种纤维和两种细胞（图 2–1）。

1. 胶原纤维（collagen fiber） 染成粉红色，比较粗大，有分支（图 2–1 ①）。

2. 弹性纤维（elastic fiber） 染成紫色，比胶原纤维细，也有分支（图 2–1 ②）。

3. 肥大细胞（mast cell） 圆形或卵圆形，细胞质中充满紫色颗粒，颗粒大小相等，分布均匀（图 2–1 ③）。

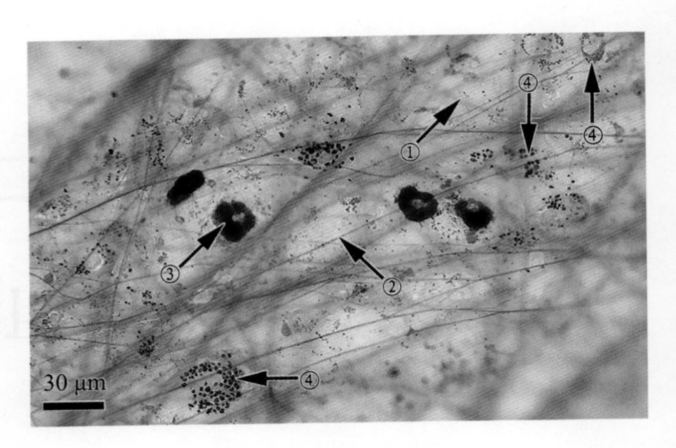

图 2–1 肠系膜铺片
①胶原纤维 ②弹性纤维 ③肥大细胞 ④巨噬细胞

4. 巨噬细胞（macrophage） 多呈不规则形。细胞质内含有其吞噬的蓝色颗粒（即台盘蓝颗粒），大小不等、分布不匀（图 2–1 ④）。

标本 55 疏松结缔组织切片（胃底）

肉眼观察

蓝紫色的黏膜与红色的肌层之间是黏膜下层，呈浅粉红色，是要观察的部位（图 2–2）。

低倍镜观察

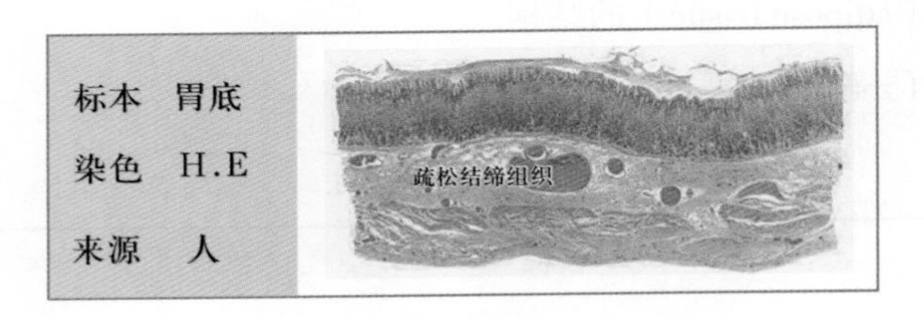

图 2–2 胃底

在肌层与黏膜肌层之间找到浅粉红色的黏膜下层，此层即为疏松结缔组织，结构较疏松，含丰富血管。

高倍镜观察

镜下所见主要为胶原纤维，纤维排列松散，呈粉红色条块状。因其排列方向不一，故可见有呈纵（图 2–3 ①）、横（图 2–3 ③）、斜（图 2–3 ②）等不同的断面。在胶原纤维之间夹杂着弹性纤维，二者不易区分。在纤维之间有散在分布的细胞，其中可辨认出纤维细胞（图 2–3 ④）：细胞体较小，呈梭形；细胞核梭形，染色

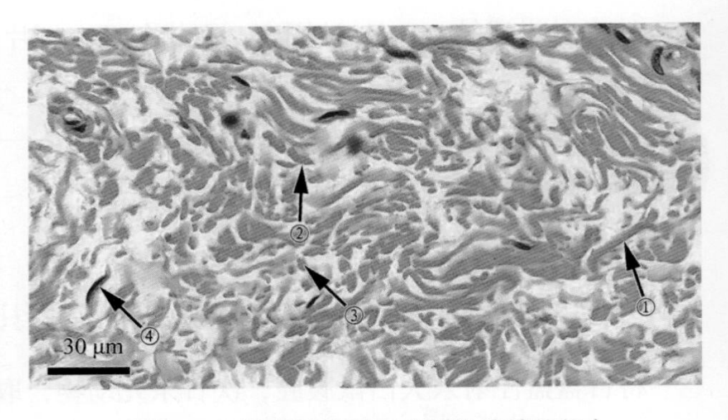

图 2–3 胃底黏膜下层（疏松结缔组织）
①纵切的胶原纤维 ②斜切的胶原纤维 ③横切的胶原纤维 ④纤维细胞

深；细胞质很少，弱嗜酸性。

标本 30　致密结缔组织（指皮）

肉眼观察

表面红色和紫蓝色的弯曲边缘是指皮的表皮，内侧粉红色部分是真皮，此层由致密结缔组织构成（图 2–4）。

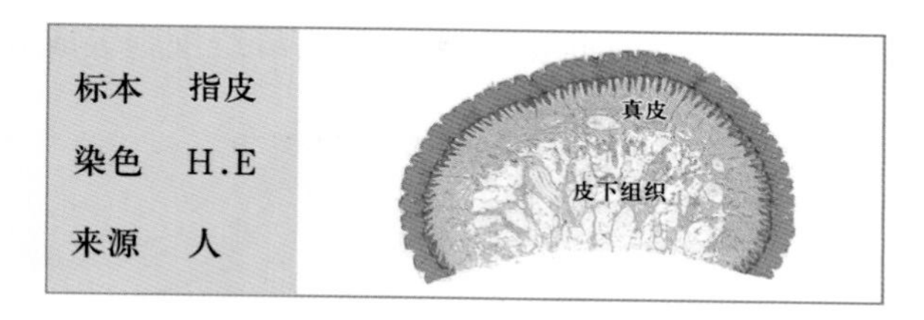

图 2–4　指皮

高倍镜观察

染成粉红色的是胶原纤维，交织成网状，切片中可见纵、横、斜各个方向的断面。与疏松结缔组织相比，胶原纤维粗大且排列紧密。细胞成分较少，散在分布（图 2–5）。胶原纤维之间也有弹性纤维，但不易分辨。

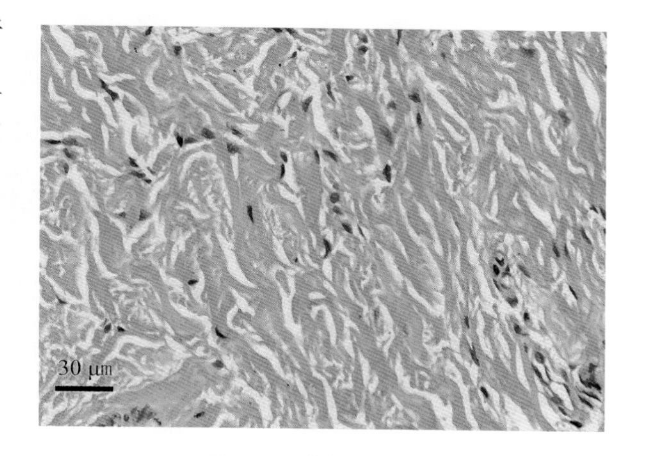

图 2–5　致密结缔组织

标本 30　脂肪组织（指皮）

肉眼观察

上述致密结缔组织的内侧有浅色部分为皮下组织，由脂肪组织构成（图 2–4）。

低倍镜观察

脂肪组织被疏松结缔组织分隔成许多小叶（图 2–6 ①），小叶内有成团的脂肪细胞。在制片过程中，脂肪细胞内的脂滴被溶解，故细胞呈空泡状。在小叶周围的结缔组织中，有血管（图 2–6 ②）、神经的断面。

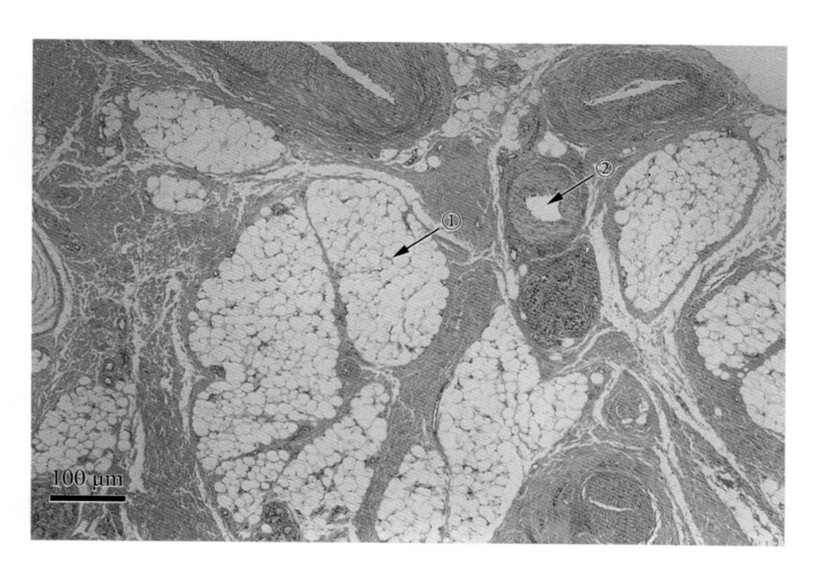

图 2–6　脂肪组织
①脂肪小叶 ②血管

高倍镜观察

1. 脂肪细胞（fat cell） 排列紧密，呈椭圆形或多边形。细胞质内含一大空泡，为脂滴所在的部位。细胞核（图 2–7 箭头所示）较扁平，被脂滴挤到细胞的一边；细胞质少，嗜酸性，亦被挤在细胞核周围。

2. 在脂肪细胞之间还分布有纤维细胞等成分。

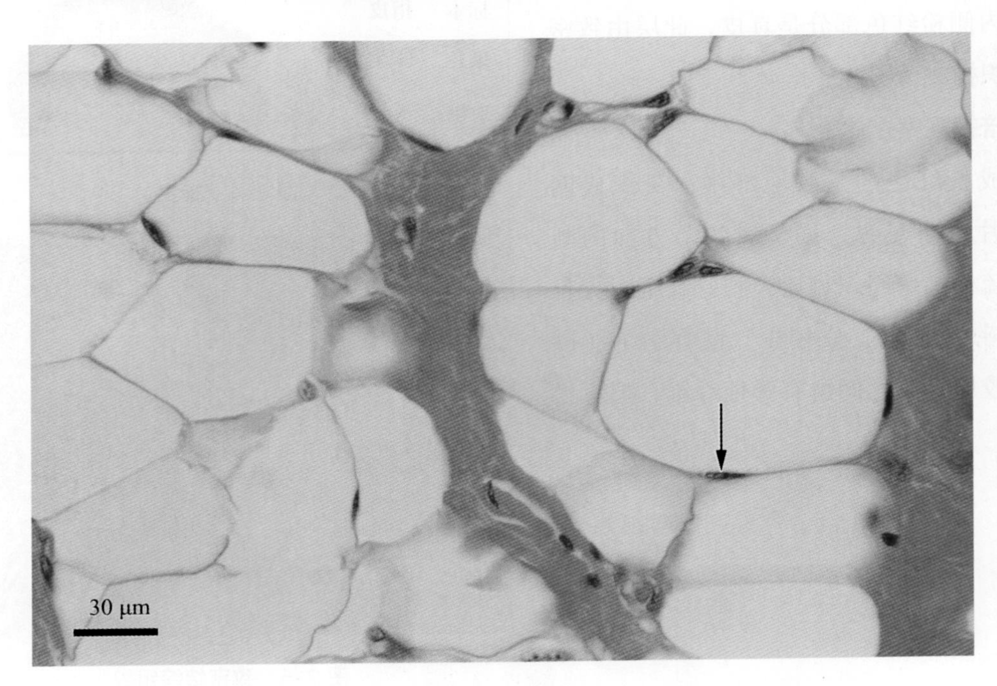

图 2–7 脂肪组织
箭头示脂肪细胞核

标本 25 网状组织（淋巴结）

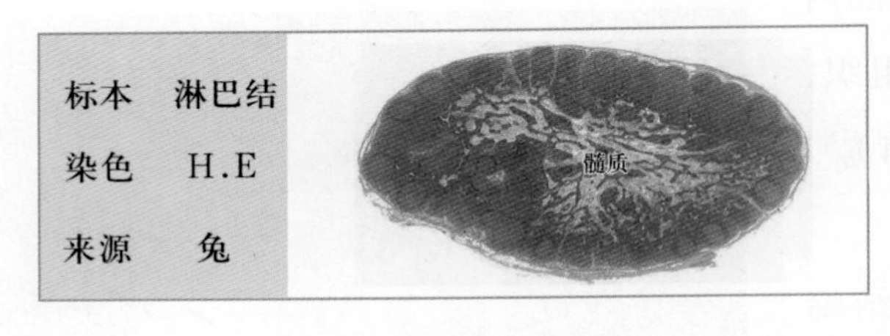

图 2–8 淋巴结

肉眼观察

淋巴结呈椭圆形，主要观察淋巴结髓质，即中央细胞相对少、染色浅的部位（图 2–8）。

低倍镜观察

最外面包有染成粉红色的薄层结缔组织为被膜。被膜下方或淋巴结中央有疏松而染色浅的部位为淋巴窦，可在这些部位观察网状组织。

高倍镜观察

分辨网状组织内的三种细胞（图 2–9）。

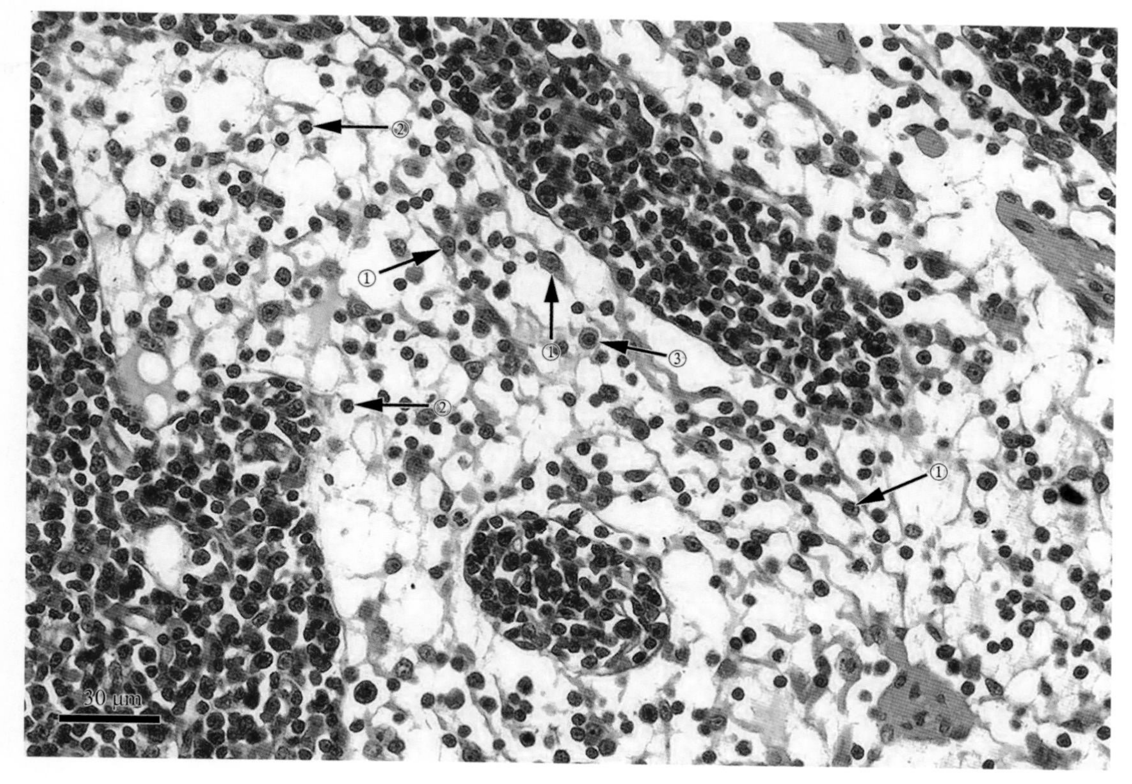

图 2-9 网状组织

①网状细胞 ②淋巴细胞 ③巨噬细胞

1. 网状细胞 星状多突形，细胞质着浅粉色。细胞核呈圆形或卵圆形，位于细胞中央，染色较浅，含明显的核仁（图 2-9 ①）。

2. 淋巴细胞 细胞体很小，呈圆形。细胞核圆且着色深。细胞质甚少，几乎不易看到（图 2-9 ②）。

3. 巨噬细胞 圆形或椭圆形。细胞核圆形。细胞质嗜酸性，有时可见其内有吞噬的异物（图 2-9 ③）。

二、软 骨

【实验目的】

掌握透明软骨（hyaline cartilage）的结构。

【实验材料】

人或猫的气管，Helly 液固定，石蜡包埋，横断面切片，H.E 染色。

【实验观察】

标本 31 透明软骨（气管）

肉眼观察

气管的横切面为圆环状，其中淡蓝灰色的半环或片状结构，即为透明软骨（图 2–10）。

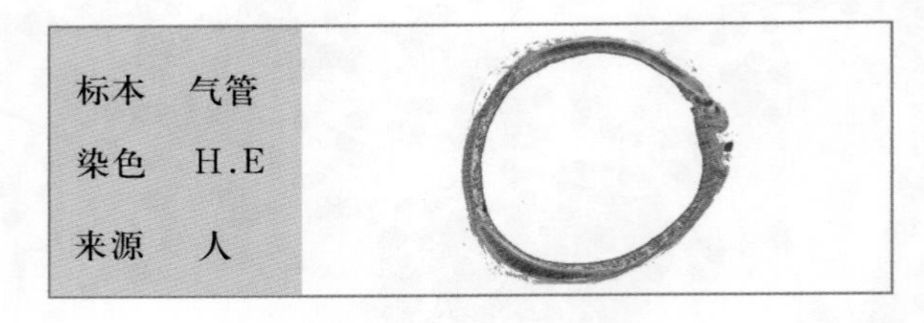

图 2–10 气管

低倍镜观察

找到气管内染成蓝红相间的透明软骨。

1. 软骨膜 为包在软骨周围的致密结缔组织。软骨膜分内、外两层，外层（图 2–11 ①）纤维多、细胞少，内层（图 2–11 ②）则相反。

2. 透明软骨

（1）细胞间质：着色蓝红不一，不同部位的染色情况与该处硫酸软骨素的含量有关，硫酸软骨素呈嗜碱性，含量越多，嗜碱性越强，染蓝色越深；含量越少，染色越浅。含胶原原纤维较多处为嗜酸性，呈粉红色。

（2）软骨细胞（chondrocyte）：位于软骨陷窝内。软骨细胞的形状和排列与软骨的发育方式有关。靠近软骨膜的细胞较小，扁椭圆形，多平行于软骨表面排列，并且单独存在（图 2–11 ③），这是由软骨膜内层骨原细胞所分化来的软骨细胞。在软骨深部，可见细胞呈圆形或椭圆形，体积增大，成群排列，每群有数个细胞，它们由一个细胞分裂而来，故称为同源细胞群（isogenous group）（图 2–11 ④）。

（3）软骨囊（cartilage capsule）：为包绕软骨细胞周围的新生软骨基质，含硫酸软骨素较多，故嗜碱性较强，切片中所见多呈环形（图 2–11 ⑤）。

高倍镜观察

软骨周围的软骨细胞呈扁椭圆形（图 2–12 ①）。主要观察位于深处的软骨细胞：细胞呈圆形或椭圆形（图 2–12 ②），细胞中央有深染的细胞核，细胞质呈微嗜碱性，其中常见到一两个空泡，这是被溶解的脂滴或糖原所在部位。生活状态时，软骨细胞充满在整个软骨陷窝（cartilage lacuna）内，但在制片过程中细胞收缩，故在标本中常见细胞与软骨囊（图 2–12 ③）之间有裂隙，从而显示软骨陷窝（图 2–12 ④）的一部分。

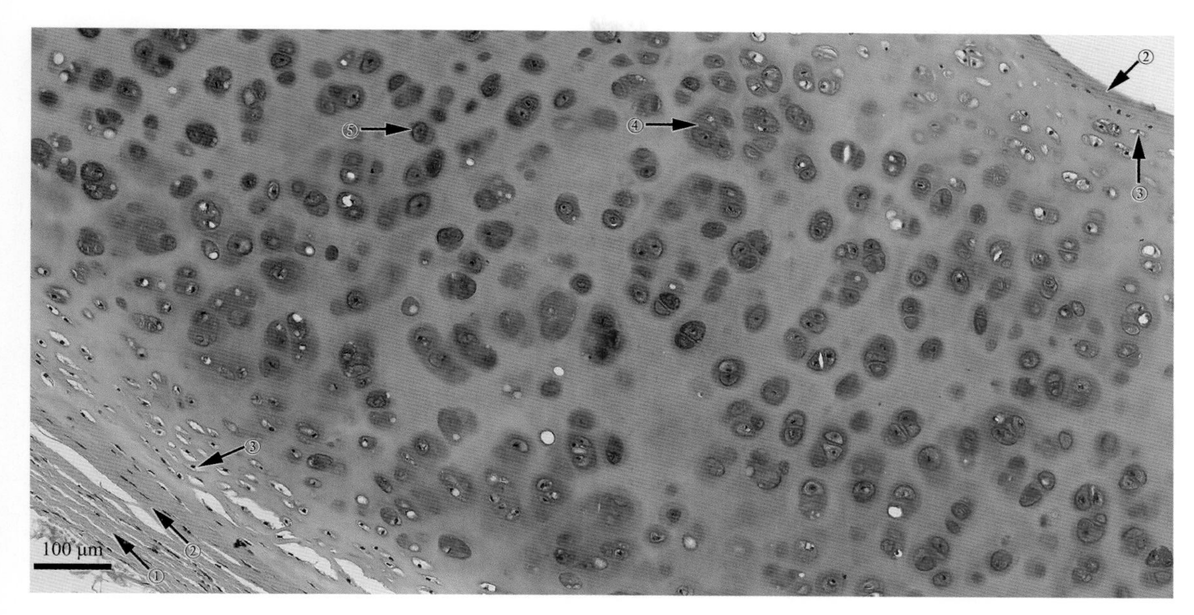

图 2-11 透明软骨
①软骨膜外层 ②软骨膜内层 ③浅层软骨细胞 ④同源细胞群 ⑤软骨囊

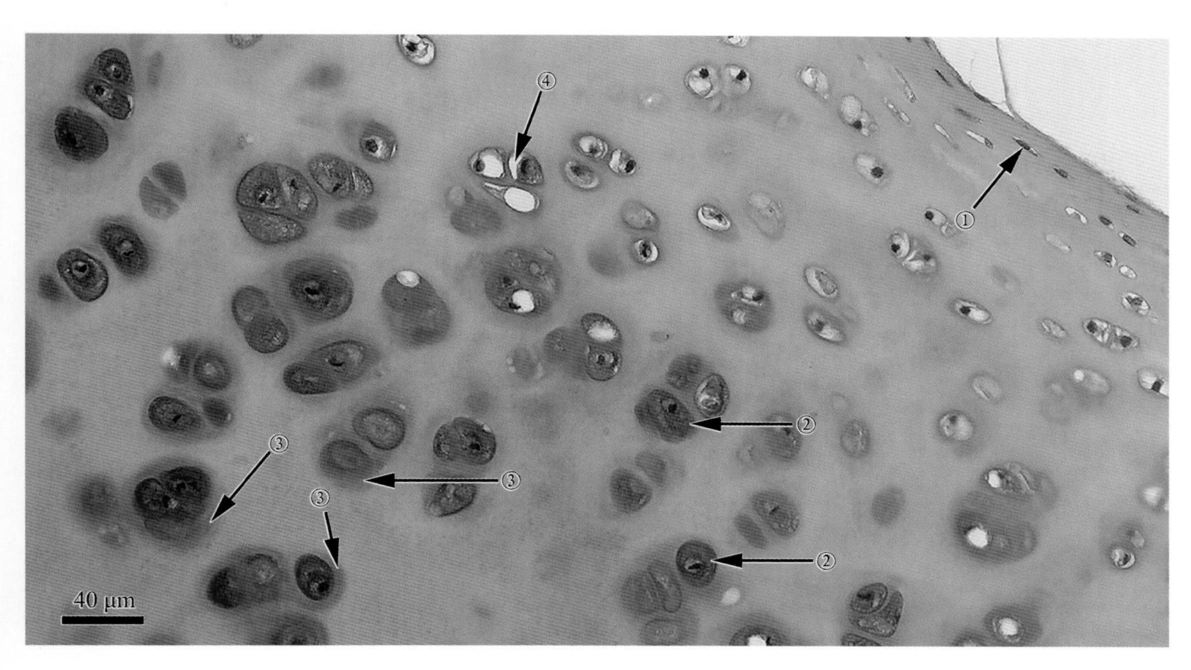

图 2-12 透明软骨
①浅层软骨细胞 ②深层软骨细胞 ③软骨囊 ④软骨陷窝

三、骨

【实验目的】

通过观察长骨干磨片理解骨组织和骨密质的结构。

【实验材料】

人长骨风干之后，取骨干部位锯成横断薄片，徒手在磨石上磨至透亮，然后用大力紫填染、树胶封固（该法制作的标本不能见到软组织）。

【实验观察】

标本 33 干骨磨片横断面

肉眼观察

标本外形近似扇形，宽侧为骨的外表面，窄侧为骨髓腔面（图 2–13）。

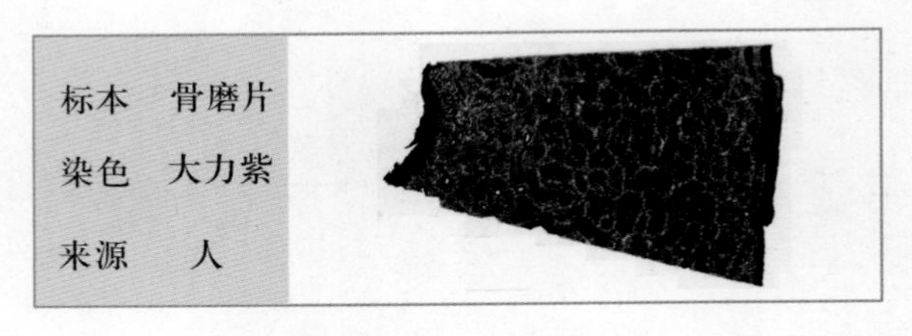

图 2–13 骨磨片

低倍镜观察

1. 外环骨板 位于骨表面，为与骨表面平行排列的数层骨板。骨板间有骨陷窝及骨小管，为紫色染料所充填。

2. 内环骨板 位于骨髓腔的表面，为沿骨髓腔面排列的骨板，不太规则。骨板间亦可见骨陷窝及骨小管（图 2–14 ①）。

内环骨板和外环骨板在标本制作时常会被磨掉一部分，故标本所见常比实际要薄。

3. 骨单位（osteon） 即哈弗斯系统（Haversian system）（图 2–14 ②），位于内、外环骨板之间，其骨板呈同心圆排列。每层骨板即称哈弗斯骨板，骨板间有骨陷窝（bone lacuna）（图 2–15 ①），经由骨小管（bone canaliculus）（图 2–15 ④）相连。骨单位的中央是中央管（哈弗斯管，图 2–15 ②），常见两哈弗斯管之间有福克曼管（穿通管，图 2–15 ③）相连。哈弗斯管、福克曼管均由紫色染料所充填。

4. 间骨板　位于哈弗斯系统之间，为陈旧的哈弗斯骨板被吸收后的残余部分，呈半环形或不规则形，其中无中央管（图 2–14 ③，图 2–15 ⑤）。

5. 黏合线　位于骨单位外面的轮廓线，骨磨片上呈白色（图 2–15 ⑥）。

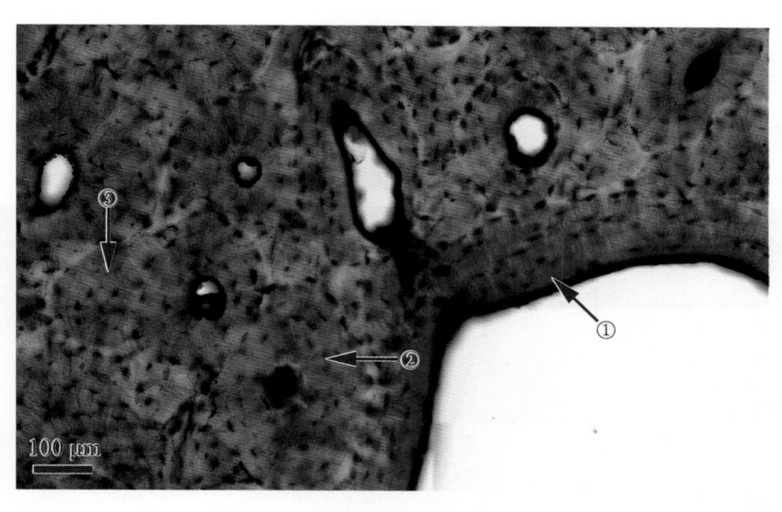

图 2–14　骨磨片
①内环骨板 ②骨单位 ③间骨板

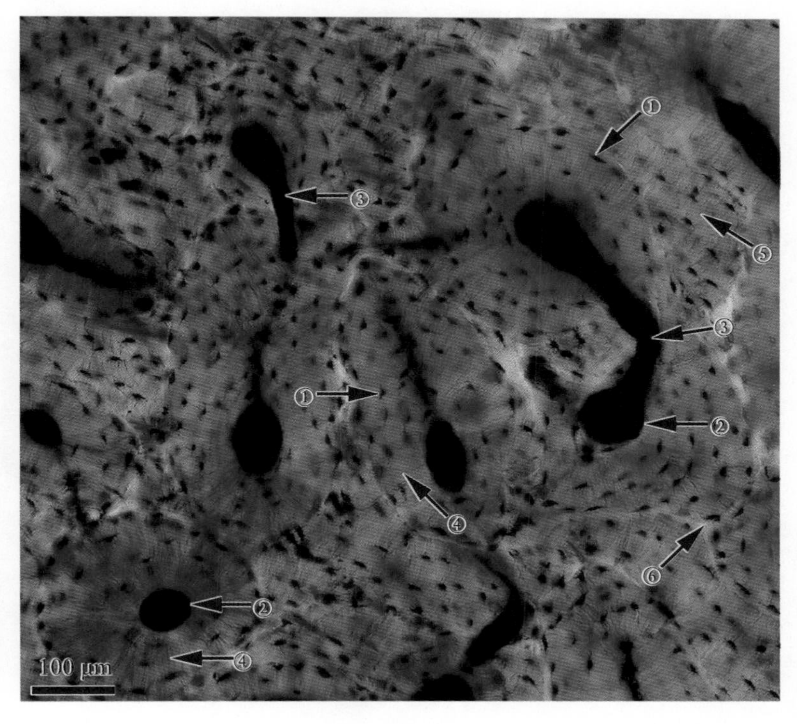

图 2–15　骨磨片
①骨陷窝 ②中央管 ③穿通管 ④骨小管 ⑤间骨板 ⑥黏合线

高倍镜观察

1. 骨陷窝 为骨细胞细胞体所在的空间，顺着骨板排列。较小，呈梭形，内充满紫色染料（图 2–16 ①）。

2. 骨小管 是与骨陷窝相连的许多细小管道，为骨细胞突起所在的空间，其中也充填着紫色染料（图 2–16 ③）。

3. 黏合线 无紫色染料充填，故呈白色。注意骨小管不穿过黏合线（图 2–16 ④）。

示教 1 淋巴结的网状纤维

了解网状纤维（reticular fiber）的形态及分布。

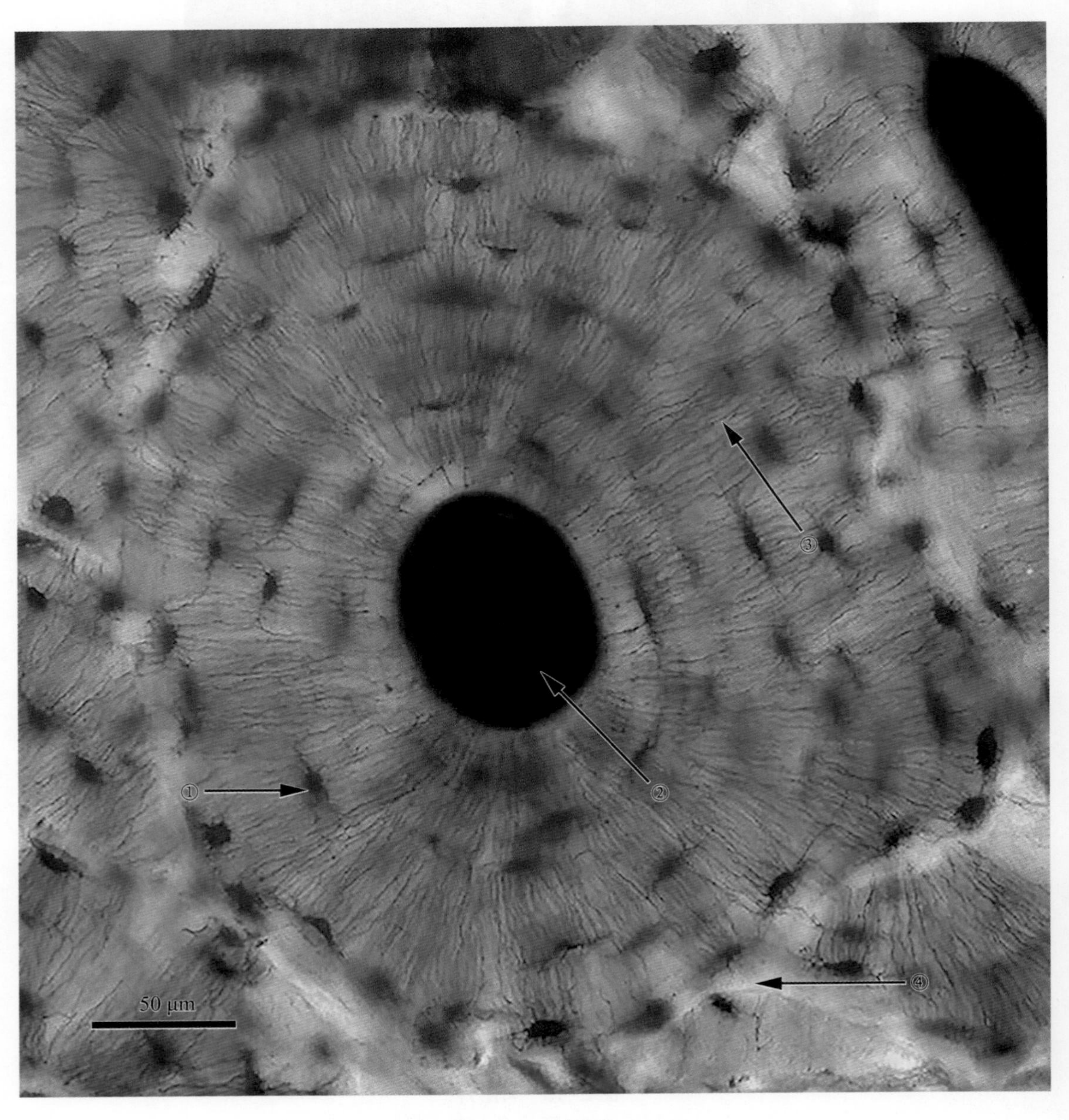

图 2–16 骨磨片

①骨陷窝 ②中央管 ③骨小管 ④黏合线

取人的淋巴结经固定、包埋和切片后，采用Foot氏镀银法进行染色。

镜下观察

细胞质未染色，细胞核呈灰黑色。网状纤维呈黑色，有分支，并交织成网（图2–17），构成淋巴器官的微细支架。

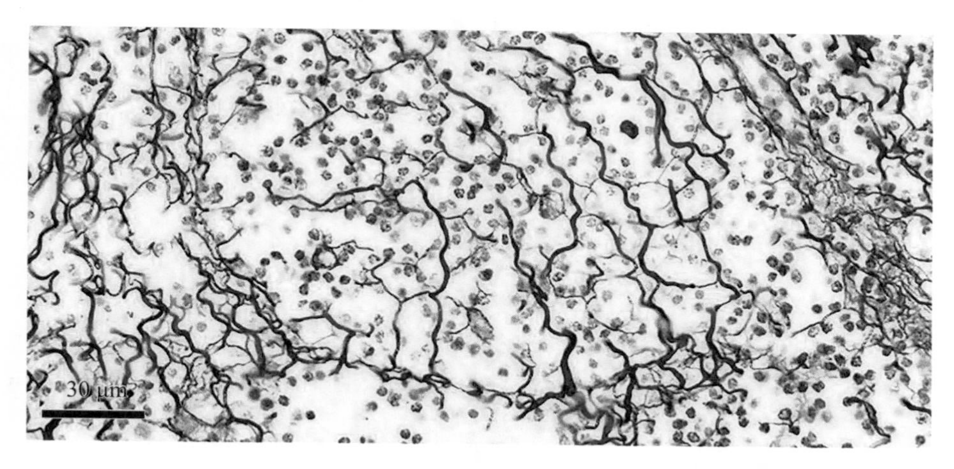

图2–17 淋巴结网状纤维

示教2 成纤维细胞（肉芽组织）

了解肉芽组织内成纤维细胞（fibroblast）的形态。

兔皮肤，造成创伤后，在伤口愈合过程中取材，以Susa液固定，进行H.E染色。

镜下观察

新生的结缔组织（肉芽组织）内分布有大量的成纤维细胞（图2–18①），呈梭形或多突形，细胞核椭圆形，大而染色较浅，核仁明显。细胞质嗜碱性较强，染成蓝紫色。细胞周围可见新形成的胶原纤维（图2–18②），染成粉红色。

示教3 浆 细 胞

了解浆细胞（plasma cell）的形态结构。

取人的鼻息肉组织一小块，以Susa液固定，石蜡包埋，切片后进行H.E染色。

镜下观察

浆细胞（图2–19）的特点为：

1. 细胞体　圆形或卵圆形。

2. 细胞核　多偏于一侧，圆形，染色质粗且密集排列成车轮状，中央可见核仁。

3. 细胞质　嗜碱性强，染成紫蓝色。在细胞核的一侧有一色浅的透明区（高尔基复合体及中心体所在部位），为核周晕。

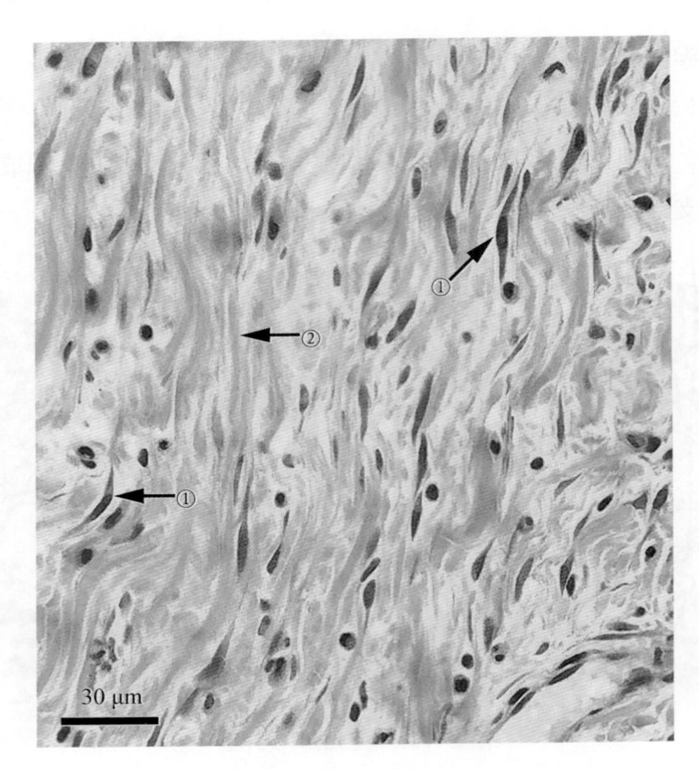

图 2-18 肉芽组织
①成纤维细胞 ②胶原纤维

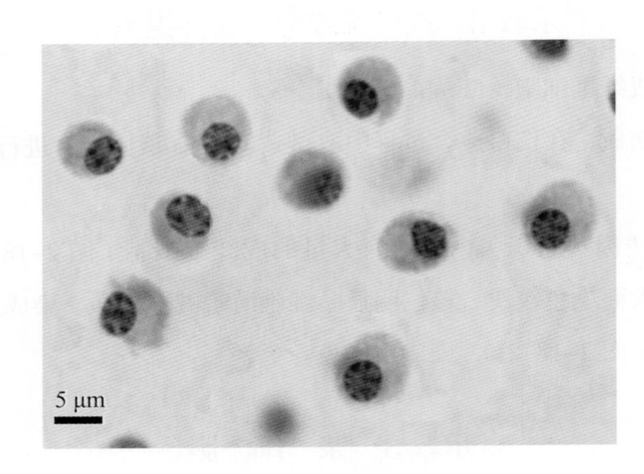

图 2-19 浆细胞

示教 4 致密结缔组织（肌腱）

以肌腱为例了解致密结缔组织的构造，重点观察纤维和细胞的排列。

取动物的肌腱，以 Susa 液固定，石蜡或火棉胶包埋，切片后进行 H.E 染色。

镜下观察

1. 肌腱的纵断面 腱细胞长梭形，细胞核着色较深，细胞质较少。胶原纤维粉红色，位于两行腱细胞之间，和腱细胞呈平行排列（图 2-20）。

2. 肌腱的横断面 腱细胞呈星形，着深蓝色，可见伸出数个突起，胶原纤维呈粉红色被数个腱细胞所包围（图 2–21）。

从纵横断面的特征可知腱是规则的致密结缔组织。

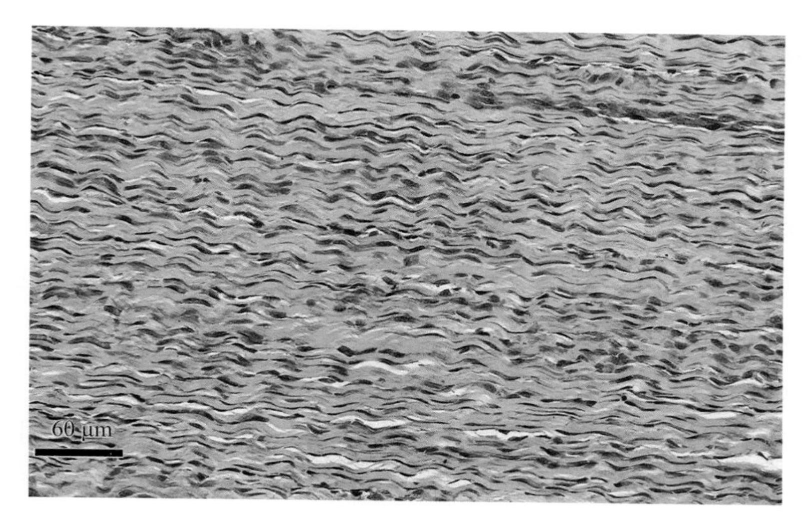

图 2–20　肌腱纵断面

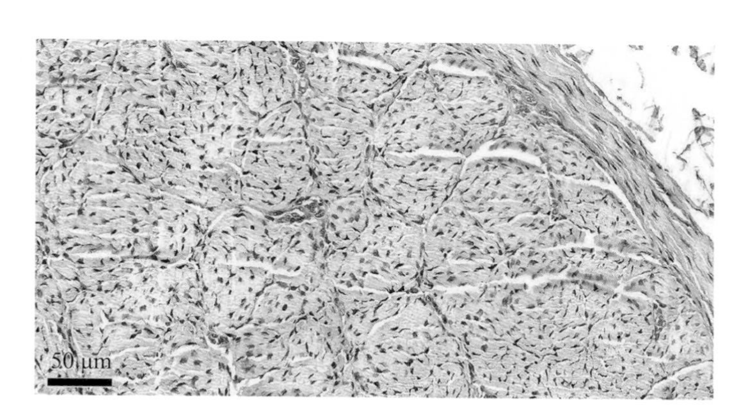

图 2–21　肌腱横断面

四、血　液

【实验目的】

掌握末梢血液有形成分的形态与功能，并能辨认各种成熟的血细胞。

【实验材料】

取人末梢血（刺破耳垂或指端）1 滴，置于一洁净载玻片上，用另一载玻片以 45° 角将血液推成厚薄均匀的涂片。干燥后，用瑞氏（Wright's）染液数滴加于血膜上作用 2~4 min，再往上滴加等量的蒸馏水，作用4~6 min，然后用水缓缓冲洗，干燥后以树胶封固后观察。①

【实验观察】

标本36 人血涂片

高倍镜观察

1. 红细胞（erythrocyte） 圆盘形，直径7~8 μm。边缘染色较深，中央染色较浅。

2. 白细胞（leukocyte）

（1）中性粒细胞（neutrophil）：圆形，直径10~12 μm。细胞核染色质致密，呈团块状，染色较深。细胞核呈两种形态：一种为弯曲腊肠状，称为杆状核（图2-22a）；另一种为分叶状，叶间有细丝相连，称为分叶核（图2-22b）。细胞质均为粉红色，含许多细小颗粒。

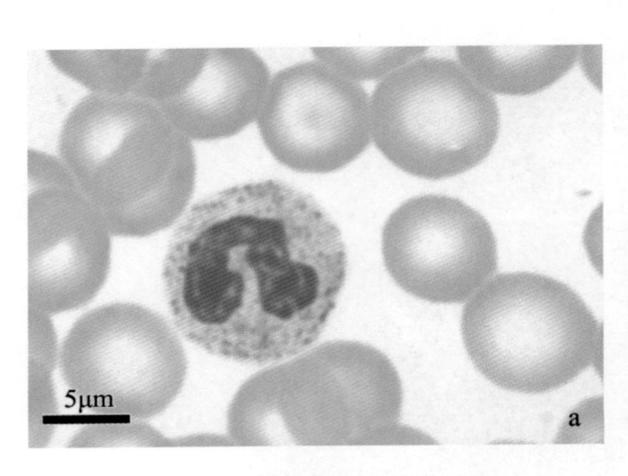

中性粒细胞（杆状核）

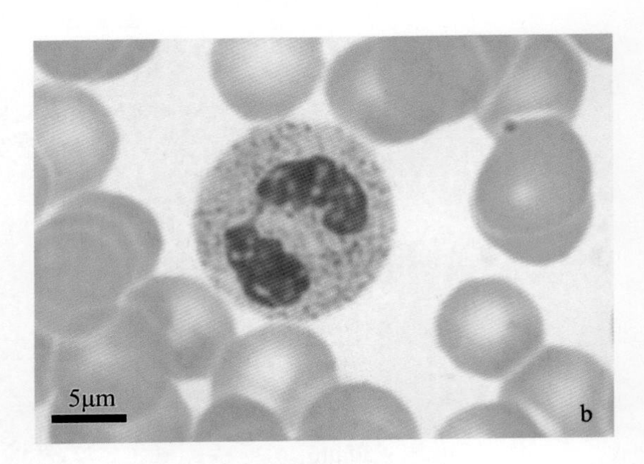

中性粒细胞（分叶核）

图2-22 中性粒细胞

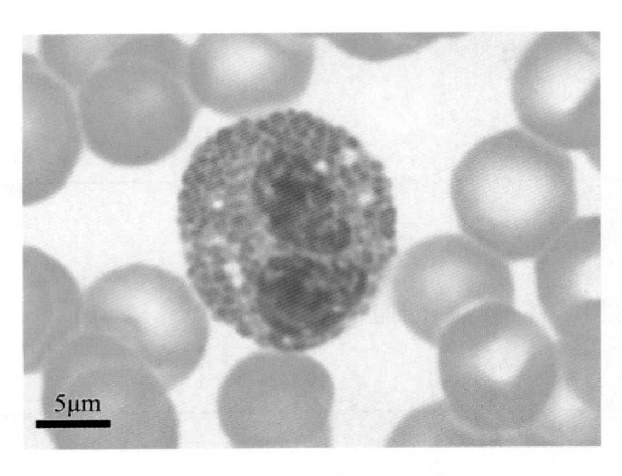

图2-23 嗜酸性粒细胞

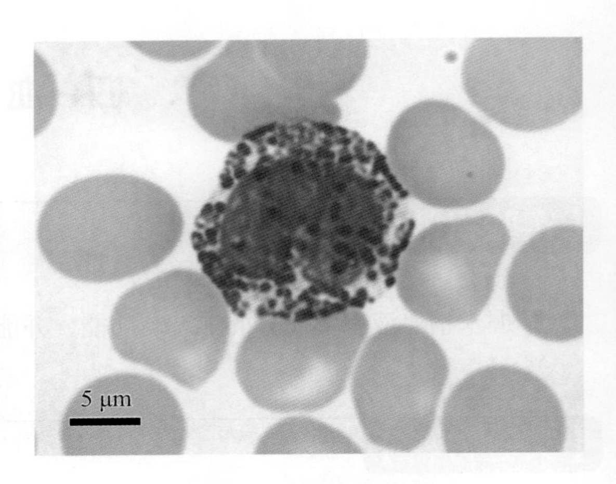

图2-24 嗜碱性粒细胞

① 瑞氏染液所含成分为亚甲蓝（美蓝）、伊红、甲醇。

（2）嗜酸性粒细胞（eosinophil）：圆形，直径 10~15 μm。细胞核常分为两叶，细胞质内充满粗大的嗜酸性颗粒，大小均匀，染成鲜红色或橘红色（图 2–23）。

（3）嗜碱性粒细胞（basophil）：圆形，直径 10~12 μm。细胞核常分叶，着色较浅。细胞质内含有嗜碱性颗粒，大小不一，分布不均，常覆盖在细胞核上（图 2–24）。

（4）淋巴细胞（lymphocyte）：圆形，大小不等。细胞核圆形或椭圆形，染色质致密呈块状，着色深，细胞质嗜碱性，染成蔚蓝色，有些细胞内可见有嗜天青颗粒。小淋巴细胞较多见，细胞质很少，在核周呈一条窄缘。

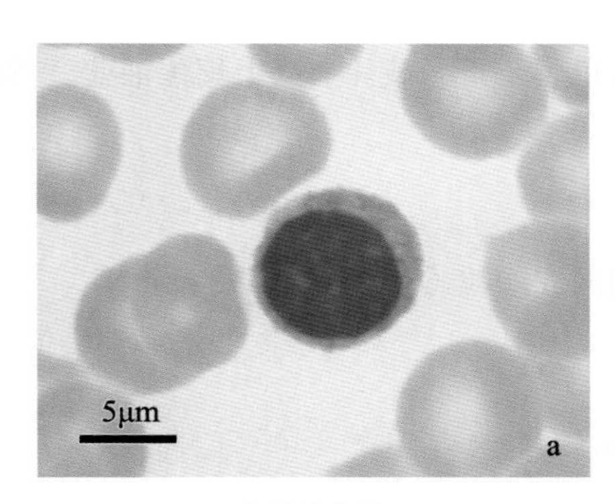

小淋巴细胞

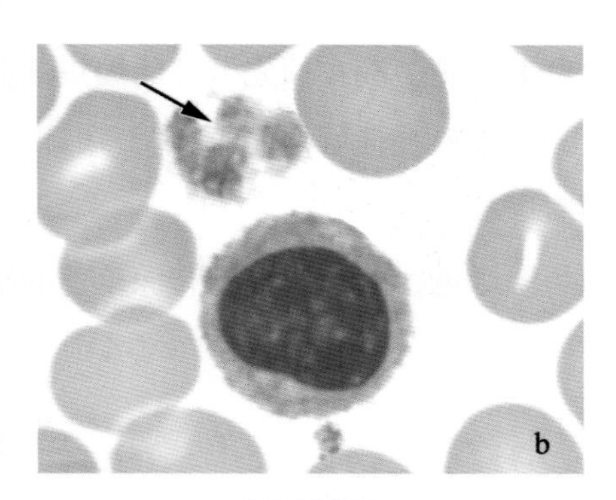

中淋巴细胞
箭头所示为血小板

图 2–25　淋巴细胞

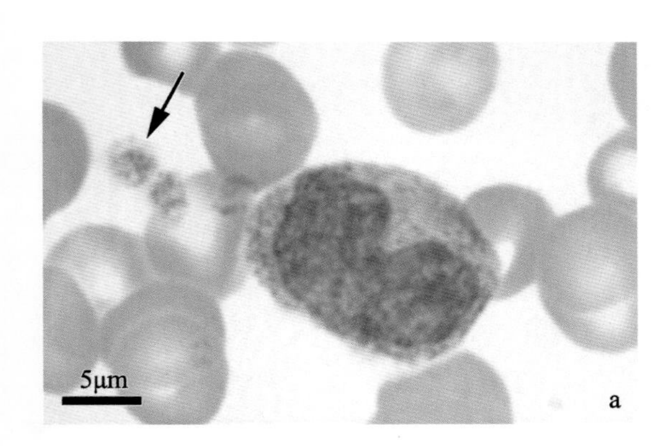

箭头所示为血小板

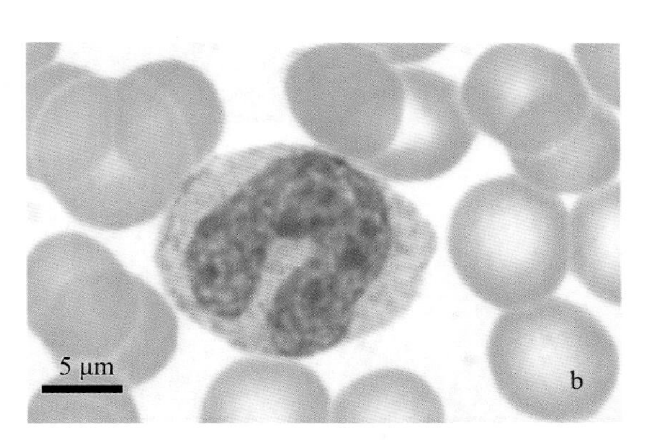

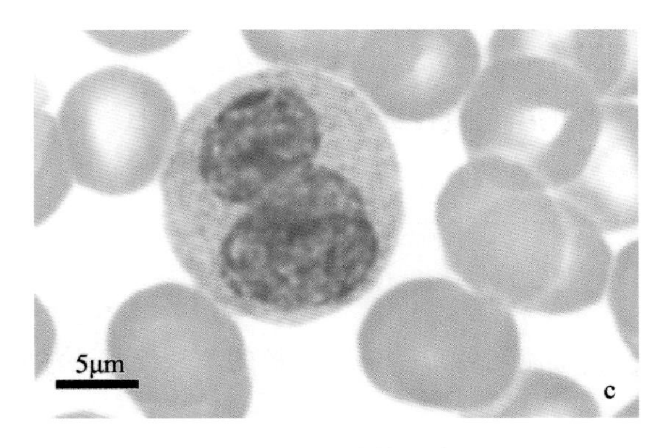

图 2–26　单核细胞

（5）单核细胞（monocyte）：圆形或椭圆形，直径为 14~20 μm。细胞核形态多样，常见肾形、马蹄形及不规则形（图 2–26），偶见卵圆形。染色质颗粒细而松散，故细胞核着色较浅。细胞质丰富，弱嗜碱性，染成灰蓝色，内含有许多细小的嗜天青颗粒。

3. 血小板（blood platelet） 是不规则的细胞质小体，常成群分布在血细胞之间（图 2–25b 箭头，图 2–26a 箭头）。每个血小板中央有颗粒，染成紫色，周边染成均匀淡蓝色。

示教 网织红细胞

了解正常血液中的网织红细胞（reticulocyte）。

取小鼠鲜血一滴，滴在预先做好的煌焦油蓝色膜（干净载片上滴上煌焦油蓝，待染料干后即可用）上，与染料混合后推成血膜。

镜下观察

红细胞呈淡绿色，网织红细胞有深蓝色的细网或颗粒（图 2–27 箭头所示）。

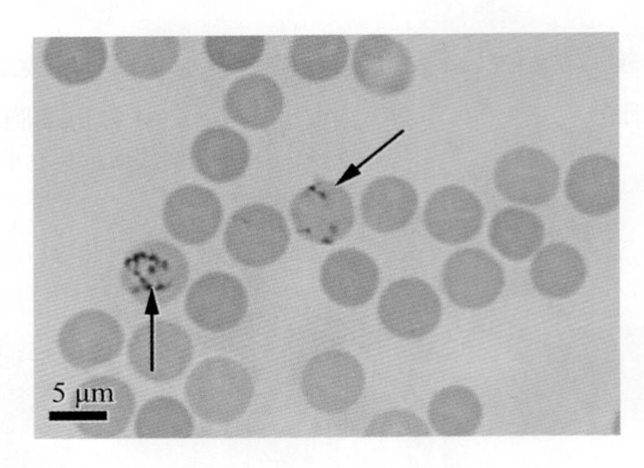

图 2–27 网织红细胞
箭头所示为网织红细胞

【思考与讨论】

1. 什么是软骨陷窝、骨陷窝？什么是同源细胞群？
2. 软骨囊是什么结构？它的染色有什么特点，原因是什么？

【实验小结】

血涂片标本杆状核中性粒细胞与肾形、马蹄形核的单核细胞要注意区分：

	体积	细胞核		细胞质		
		形态特点	染色质	特殊颗粒	嗜天青颗粒	染色
杆状核中性粒细胞	较小	核较细	深染致密	细小、均匀、粉紫色，数量多	有，与特殊颗粒不易区分	粉红
肾形及马蹄形核的单核细胞	较大	核较粗大	疏松浅染	无	多，细小、紫色，分散分布	灰蓝

（舒丹毅）

实验三

肌组织

【实验目的】

1. 掌握平滑肌（smooth muscle）的形态结构及与其他两类肌组织的区别。

2. 观察骨骼肌（skeletal muscle）纤维的横纹特点，掌握骨骼肌的形态结构和了解骨骼肌器官的构成。

3. 掌握心肌（cardiac muscle）的形态结构及特点。学会与其他两类肌组织相区别。

【实验材料】

1. 兔的膀胱，以人工方法使膀胱处于收缩及扩张状态，Helly 液固定，石蜡包埋，切片，H.E 染色。

2. 兔的骨骼肌，Susa 液固定，石蜡包埋，切片，H.E 染色。

3. 人的心脏，Helly 液固定，石蜡包埋，切片，H.E 染色。

【实验观察】

标本 8　平滑肌（膀胱）

肉眼观察

切片中有两块膀胱组织，一薄一厚，薄的是扩张状态的膀胱，厚的是收缩状态的膀胱，组织中着深红色处是膀胱的平滑肌组织（图 3–1）。

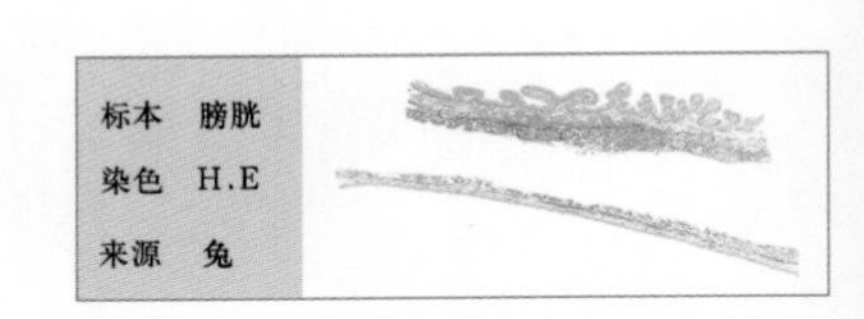

图 3–1　膀胱

低倍镜观察

复习曾经观察过的变移上皮（图 3–2 ①），变移上皮下方浅染区为疏松结缔组织（图 3–2 ②）。再下方深染部分为平滑肌（图 3–2）。平滑肌染色较其附近的结缔组织更红。由于平滑肌在膀胱内呈数层分布，各层平滑肌纤维（smooth muscle fiber）排列的方向不同，故可见到肌纤维的纵、横及斜断面。

纵切平滑肌纤维（图 3–3 ①）：呈长梭形，成束排列，细胞核呈梭形或杆状；横切平滑肌纤维（图 3–3 ②）：呈大小不等的圆形或多边形，成束排列，细胞核呈圆形；斜切平滑肌纤维（图 3–3 ③）：呈梭形，细胞核呈椭圆形。

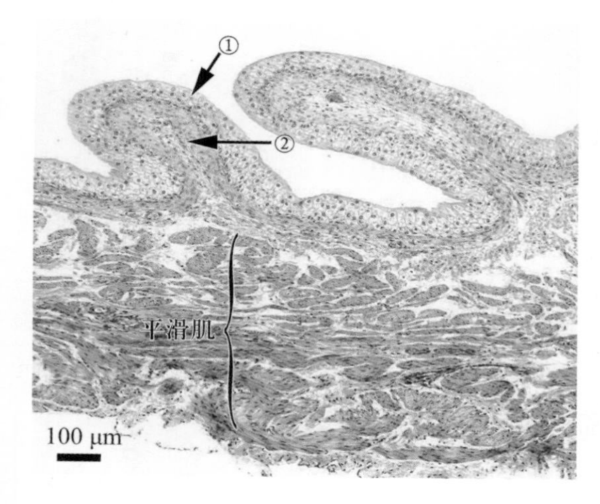

图 3–2　膀胱

①变移上皮 ②疏松结缔组织

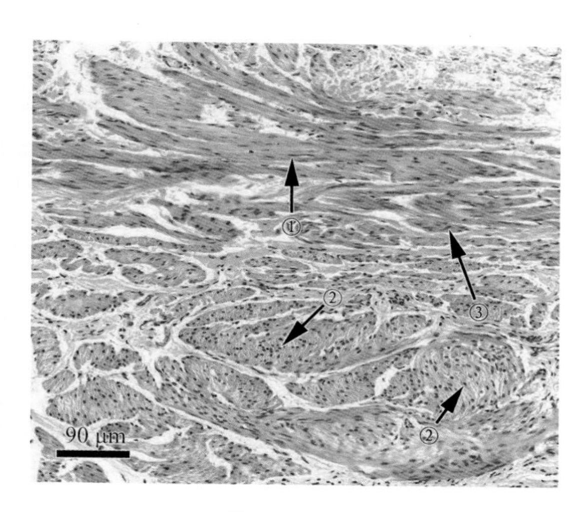

图 3–3　膀胱

①纵切平滑肌纤维 ②横切平滑肌纤维 ③斜切平滑肌纤维

高倍镜观察

平滑肌纵断面（图 3–4）：平滑肌纤维呈长梭形，成束排列（图 3–4 ②），细胞质染色较红，如将视野光线调至稍暗，或可见其中有极细的细丝沿肌纤维的纵轴排列。细胞核呈长杆状，位于肌纤维中央（图 3–4 箭头①），染色质较少，染色较浅。在细胞核内可见一两个明显的核仁。

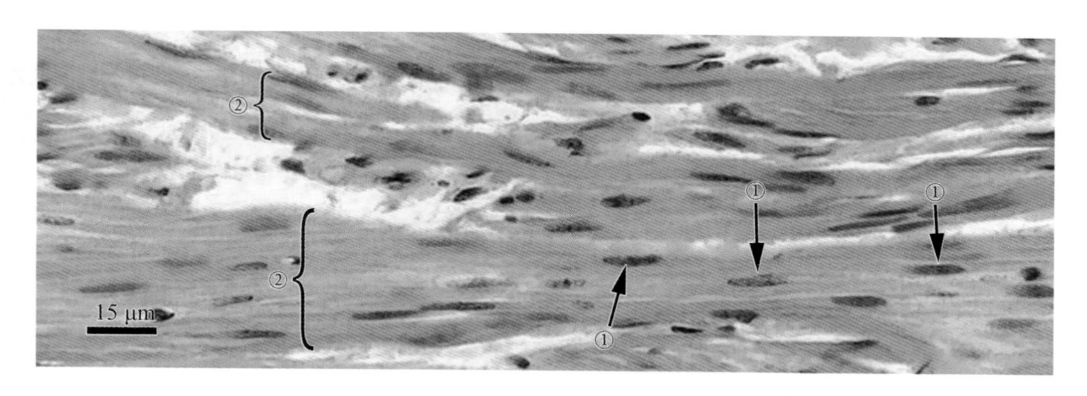

图 3–4　平滑肌纵断面

①平滑肌细胞核 ②平滑肌束

平滑肌横断面（图 3–5）：平滑肌纤维呈圆形或因密集相依呈多边形（图 3–5 ①）。若为肌纤维（muscle fiber）中央断面，在肌纤维内可见细胞核的横断面，为圆形（图 3–5 ②）。若横断面为肌纤维细胞核的两端，则直径较小（图 3–5 ①）。

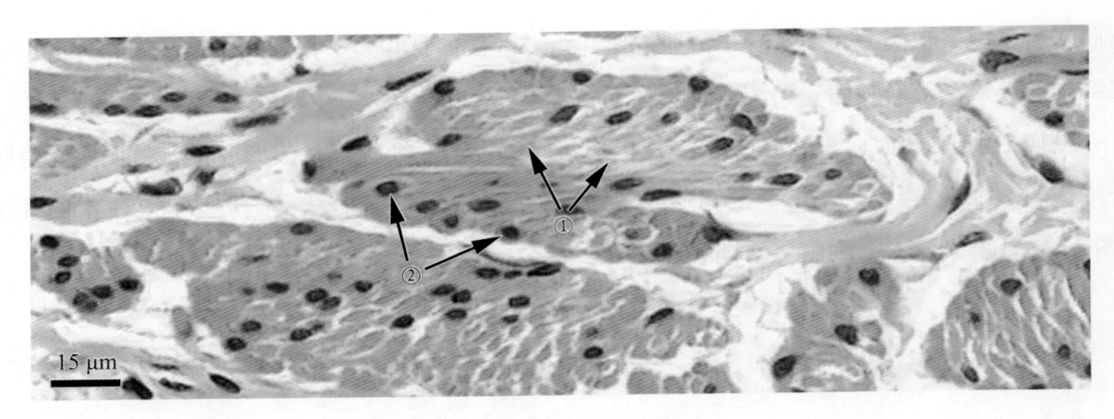

图 3-5 平滑肌横断面

①平滑肌纤维横断面（未切到核）②平滑肌细胞核

标本 10 骨 骼 肌

肉眼观察

切片上有两块骨骼肌组织，长方形的是骨骼肌纵断面，椭圆形的是骨骼肌横断面（图 3–6）。

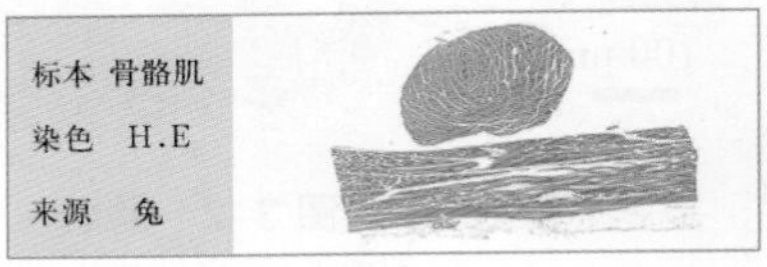

标本 骨骼肌
染色 H.E
来源 兔

图 3–6 骨骼肌

骨骼肌纵断面

低倍镜和高倍镜结合观察

骨骼肌纤维（skeletal muscle fiber）呈长圆柱形，排列整齐，着粉红色，细胞核多个，呈长椭圆形，着蓝紫色，位于肌膜下（图 3–7 ①）。肌纤维之间的结缔组织很少，而肌束间结缔组织较多，要辨清单条肌纤维的宽度。骨骼肌纤维内有许多纵行排列的细丝，为肌原纤维（myofibril），每条肌原纤维上的横纹都由着色深浅不同的区域间隔，排列整齐，形成骨骼肌纤维上明暗相间的横纹，包括明带（图 3–7 ②）和暗带（图 3–7 ③）。明带染色较浅，暗带染色较深。

高倍镜下观察横纹时，需将视野调暗。在明带中间可见一条细细的深染的线，即 Z 线

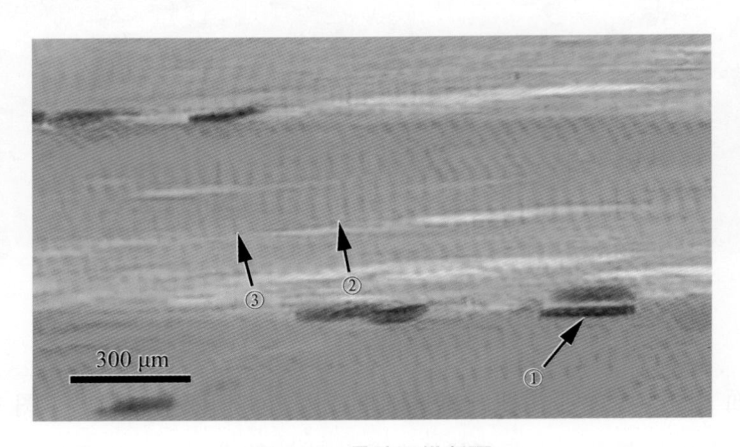

图 3–7 骨骼肌纵断面

①骨骼肌细胞核 ②明带 ③暗带

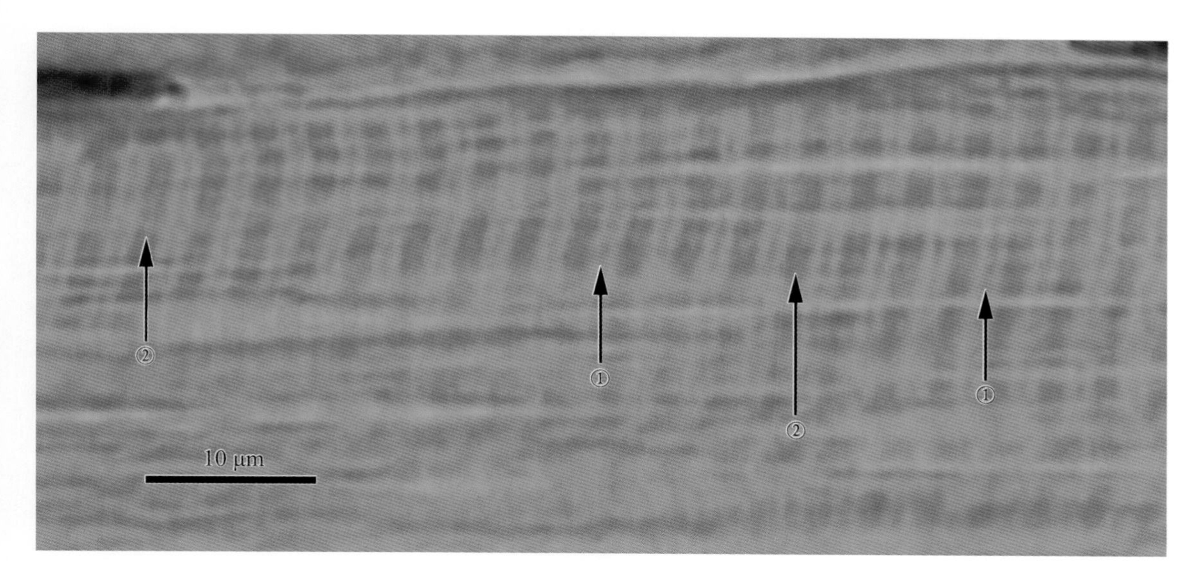

图 3-8 骨骼肌纵断面
①Z 线 ②H 带

（图 3-8①）。在明带中间隐约可见一条浅染的线，即 H 带（图 3-8②）。H 带在 H.E 染色标本中不易看见（可参考示教标本）。每条肌原纤维相邻 Z 线之间的部分，称为肌节（sarcomere），它是骨骼肌的一个收缩单位（请思考电镜下它由哪些结构组成）。

骨骼肌横断面

低倍镜观察

重点了解骨骼肌器官的构成。

肌外膜（epimysium）：包裹整个肌肉外面的结缔组织。由于骨骼肌粗大，取材时一般不包括肌外膜。

肌束膜（perimysium）和肌束：肌外膜的结缔组织深入肌组织内，形成隔，包裹着每一束肌纤维，叫肌束膜（图 3-9①）。肌束的形状不规则，而且大小不等。

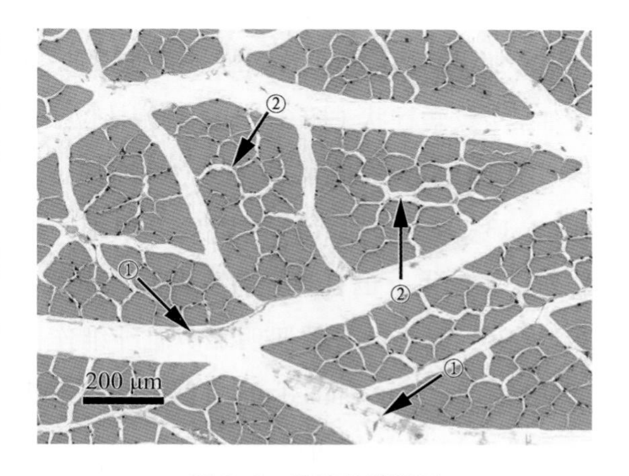

图 3-9 骨骼肌横断面
①肌束膜 ②肌内膜

肌内膜（endomysium）和肌纤维：肌束膜再分支入内，包裹着每条肌纤维周围，成为肌内膜（图 3-9②）。肌纤维着红色，呈多边形，排列整齐。

肌外膜、肌束膜和肌内膜中有血管、神经通过。

高倍镜观察

骨骼肌纤维的横断面呈多边形，大小相近，肌膜下有数个着蓝紫色圆形的细胞核（图 3-10 箭头所示）。有时可以见到呈点状的肌原纤维（myofibril）横断面。

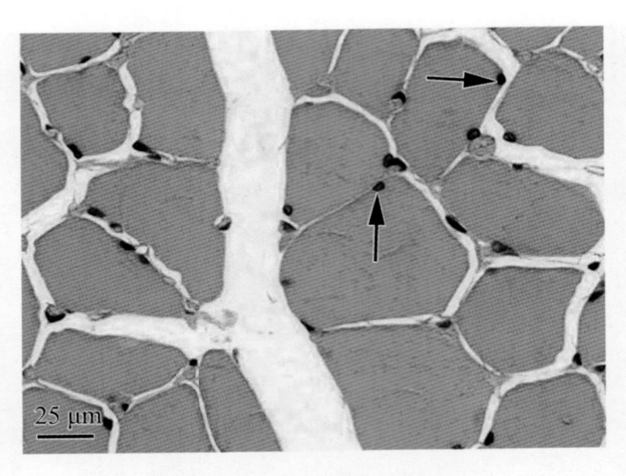

图 3-10 骨骼肌横断面
箭头所示为骨骼肌细胞核

标本 12 心 肌

肉眼观察

切片中为两块心肌，长条形的大块为纵断面，较小的一块为横断面（图 3-11）。

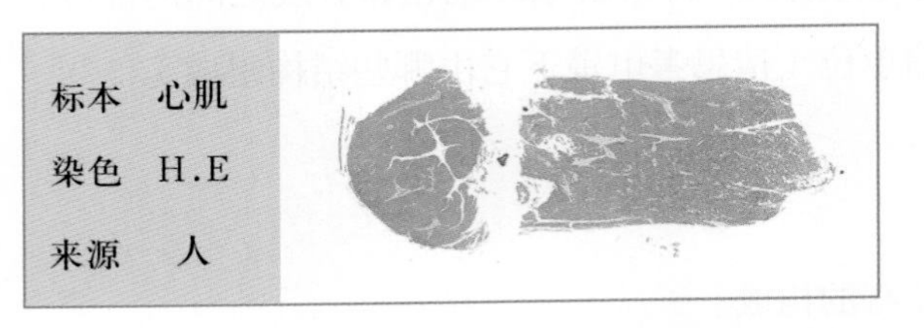

图 3-11 心肌

低倍镜和高倍镜结合观察

心肌纵断面：可见许多细长的肌纤维，分支相连成网，网眼之间有结缔组织和血管。心肌纤维呈分支短柱状（图 3-12），细胞核位于中央（图 3-13 ①），着色较浅，可见部分细胞有双核。细胞核两侧有肌浆丰富区（图 3-13 ⑥），染色很浅或无着色，在内有时可见脂褐素颗粒（图 3-13 ②）。心肌纤维内肌丝束很细，纵行排列；肌丝束上也有与骨骼肌类似的横纹（图 3-13 ④），但不如骨骼肌明显。肌纤维连接处可见到闰盘（intercalated disk）（图 3-12 箭头所示，图 3-13 ③），有的呈阶梯状，有的呈直板状，与心肌纤维长轴相垂直。心肌纤维之间可见丰富的毛细血管（图 3-13 ⑤）。

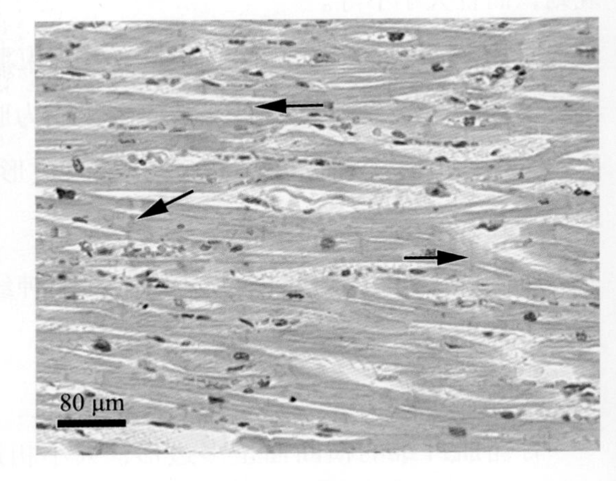

图 3-12 心肌纵断面
箭头所示为闰盘

心肌横断面（图 3-14）：肌纤维呈圆形、椭圆形或哑铃形或不规则形，细胞核（图 3-14 ①）位于肌纤维中央。核周可见肌浆丰富

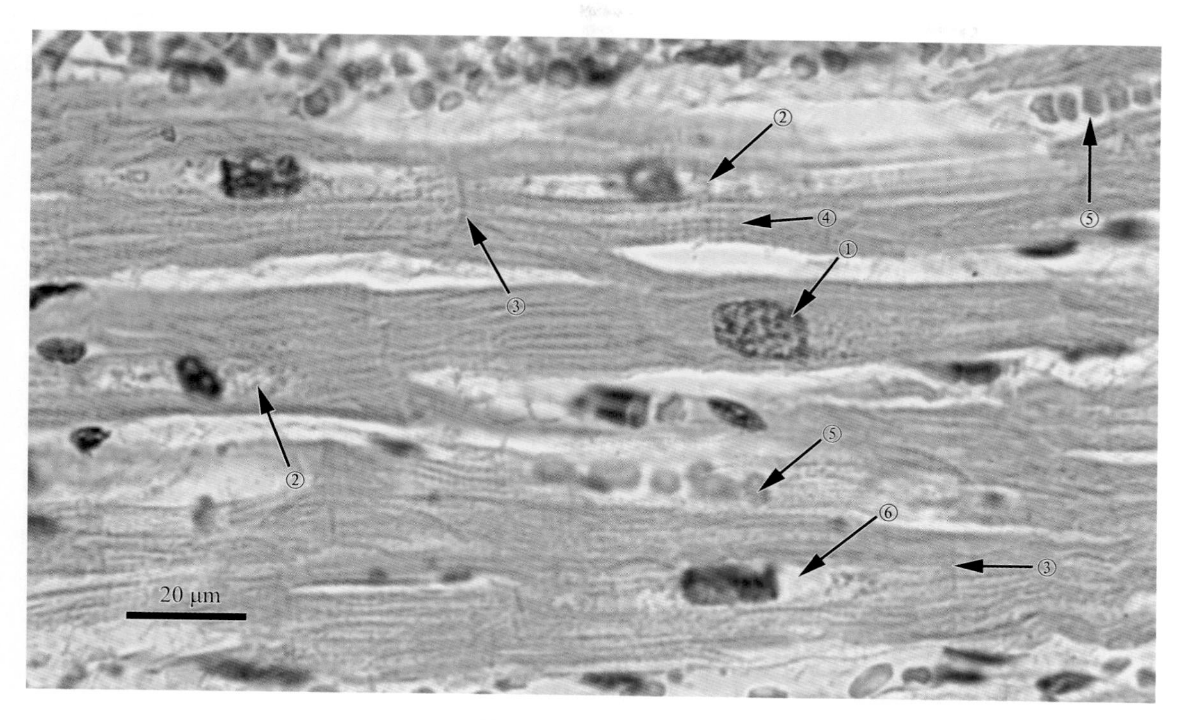

图 3-13 心肌纵断面

①心肌细胞核 ②脂褐素颗粒 ③闰盘 ④横纹 ⑤毛细血管 ⑥肌浆丰富区

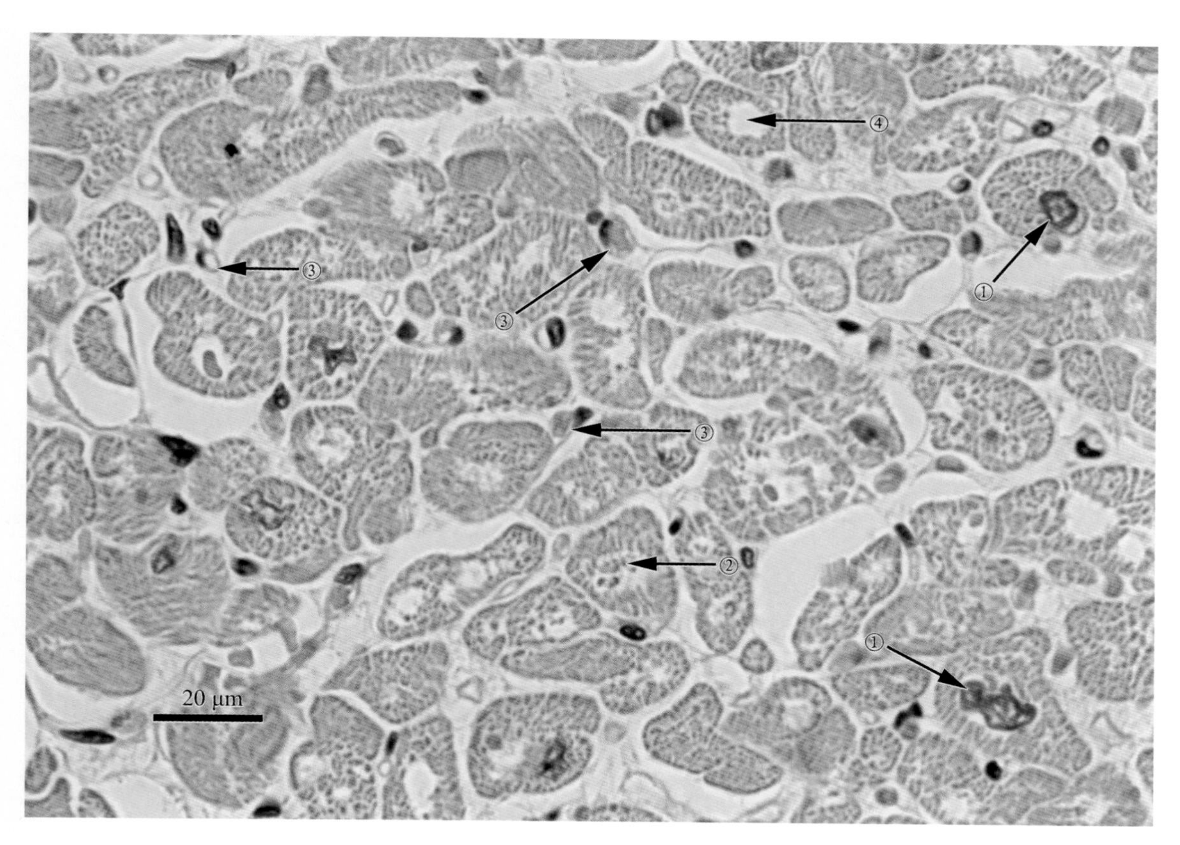

图 3-14 心肌横断面

①心肌细胞核 ②脂褐素颗粒 ③毛细血管 ④肌浆丰富区

区（图 3–14 ④），是在肌纤维中央的浅染或空白区，其内可见脂褐素颗粒（图 3–14 ②）。心肌纤维内充满许多粗大的红色小点，就是肌丝束的横断面。肌纤维之间有结缔组织和丰富的毛细血管（图 3–14 ③）。

示教 1　标本 9 骨骼肌（铁苏木精染色）

了解骨骼肌横纹的组成。

取兔的骨骼肌，以 Susa 液固定，石蜡包埋，纵断切片，然后用铁苏木精进行染色。

低倍镜和高倍镜结合观察

骨骼肌纤维呈长柱状，每条纤维周边有染色较深的肌膜包裹，肌膜下有许多椭圆形或长形的细胞核（图 3–15 ①）。骨骼肌纤维内有许多纵行排列的细丝，为肌原纤维，其上有明暗相间的横纹，在高倍镜下，可以观察到：

暗带：肌原纤维上着色深处为暗带。

明带：肌原纤维上着色浅处为明带。

Z 线：明带中央可见一条暗线为 Z 线（图 3–15 ②）

H 带：暗带的中央染色较浅的条纹，称 H 带（图 3–15 ③）

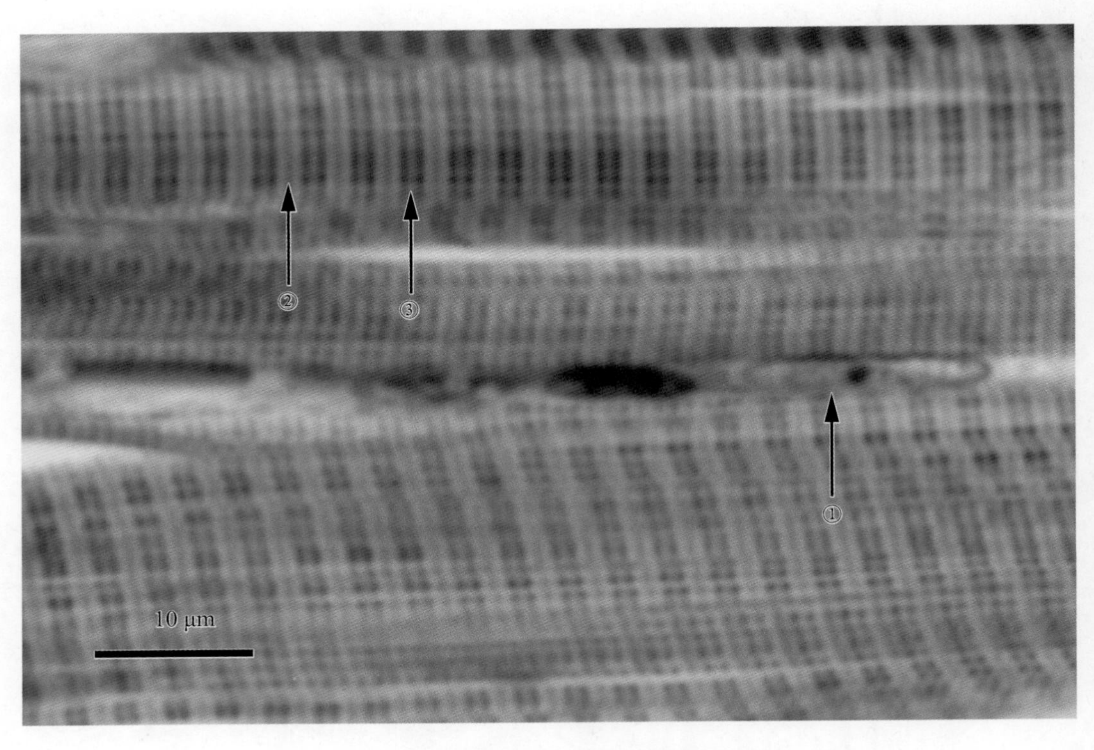

图 3–15　骨骼肌纤维铁苏木精染色纵断面

①骨骼肌细胞核 ②Z 线 ③H 带

示教2 标本11 心肌（苏木精整染）

了解心肌的横纹组成和结构，掌握闰盘的位置和形态。

对人心脏进行硝酸酒精固定，苏木精整染，石蜡包埋，然后沿心肌走行进行纵断面切片。

低倍镜和高倍镜结合观察

选择形态典型的心肌纵断面观察：

心肌纤维呈分支短柱状，肌膜较薄。细胞核（图3–16①）位于肌纤维的中央，较大，呈圆形或椭圆形。细胞质在细胞核的两端较丰富，可见褐色的脂褐素颗粒（图3–16②）。肌纤维上可见横纹（图3–16③），但不如骨骼肌明显。闰盘（图3–16④）是相邻的心肌细胞相接触的地方，染色深，有的呈阶梯状，有的呈直板状，与心肌纤维长轴相垂直。

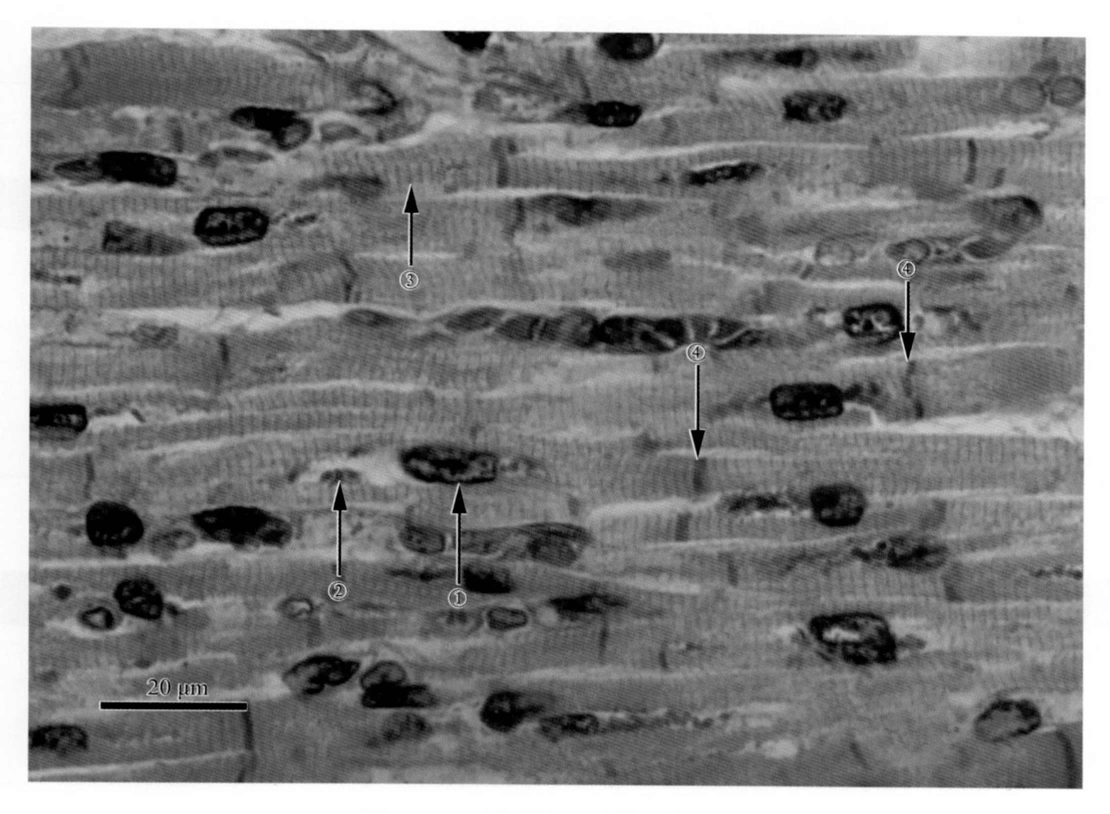

图3–16 心肌纵断面（苏木精整染）
①心肌细胞核 ②脂褐素颗粒 ③横纹 ④闰盘

【思考与讨论】

1. 骨骼肌的纵、横断面形态结构有什么特点？
2. 心肌的纵、横断面形态结构有什么特点？

【实验小结】

光镜下会辨认三种肌肉组织，其中心肌与平滑肌的横断面区别，心肌与骨骼肌纵切面的区别为本次实习的难点；其次为平滑肌与结缔组织的区别。

1. 心肌与平滑肌的横断面区别：

	心肌	平滑肌
肌纤维大小及形状	肌纤维断面大小基本相近，也有哑铃状横断，断面直径较平滑肌粗	断面较细，大小不等，胞质内均质，切到核的断面为肌纤维最大横断面，核周胞质很少
细胞间结缔组织	肌纤维之间结缔组织丰富，毛细血管丰富，大量红细胞夹在纤维块之间	肌纤维之间结缔组织少而肌束间结缔组织明显，肌束明显
核周	核周胞质丰富，出现明显浅染区，可有脂褐素颗粒，有时可切到双核	核周无明显浅染区

2. 心肌与骨骼肌纵断面的区别：

	心肌	骨骼肌
肌纤维形态	短柱状有分支，分支交织成网（有切到细的断面），核 1~2 个，位于中央	长柱状无分支，核多个，位于周边
核周	核周明显浅染区，可见脂褐素颗粒等	无核周浅染区，无脂褐素颗粒
闰盘	有闰盘	无
细胞间结缔组织	肌纤维之间有丰富毛细血管	亦有毛细血管，但不如心肌丰富

3. 平滑肌与结缔组织的区别：

	平滑肌	结缔组织
染色	颜色红（染色）	粉红色，稍淡
形态及排列	肌纤维排列较规整	有分支交叉，不规则
核	核密度大，核形状较纤维细胞宽胖，染色浅	成纤维细胞胞核深染，细长

（张宏权）

实验四

神经系统

【实验目的】

1. 掌握脊髓的组织结构特点，注意观察多极神经元的形态结构特点。
2. 掌握小脑的组织结构特点。
3. 掌握大脑的组织结构特点。
4. 掌握周围有髓神经纤维的构造。

【实验材料】

1. 狗的一段脊髓，Susa 液固定，石蜡包埋，切片，H.E 染色。
2. 猫的小脑，10% 福尔马林固定，石蜡包埋，切片，H.E 染色。
3. 猫的大脑，10% 福尔马林固定，火棉胶包埋，切片，H.E 染色。
4. 狗的坐骨神经，Helly 液固定，石蜡包埋，切片，H.E 染色。

【实验观察】

标本 14　脊　　髓

肉眼观察

为脊髓的横断面，最外表面是脊髓膜。脊髓实质分为灰质和白质。灰质位于中央，染色较红，呈蝴蝶状，中央有脊髓中央管（图 4–1）。

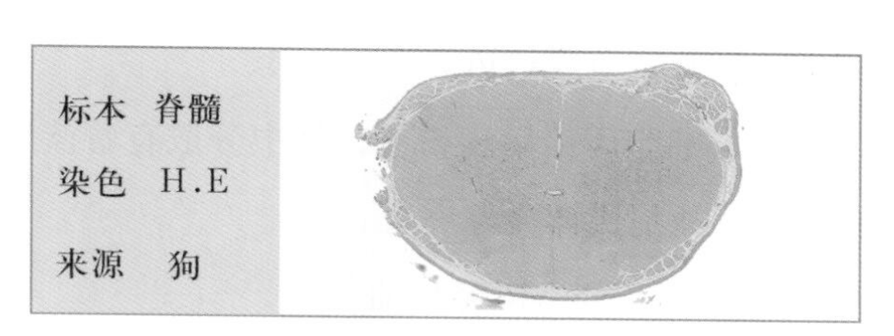

图 4–1　脊髓

低倍镜观察

脊髓膜由外向内分为三层：硬脊膜（图 4–2 ①）、蛛网膜和软脊膜，软脊膜紧贴脊髓实质表面。在蛛网膜下腔可见脊髓前根和后根的断面。

1. 灰质（图 4–2） 位于脊髓横断面的中央，由两个前角（较粗钝的突起）和两个后角（较细的突起）组成。灰质中央为脊髓中央管（图 4–2 ②），管壁为室管膜上皮。灰质前角中有数量较多、体积较大的前角运动神经元（图 4–2 ③）。后角中的神经元较小，数量较少。

2. 白质（图 4–2） 位于灰质周边，可见大量有髓神经纤维的横断面。

高倍镜观察

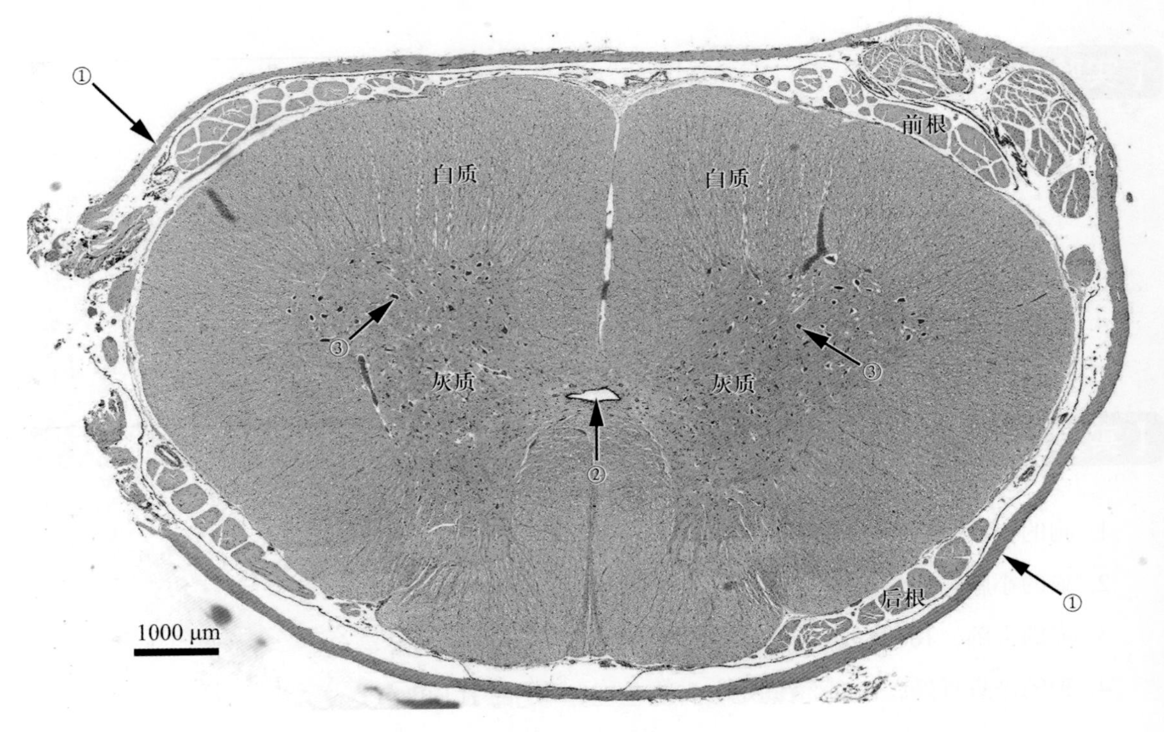

图 4–2 脊髓
①硬脊膜 ②脊髓中央管 ③前角运动神经元

前角运动神经元属于多极神经元，由细胞体和突起组成。由于切面关系，完整形状不易见到。选择切面较完整的神经元进行观察。

1. 细胞体 大，呈多角形。

（1）细胞核：很大，圆形，位于细胞中央，染色浅，呈空泡状（图 4–3 ①）。核仁明显，圆形，呈蓝紫色或红色。

（2）细胞质：呈浅粉色，其中分散有着蓝紫色、呈斑块状的尼氏体（图 4–3 ②），如虎皮样花斑，故尼氏体又称虎斑。

2. 突起 分为树突和轴突。

（1）树突（dendrite）：可切到一个或多个，由胞体伸出时较粗，逐渐变细，内含尼氏体（图 4–3 ②）。

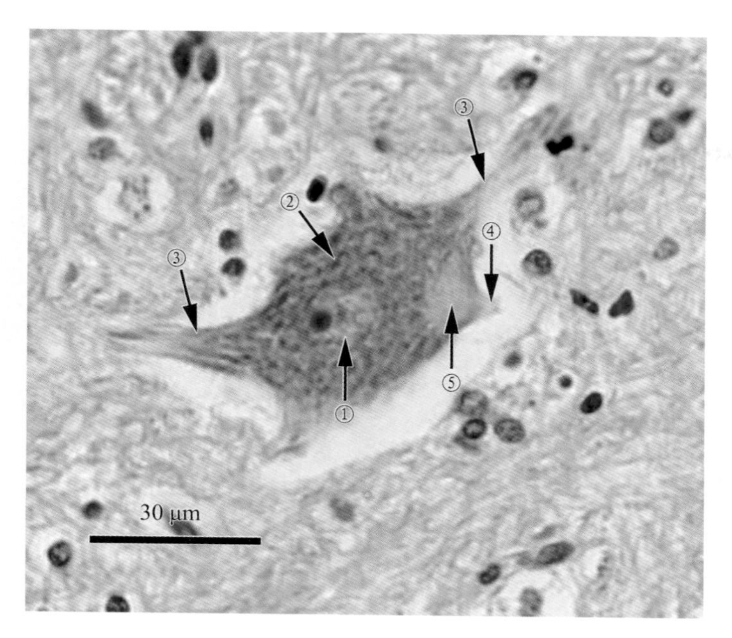

图 4-3 脊髓前角运动神经元

①细胞核 ②尼氏体 ③树突 ④轴突 ⑤轴丘

（2）轴突（axon）：只有一个（不易切到），较细而长，呈粉红色，不含尼氏体，因制片时轴突已被切断，只可见轴突自胞体伸出的一小段（图 4-3 ④）。神经元的细胞体发出轴突的部分呈圆锥形，其内不含尼氏体，称为轴丘（图 4-3 ⑤）。

标本 16 小 脑

肉眼观察

切片呈柏树叶状，表面凹凸不平，最外层浅粉色为小脑皮质的分子层，最内层粉红色为小脑髓质，中间染色较深部分为小脑皮质的颗粒层（图 4-4）。

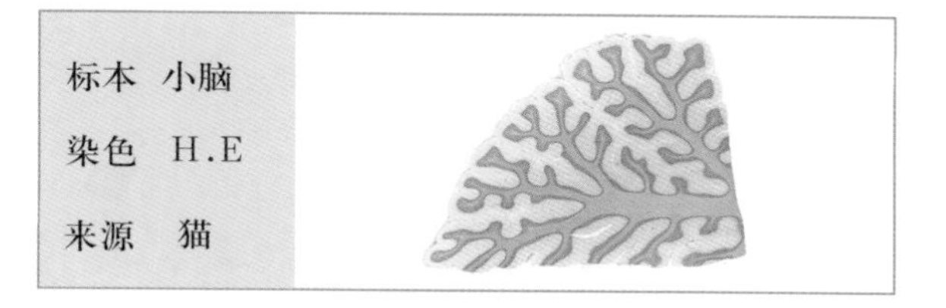

图 4-4 小脑

低倍镜观察

1. 软脑膜（图 4-5 ①） 位于小脑皮质表面的一薄层结缔组织膜，内含小血管。

2. 皮质 为小脑近表面的一层，由神经元、神经胶质和神经纤维组成。从外向内可分为明显的三层。

（1）分子层：位于皮质最表面，浅粉色，可见着色深的细胞排列较疏松，细胞间大部分为粉红色的神经纤维（图 4-5）。

（2）浦肯野细胞层：介于分子层与颗粒层之间，其细胞体有规则地排成一层，它是小脑中最大的神经元（图 4-5 ②）。

（3）颗粒层：可见密集深染的颗粒细胞的细胞核，细胞间的神经纤维相对较少（图 4-5）。

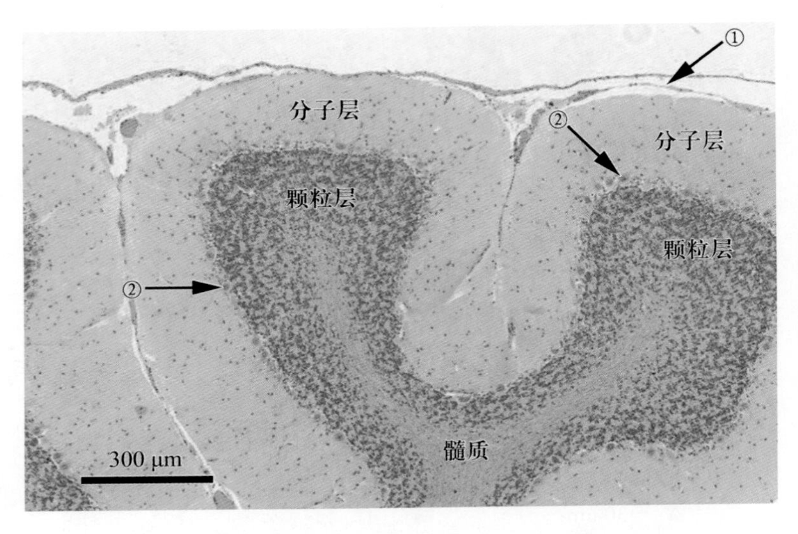

图 4–5　小脑

①软脑膜 ②浦肯野细胞

3. 髓质（图 4–5） 位于皮质的深部，由许多着色深的神经胶质和着粉红色的神经纤维组成。

高倍镜观察

小脑浦肯野细胞的胞体呈梨形（又称小脑梨形细胞）或圆形，细胞核较大，呈空泡状，位于细胞中央（图 4–6 ①）。浦肯野细胞的细胞质含有嗜碱性的尼氏体（图 4–6 ②），其顶端向皮质表面发出较粗的主树突（图 4–6 ③），反复分支呈柏树叶状伸入到分子层内。

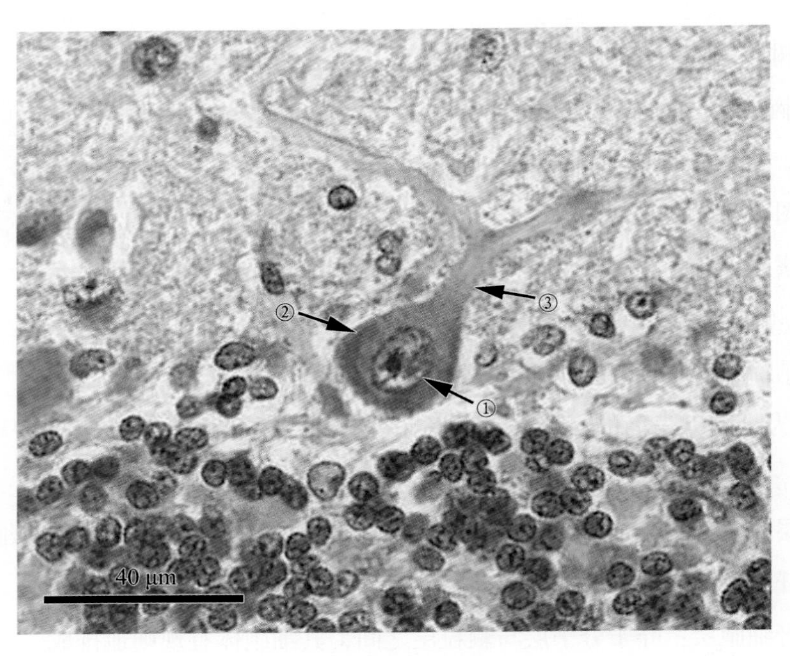

图 4–6　小脑浦肯野细胞

①细胞核 ②尼氏体 ③主树突

标本 17 大　　脑

肉眼观察

切片表面凹凸不平，表面着色较浅的是大脑皮质部分，其余着色略深的是髓质部分（图 4–7）。

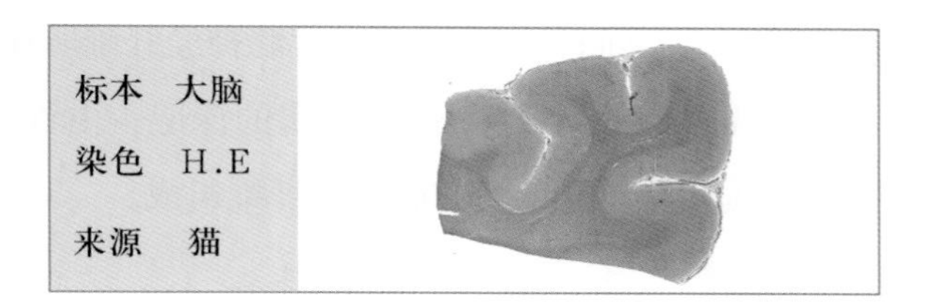

图 4–7　大脑

低倍镜观察

1. 软脑膜（图 4–8 箭头所示） 位于大脑皮质表面，由薄层结缔组织组成，内含小血管。

2. 皮质（图 4–8，图 4–9） 是位于大脑表面的部分，由神经元、神经胶质和无髓神经纤

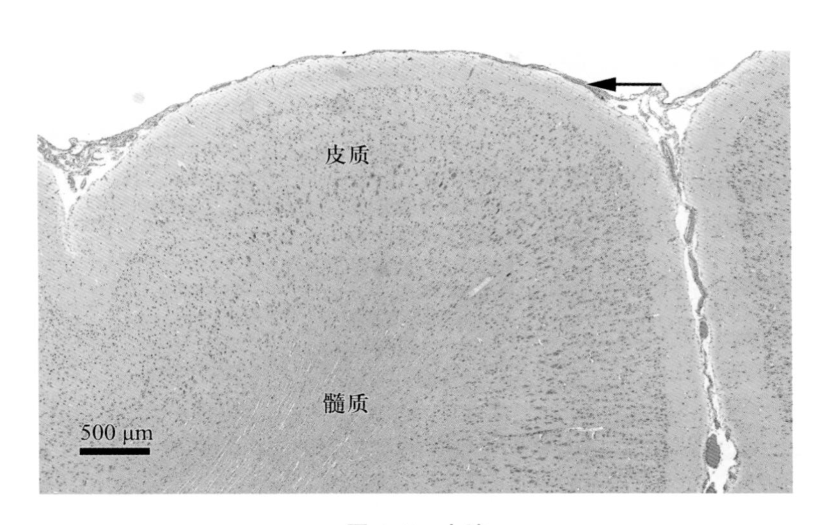

图 4–8　大脑
箭头所示为软脑膜

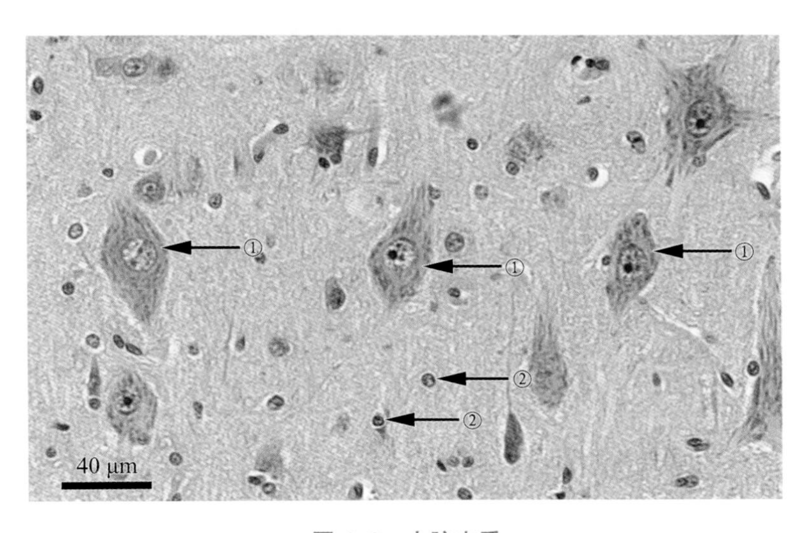

图 4–9　大脑皮质
①锥体细胞 ②神经胶质细胞的细胞核

维组成。皮质内的神经元分层排列，在皮质较深的部分可见到许多锥体细胞（图 4–9 箭头①），其尖端伸向皮质表面。皮质内还可见到染色较深的神经胶质细胞的细胞核（图 4–9 箭头②）。细胞间着红色部分是无髓神经纤维所在处。

3. 髓质（图 4–8） 位于皮质的深层，由许多着色深的神经胶质和着粉红色的有髓神经纤维组成。

高倍镜观察

锥体细胞的胞体呈锥体形，细胞核较大，呈圆形，位于细胞体中部（图 4–10 ①）。锥体细胞的胞质含嗜碱性的尼氏体（图 4–10 ②），其主树突（图 4–10 ③）自细胞体顶端发出，伸向皮质表面。

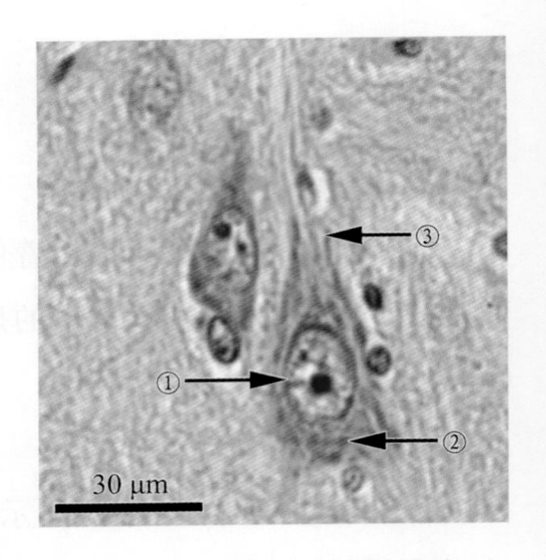

图 4–10 大脑皮质锥体细胞
①细胞核 ②尼氏体 ③主树突

标本 21 坐 骨 神 经

肉眼观察

切片上有两块组织，长条形的是坐骨神经的纵断面，圆形的是横断面（图 4–11）。

一、神经的纵断面

低倍镜观察

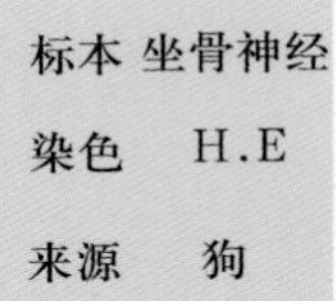

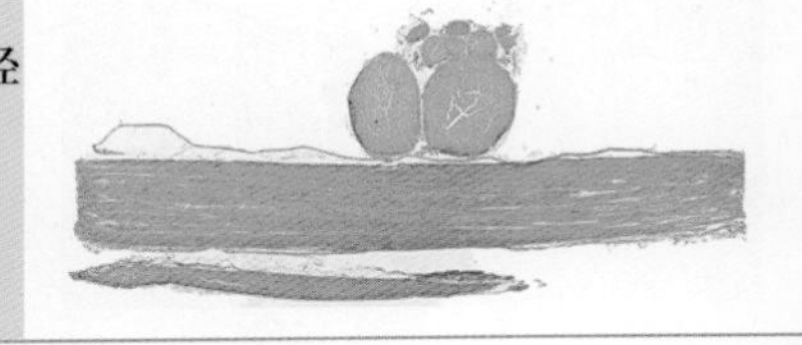

图 4–11 坐骨神经

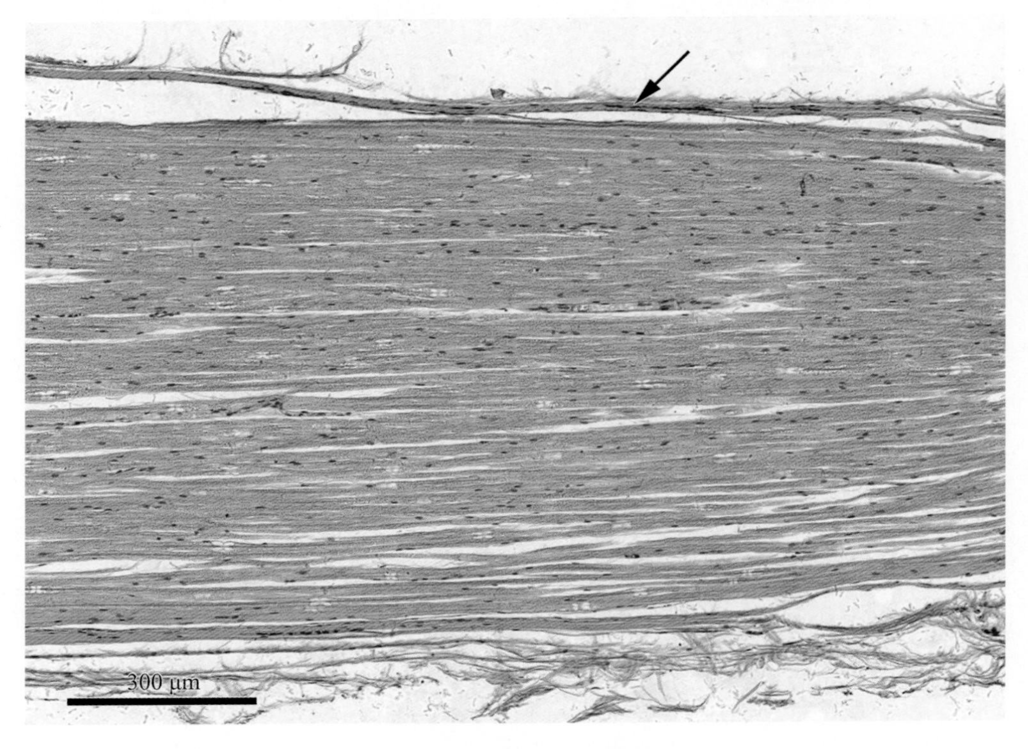

图 4–12 坐骨神经纵断面
箭头所示为神经束膜

可见许多神经纤维平行排列（图 4–12），在神经纤维之间、神经束之间及整个神经的外表面都有结缔组织，分别称为神经内膜、神经束膜（图 4–12 箭头所示）、神经外膜。

高倍镜观察

1. 轴突（图 4–13 ①） 位于神经纤维的中轴，细长，呈蓝紫色。

2. 髓鞘（图 4–13 ②） 在轴突周围呈粉红色的网状结构（由制片时髓鞘成分被部分溶解所致）。

3. 施万细胞 位于髓鞘外面，施万细胞的细胞核呈椭圆形或杆状，染色较浅（图 4–13 ③）；细胞质很薄，呈粉红色细线。沿轴突分布的相邻施万细胞不完全连接形成的节段性缩窄称为郎飞结（图 4–13 ④）。

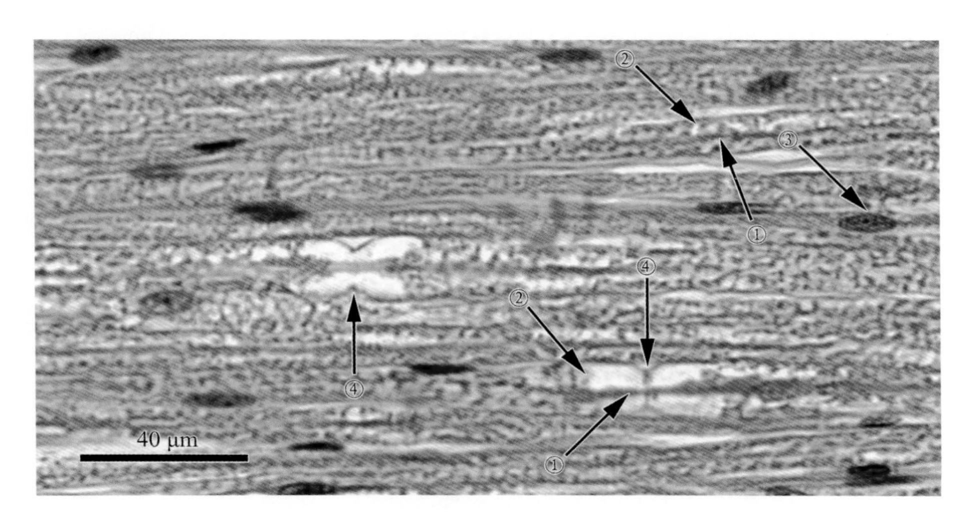

图 4–13 坐骨神经纵断面

①轴突 ②髓鞘 ③施万细胞的细胞核 ④郎飞结

二、神经的横断面

低倍镜观察

整条神经外面的疏松结缔组织，称为神经外膜。在神经内有多个圆形的神经束（图 4–14），大小不等。神经束表面的致密结缔组织，称为神经束膜（图 4–14 箭头所示）。在每个神经束内，有大量圆形的神经纤维横断面。在每条神经纤维外面的薄层结缔组织，即神经内膜。

高倍镜观察

在横断面上，有髓神经纤维呈圆形，每条神经纤维中央，为染成浅蓝色圆形的轴突断面（图 4–15 ①）。其外粉红色网状结构，即髓鞘（图 4–15 ②）。有的断面可见弯月形施万细胞的细胞核（图 4–15 ③），包于髓鞘之外。神经纤维之间或可见少量结缔组织和毛细血管，即神经内膜，其中可见深染圆形的纤维细胞的细胞核（横断面）（图 4–15 ④），应与施万细胞胞核相区别。标本中可见神经纤维粗细不等，髓鞘厚薄与轴突的粗细成正比：粗神经纤维的轴突粗、髓鞘厚；细神经纤维的轴突细、髓鞘薄。

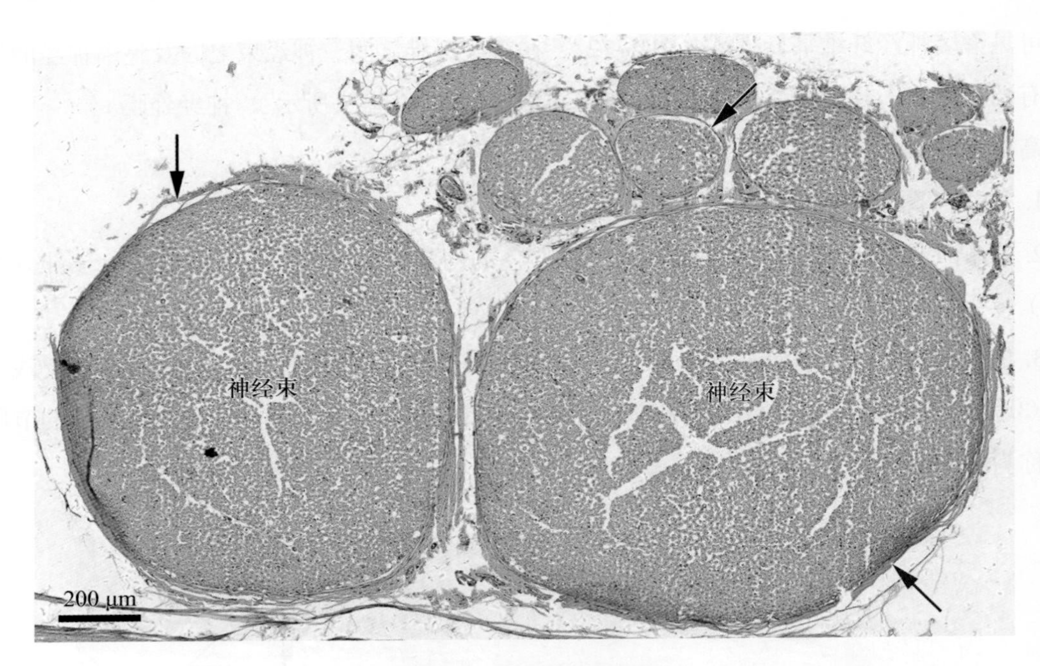

图 4-14 坐骨神经横断面
箭头所示为神经束膜

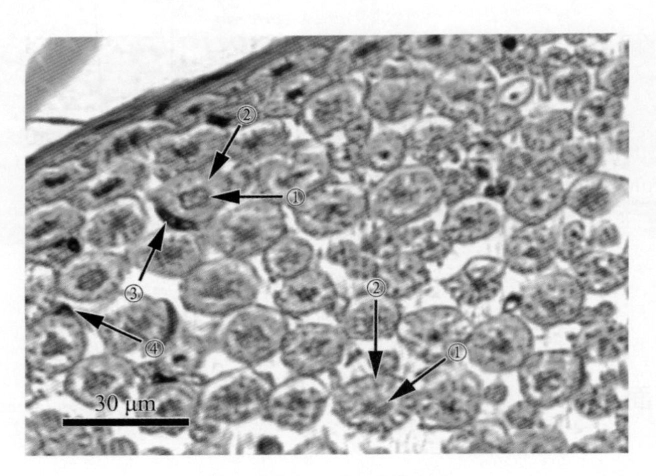

图 4-15 坐骨神经横断面
①轴突 ②髓鞘 ③施万细胞的细胞核 ④纤维细胞的细胞核

示教 1 小脑浦肯野细胞

了解小脑皮质中梨形细胞的形态。

取猫的小脑，按 Golgi 法或 Cox 法镀银或镀汞，制成与小脑叶片长轴垂直的火棉胶切片。此法将细胞镀成棕黑色，故细胞内部结构不可见。

镜下观察

小脑浦肯野细胞的胞体呈梨形（图 4-16 ①），有一两个粗大的主树突由胞体发出，反复分支，伸向小脑的表面（图 4-16 ②）。由胞体的另一面伸出一个细长的突起，是轴突。轴突的表面光滑，其方向与树突相反，进入小脑髓质。因制片时轴突已被切断，只可见轴突自胞体伸出

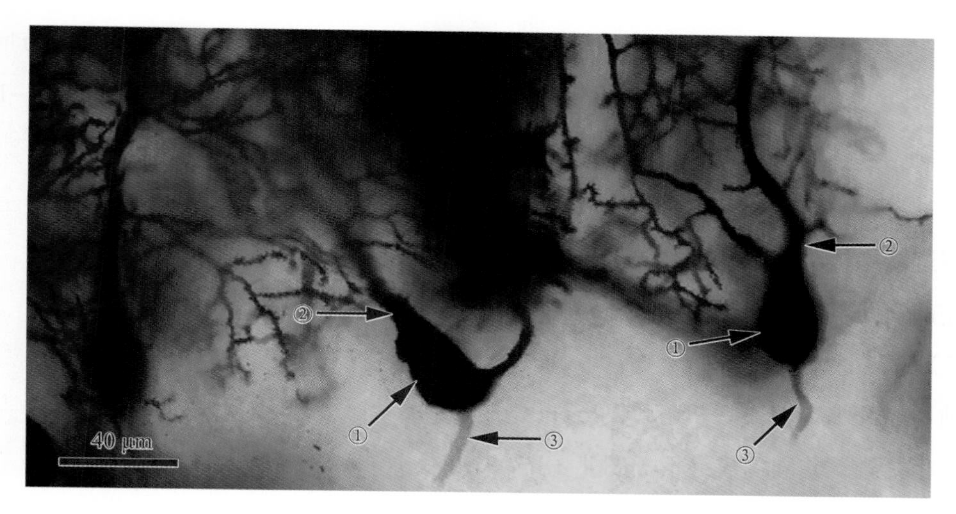

图 4–16 小脑浦肯野细胞
①细胞体 ②主树突 ③轴突

的一小段（图 4–16 ③）。

示教 2 大脑锥体细胞

了解大脑皮质中锥体细胞的形态。

取猫的大脑，按 Golgi 法或 Cox 法镀银或镀汞，制成与大脑表面垂直的火棉胶切片。

镜下观察

锥体细胞胞体呈三角形（图 4–17 ①），粗大的主树突自胞体顶端伸出，反复分支，伸向大

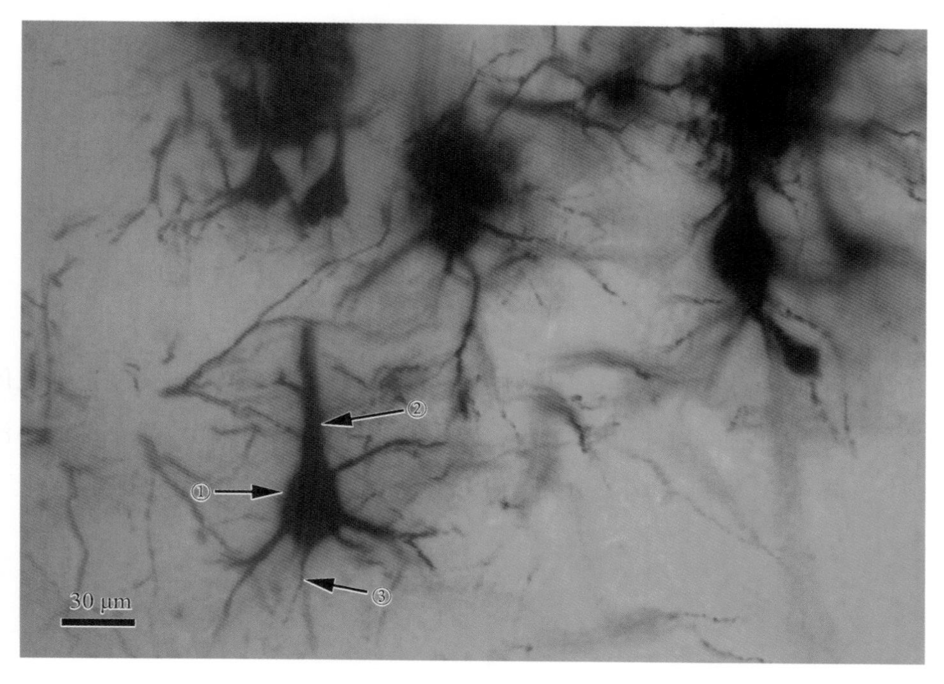

图 4–17 大脑锥体细胞
①细胞体 ②主树突 ③轴突

脑表面（图 4–17 ②）。由三角形胞体的底面伸出一个细长的轴突，轴突表面光滑，方向与主树突相反，而进入大脑髓质。因切片关系，在此只见到轴突自胞体伸出的一小段（图 4–17 ③）。

示教3 运动终板

了解运动终板（motor end plate）的光镜下结构。

取蛇的肋间肌，采用氯化金法制作。此标本是压片。

镜下观察

运动神经纤维末梢失去髓鞘后发出许多分支，每一个分支终末形成葡萄状膨大，与一条骨骼肌纤维相接触，共同构成终板（图 4–18 箭头所示）。

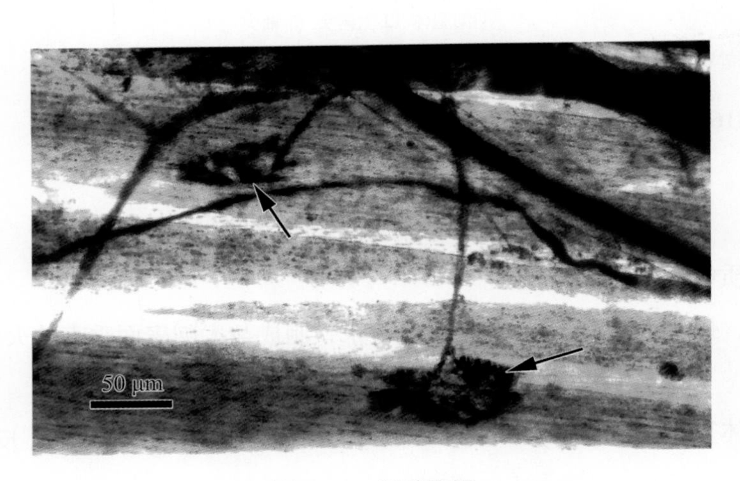

图 4–18 运动终板
箭头所示为运动终板

示教4 突 触

了解脊髓前角运动神经元胞体上的突触（synapse）

取猫的一段脊髓，按 Ramoa Y Cajal 法或 Ranson 法镀银染色，石蜡包埋，切片。

镜下观察

观察脊髓前角运动神经元胞体上的突触。神经元胞体呈棕黄色，突触位于胞体或树突上。突触处可见极短的神经纤维止于此处。这些神经纤维的末端膨大呈小结或小泡状，与神经元的胞体（图 4–19 ①）或树突（图 4–19 ②）相接触，这种接触点即是突触。

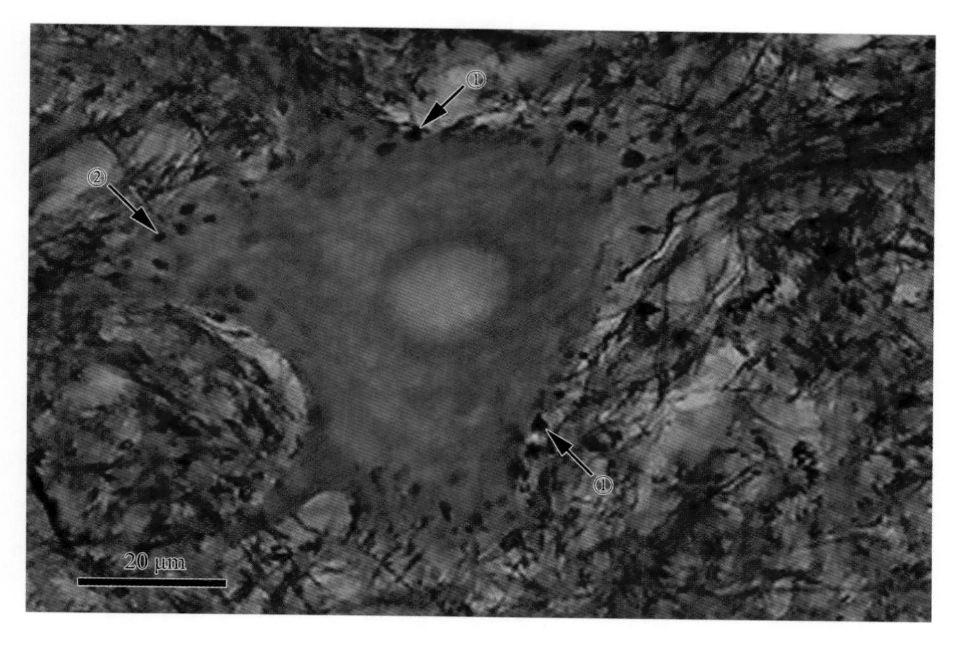

图 4–19 突触

①细胞体上的突触 ②树突上的突触

【思考与讨论】

1. 光镜下如何区分大脑和小脑？
2. 光镜下如何区分神经内膜、神经束膜和神经外膜？

【实验小结】

1. 通过本次实习，要求学生能在光镜下辨认脊髓、大脑、小脑及坐骨神经等神经器官，并掌握这些器官的形态结构特点。

2. 重点掌握典型多极神经元（脊髓前角运动神经元）的形态结构特点：多极神经元分为突起和胞体两部分。胞体大，呈多角形，胞体有细胞核和核周质。细胞核大而圆，多位于细胞中央，染色浅，核仁明显，常描述为空泡状细胞核。核周质内分散有嗜碱性的蓝紫色的尼氏体（请思考电镜结构是什么）。细胞有多个突起，其中一个为轴突，轴突从胞体发起的位置叫轴丘，轴突和轴丘内均无尼氏体，这是区别于树突的重要结构。树突有一个或数个，其内含有尼氏体。

3. 掌握有髓神经纤维的形态结构特点，如轴突、髓鞘、郎飞结、施万细胞等。了解神经的组成，注意神经外膜、神经束膜、神经内膜之间的区别。

4. 通过示教标本的观察，掌握突触、运动终板的概念、光镜结构及功能。

（于 宇）

实验五

循环系统

【实验目的】

1. 掌握中动脉和中静脉的结构；比较中动脉、中静脉在结构上的区别。
2. 观察大动脉弹性膜及弹性纤维的分布；比较中动脉和大动脉的结构。
3. 掌握心壁的组织结构；比较心脏与血管的结构。
4. 在以上器官外膜中观察小动、静脉的结构。
5. 了解淋巴管的形态结构。

【实验材料】

1. 取狗的中动脉和中静脉各一段，Helly 液固定，石蜡包埋，横断切片，H.E 染色。
2. 取人的大动脉一段，Helly 液固定，石蜡包埋，横断切片，H.E 染色。
3. 取人的心脏壁，Susa 液固定，石蜡包埋，切片，H.E 染色。

【实验观察】

标本 40　中动脉和中静脉

肉眼观察

标本中可见两个较大的血管横断面。管壁较厚、管腔较圆的是中动脉。管壁较薄、管腔较大且不规则的是中静脉（图 5–1）。

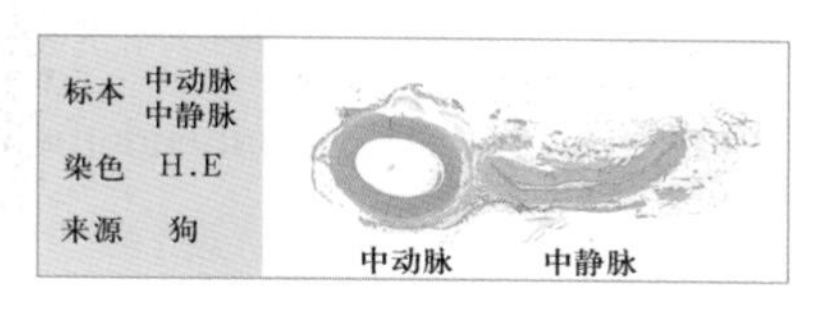

图 5–1　中动脉和中静脉肉眼观

一、中动脉

低倍镜观察

血管属于中空性器官，观察顺序应由腔面向外观察。

中动脉（medium-sized artery）管壁共分三层。

1. 内膜（tunica intima）（图 5-2 ①） 很薄，在腔面只见一层内皮细胞核（图 5-3 ①）。紧贴其下方为一层红色、折光性强、呈波浪状的膜（图 5-3 ②），即内弹性膜。在内皮和内弹性膜之间是内皮下层，但是此标本内皮下层不易观察到。内弹性膜是内膜与中膜的分界，其下方即是中膜。

2. 中膜（tunica media）（图 5-2 ②） 较厚，主要由环行平滑肌（图 5-3 ③）组成。其中有少量弹性纤维和胶原纤维。

3. 外膜（tunica adventitia）（图 5-2 ③） 厚度与中膜大致相等，与中膜分界明显。外膜的主要成分是结缔组织，在外膜的结缔组织中含有外弹性膜，红染且折光性强（图 5-3 ④），故与中膜分界明显。结缔组织中可见血管及神经的断面。

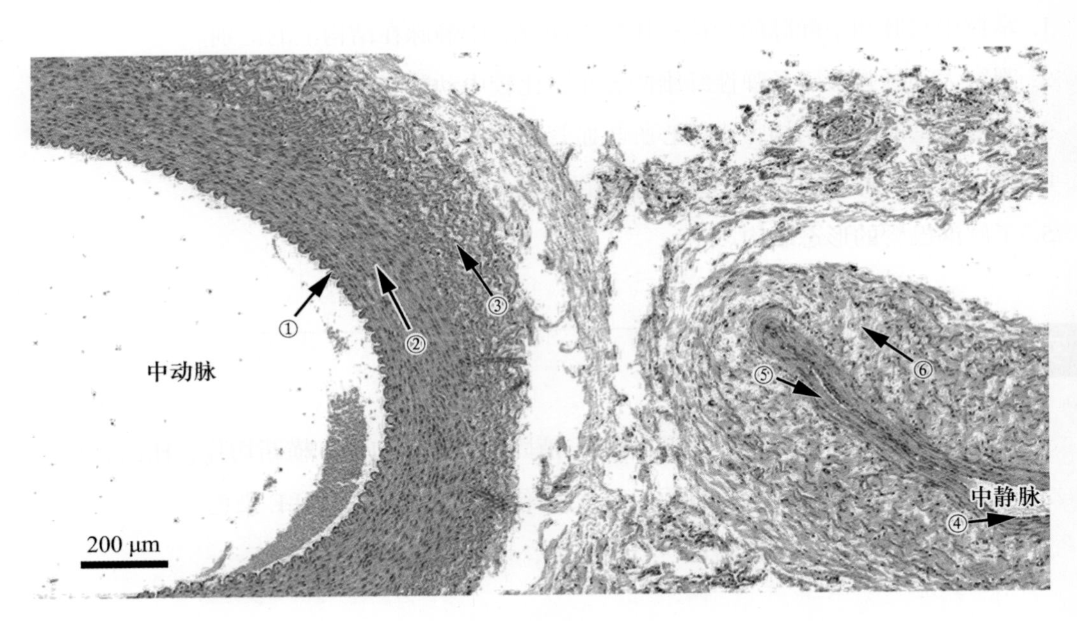

图 5-2 中动脉和中静脉

①中动脉内膜 ②中动脉中膜 ③中动脉外膜 ④中静脉内膜 ⑤中静脉中膜 ⑥中静脉外膜

高倍镜观察

1. 内膜 可分三层。

（1）内皮（endothelium）：细胞界限不明显，仅可见其细胞核（图 5-3 ①，图 5-4 ①），呈扁圆形突向管腔。如果切片上内皮有脱落则内皮不可见。

（2）内皮下层（subendothelial）：位于内皮下方，含有胶原纤维和弹性纤维。本张标本此层极薄，故光镜下不易观察。

（3）内弹性膜（internal elastic membrance）（图 5-3 ②，图 5-4 ②）：是内膜最外一层，呈波浪状，

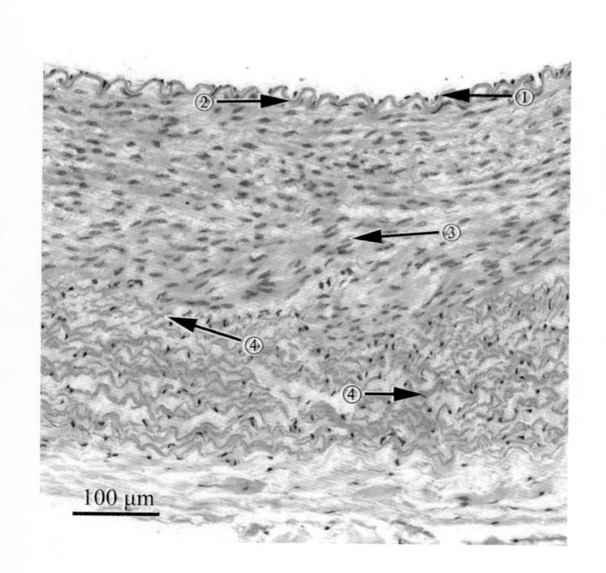

图 5–3 中动脉
①内皮细胞核 ②内弹性膜 ③中膜平滑肌 ④外弹性膜

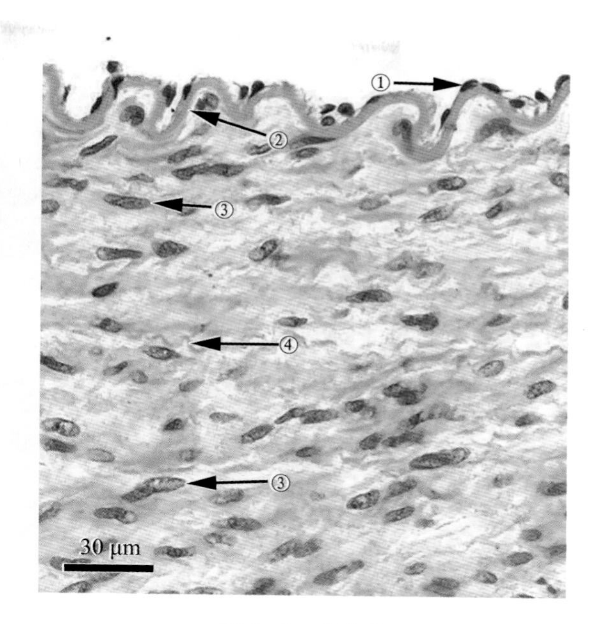

图 5–4 中动脉
①内皮细胞核 ②内弹性膜 ③平滑肌细胞核 ④弹性纤维

均质粉红色，折光性强，厚度较均一。由于血压存在，所以此膜在活体组织中较为平坦。

2. 中膜 平滑肌纤维的细胞核（图 5–4 ③）呈杆状，有时因平滑肌纤维收缩，胞核呈螺旋扭曲。平滑肌纤维之间有弹性纤维（图 5–4 ④）和胶原纤维。弹性纤维着粉色，折光性强；胶原纤维着色浅，不易分清。观察此层是否可见成纤维细胞?

3. 外膜 与中膜相连处为外弹性膜（图 5–3 ④），在立体三维结构上多数为螺旋形，在横断面上呈条纹状波浪起伏。在外膜的结缔组织中还含有弹性纤维、血管及神经。

二、中静脉

低倍镜观察

中静脉（medium–sized vein）管壁亦分为三层，观察顺序应由腔面向外观察。

1. 内膜（图 5–2 ④） 很薄，可见内皮细胞核，内弹性膜不明显，故与中膜分界不清。

2. 中膜（图 5–2 ⑤） 较薄，平滑肌层不发达，只由 3~5 层环行平滑肌组成。

3. 外膜（图 5–2 ⑥） 较中膜厚，由结缔组织组成，无外弹性膜。

高倍镜观察

1. 内膜 分为三层。

（1）内皮：内皮细胞核（图 5–5 ①）呈扁圆形突向管腔。

（2）内皮下层：为少量结缔组织，非常薄，不易观察。

（3）内弹性膜：不明显。

2. 中膜 主要为 3~5 层环行平滑肌（图 5–5 ②），肌层不发达，在同一切面上，厚薄不均。

3. 外膜（图 5–5） 无外弹性膜。近中膜处有时见纵行平滑肌的横断面。此外，可见胶原

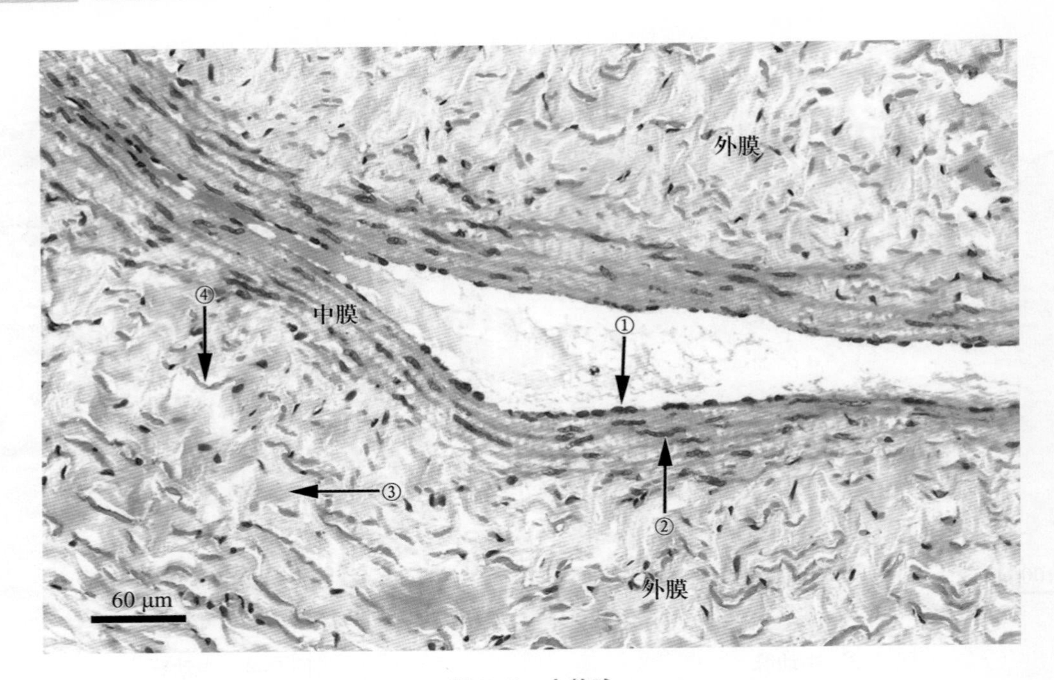

图 5–5 中静脉

①内皮细胞核 ②中膜平滑肌 ③胶原纤维 ④弹性纤维

纤维（图 5–5 ③）、弹性纤维（图 5–5 ④）及血管、神经的断面。

标本 42 大 动 脉

肉眼观察

标本为长方形（大动脉横断面的一部分）（图 5–6），染色深，均质面是管腔面。

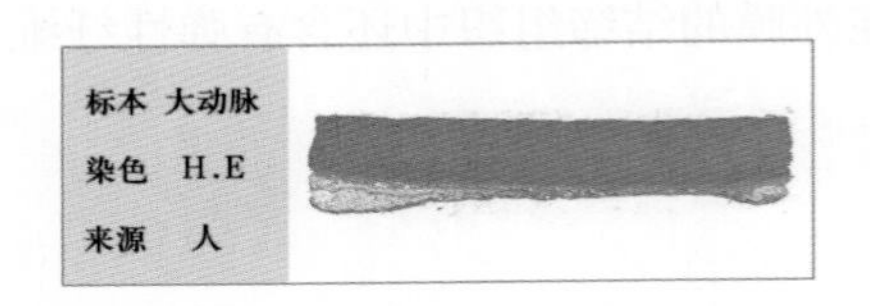

图 5–6 大动脉肉眼观

低倍镜观察

由腔面向外观察，分为三层膜。

1. 内膜　较薄（图 5–7 ①），内膜与中膜分界不如中动脉清楚。

2. 中膜　最厚（图 5–7 ②），有数十层平行排列的弹性膜。

3. 外膜　较薄（图 5–7 ③），由结缔组织组成。其外弹性膜与中膜弹性膜分界不清。

高倍镜观察

1. 内膜　分为三层。

（1）内皮：只见其扁圆形细胞核（图 5–8 ①），有时因内皮脱落而不完整。

（2）内皮下层：比中动脉要厚（图 5–8 ②），其中除胶原纤维和弹性纤维外，还夹有一些散在的纵行平滑肌的横断面，细胞核横断面呈圆形（图 5–8 ⑥）。

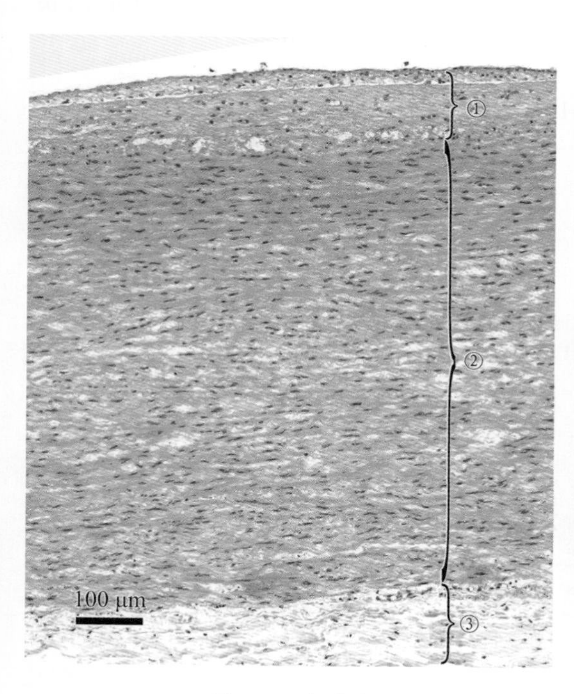

图 5–7 大动脉
①内膜 ②中膜 ③外膜

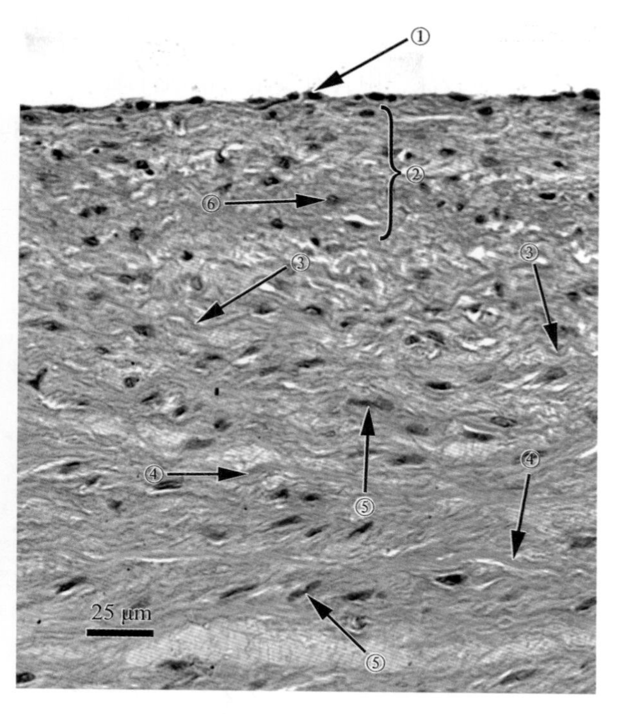

图 5–8 大动脉
①内皮细胞核 ②内皮下层 ③内弹性膜 ④中膜的弹性膜 ⑤环行平滑肌细胞核 ⑥纵行平滑肌细胞核

（3）内弹性膜：数层（图 5–8 ③），与中膜弹性膜相连，故无明显分界。其间夹有少量平滑肌纤维。

2. 中膜 最厚（图 5–8），可见发达的弹性膜（图 5–8 箭头④）呈波浪状，着粉红色，折光性强。各层弹性膜之间由弹性纤维相连，其间夹有平滑肌纤维（图 5–8 箭头⑤）和胶原纤维。

3. 外膜 较中膜薄，外弹性膜与中膜的弹性膜相连续，故与中膜无明显界限。其结缔组织中含有血管和神经。

标本 39 心 脏

肉眼观察

标本为心脏壁的一部分（图 5–9），图左侧浅粉色纵条状的是心瓣膜，标志这一侧为心室腔面。靠近瓣膜一侧有心内膜，中间很厚的红色部分是心肌膜；外侧即图右侧染色浅的部分是心外膜。

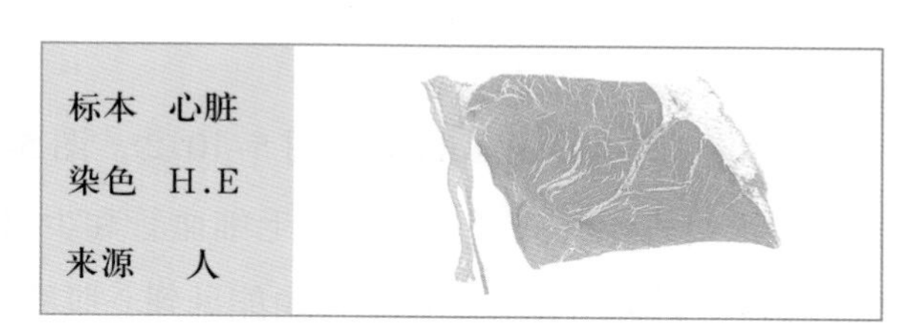

图 5–9 心脏肉眼观

低倍镜和高倍镜结合观察

心壁分三层，由内向外观察：

1. 心内膜（endocardium）（图 5–10 ①） 分为三层。

（1）内皮：较薄，表面为扁圆形的内皮细胞核（图 5–10 ③），与血管内皮相似。

（2）内皮下层（subendothelial）（图 5-10 ④）：其薄层结缔组织较为致密，相对于心内膜下层，染色较深，中含有少量平滑肌纤维。

（3）心内膜下层（subendocadial layer）（图 5-10 ⑤）：紧靠心肌膜，为结缔组织，纤维较为疏松，本标本心内膜下层在心房处较为明显。

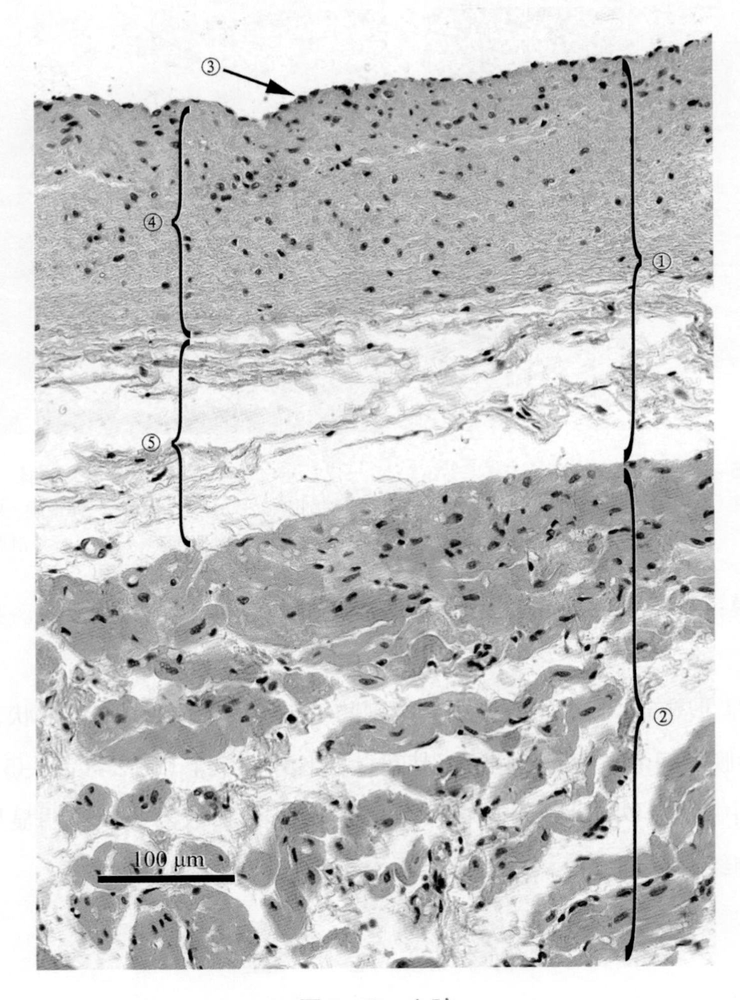

图 5-10　心脏

①心内膜 ②心肌膜 ③内皮细胞核 ④内皮下层 ⑤心内膜下层

2. 心肌膜（myocardium）（图 5-10 ②，图 5-11 ①） 最厚，占心壁的绝大部分，主要由心肌纤维组成，其间可见丰富的毛细血管和少量结缔组织。心肌纤维呈螺旋状排列，可分内纵、中环、外斜各层，故在切片中能见到心肌纤维的各种断面。

3. 心外膜（epicardium）（图 5-11 ②） 为薄层结缔组织，其中可见小动脉：管壁厚，管腔小而规则；小静脉：管壁薄，管腔大而不规则（图 5-11 ③）；还可见毛细血管、神经及脂肪组织。其外表面被覆一层间皮（mesothelium）。

4. 心瓣膜　此为房室瓣，位于心内膜一侧，外面为内皮，其内为致密结缔组织。以心瓣膜为分界，一侧为心房，一侧为心室。

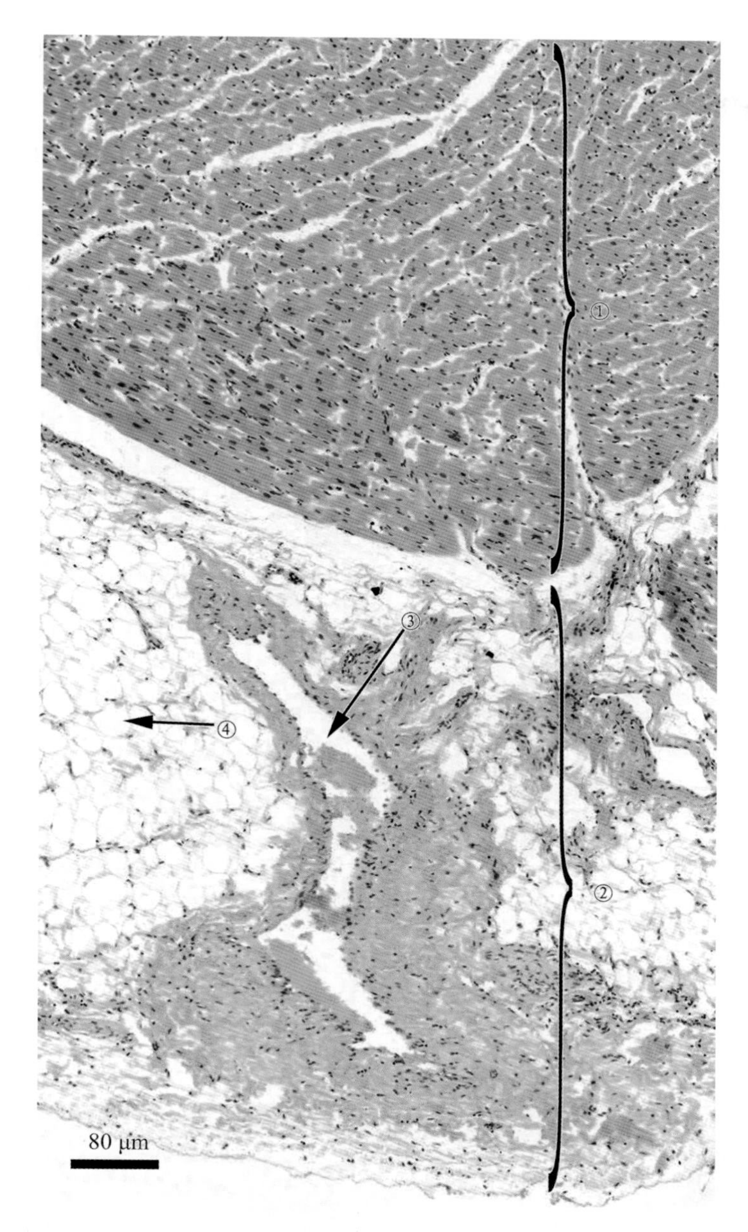

图 5-11　心脏

①心肌膜 ②心外膜 ③心外膜内小静脉 ④脂肪细胞

示教 1　标本 43 大动脉（地衣素染色）

观察大动脉弹性膜及弹性纤维的分布。

取人大动脉，经 Helly 液固定，石蜡包埋，横断切片，最后进行 Orecein 染色。

低倍镜观察

大动脉的三层膜分界不明显。内、外弹性膜及中膜的弹性膜（图 5-12 箭头所示）均呈波浪状，粗大有分支，染成棕褐色。弹性膜之间有较细的弹性纤维。

高倍镜观察

中膜含有呈波浪状、粗大有分支的弹性膜（图 5-13 ①）和弹性纤维（图 5-13 ②）。

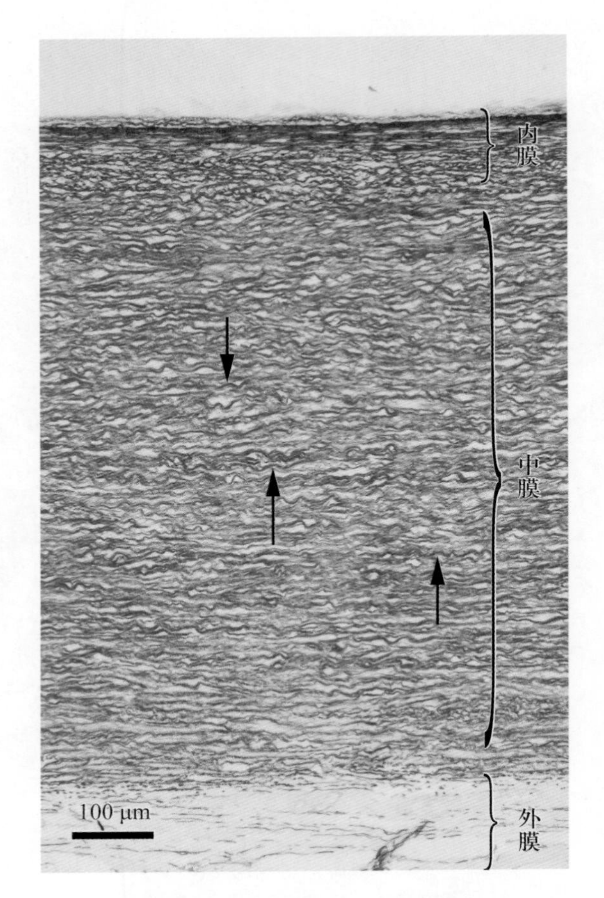

图 5-12 大动脉（地衣素染色）
箭头所示为中膜的弹性膜

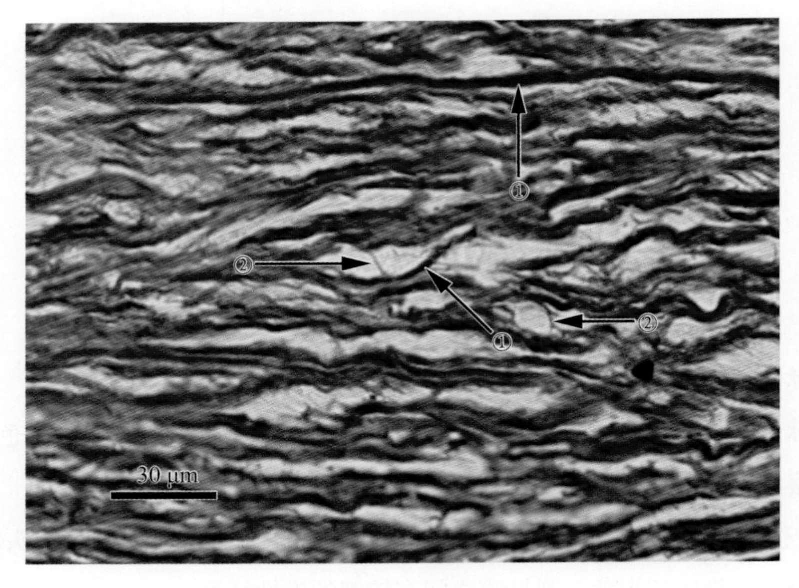

图 5-13 大动脉（地衣素染色）
①弹性膜 ②弹性纤维

示教 2 淋巴管铺片

由淋巴管的整体形态来理解淋巴管的构造。

将兔或其他动物用乙醚麻醉，打开腹腔，由肠系膜注射 0.2% 的硝酸银至淋巴管内，然后取下一段肠系膜，在日光下曝晒至淋巴管显出棕黑色为止。经过脱水、透明，把肠系膜剪成许多小块，平铺在载玻片上，封固而成。

高倍镜观察

选择视野较清晰处观察。可见淋巴管粗细不一致，管壁内皮的细胞间质皆为银沉淀呈棕黑色纹条，故可显示出内皮细胞呈长梭形，其长轴与淋巴管长轴平行，细胞边缘呈锯齿状。淋巴管比较膨大的部分是瓣膜（图 5-14 箭头所示）所在处。此法未经复染，故不能见到细胞核。

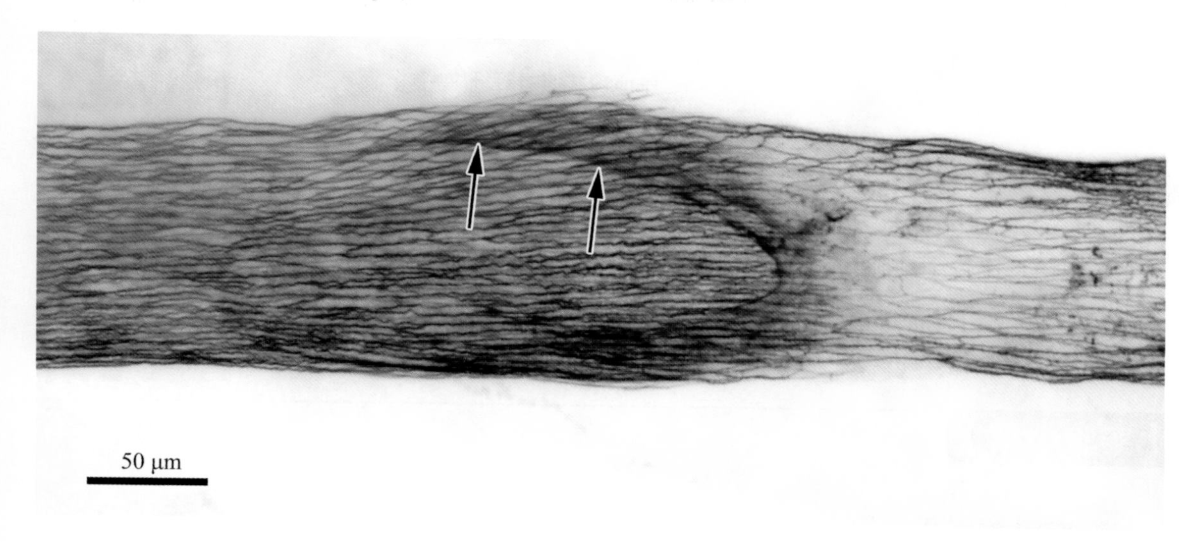

图 5-14 淋巴管铺片

箭头所示为瓣膜

示教 3 牛心脏浦肯野纤维

比较浦肯野纤维与普通心肌纤维的形态。

取牛心脏心内膜和一部分心肌膜，Susa 液固定，石蜡包埋，切片，H.E 染色

低倍镜结合高倍镜观察

在心内膜下层结缔组织内有粗大着粉红色的肌纤维，即浦肯野纤维（图 5-15 箭头）。这种肌纤维较普通心肌纤维粗大，肌浆丰富，肌纤维内有成对的细胞核。浦肯野纤维内有少量染色较红的肌原纤维，多分布在肌纤维的边缘，肌原纤维上也有明暗相间的横纹。在肌原纤维之间则是大量着色浅的肌浆。

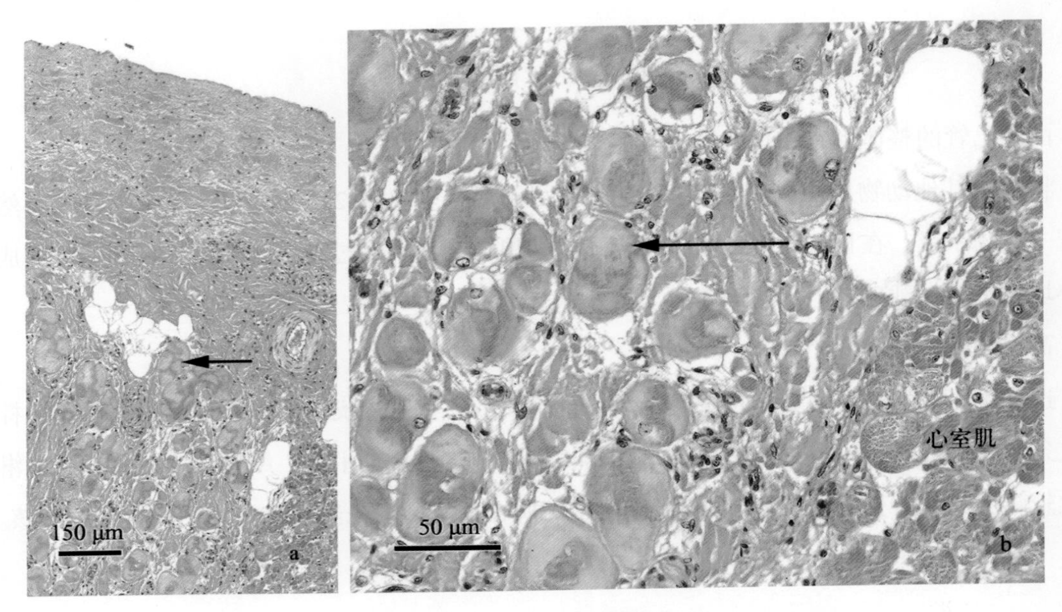

图 5-15 牛心内膜浦肯野纤维

【思考与讨论】

1. 光镜下比较中动脉和大动脉管壁的组织结构。

2. 试述光镜下心脏的组织结构特点。

【实验小结】

1. 通过本次实习，开始熟悉器官的观察方法。

（1）低倍镜→高倍镜。

（2）管腔性器官（心脏、血管等）：分层观察，由内向外观察，并注意理解器官标本的平面像与立体结构之间的关系，学习用已学过的细胞和基本组织的知识分析器官的结构特点。

2. 比较中动脉与大动脉的管壁结构。

	内膜	中膜	外膜
中动脉	内皮——一层单层扁皮上皮 内皮下层——薄 内弹性膜——明显，中、内膜分界清楚	较厚，10~40 层平滑肌（肌性动脉）	外弹性膜分界明显 中膜与外膜厚度比约为 1∶1
大动脉	内皮——一层单层扁皮上皮 内皮下层——较厚，比中动脉厚 内弹性膜——多层，与中膜分界不清	最厚，40~70 层弹性膜（弹性动脉），间有少量平滑肌	薄，无明显外弹性膜

（战 军）

实验六

免疫系统

【实验目的】

1. 掌握淋巴结的组织结构。
2. 掌握脾的组织结构。
3. 掌握胸腺的组织结构。
4. 了解腭扁桃体的结构，会辨认腭扁桃体标本。

【实验材料】

1. 兔淋巴结，Susa液或Helly液固定，石蜡包埋，切片，H.E染色。
2. 人的脾，Susa液固定，石蜡包埋，切片，H.E染色。
3. 胎儿的胸腺，Susa液固定，石蜡包埋，切片，H.E染色。
4. 人的腭扁桃体，Susa液固定，石蜡包埋，切片，H.E染色。

【实验观察】

标本25　淋　巴　结

肉眼观察

淋巴结是豆形的实质性器官。表面有薄层被膜，染成粉红色。内部是实质，分为皮质和髓质，可根据部位和染色的不同来区分。皮质位于被膜下、实质的周围部分，着深蓝紫色；髓质位于皮质的深处、实质的中央部分，着浅蓝紫色。有的标本在淋巴结的一侧有凹陷而无皮质结构，该处为淋巴结门（图6–1）。

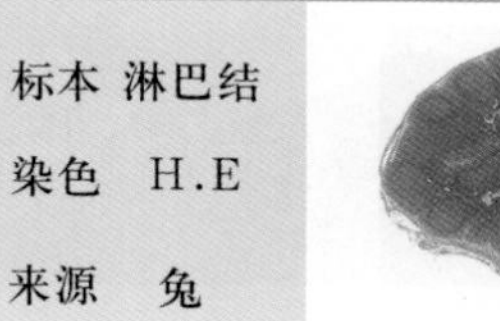

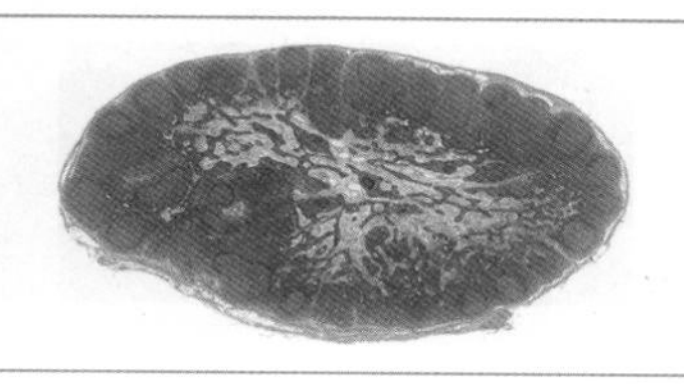

图6–1　淋巴结

低倍镜观察

1. 被膜（图 6-2 ①） 由较致密的结缔组织组成，其中的胶原纤维染成粉红色。成纤维细胞的细胞核呈扁椭圆形，着蓝紫色，其胞质不易看清。在淋巴结的凸面可见输入淋巴管横断面或可见穿过被膜通连到被膜下淋巴窦。在淋巴结门可见输出淋巴管、动脉和静脉出入。此外，可见粉红色索状结缔组织自被膜伸到实质内，这些就是淋巴结小梁（图 6-2 箭头⑩，图 6-3 箭头④），它们构成实质的粗的网架结构。小梁粗细不等，在切片中可被切成长条形、圆形、椭圆形或分枝状。小梁内可见血管断面。

2. 皮质

（1）淋巴小结（lymphoid nodule）（图 6-2 ②）：是由密集的淋巴组织构成的球形结构，有多个，成单层分布于皮质浅层，淋巴小结的周围部着色较深，主要由密集的小淋巴细胞排列而成。淋巴小结的中央着色较浅，称为生发中心（图 6-2 ⑦），发育完好的淋巴小结生发中心可分暗区和明区两个部分，外侧为明区（图 6-2 ⑧，图 6-3），近内侧为暗区（图 6-2 ⑨，图 6-3）。明区顶端覆盖有半月形小淋巴细胞层，染色深，形如帽状，称小结帽（本张切片中小结帽不明显，参见腭扁桃体，图 6-14 ⑤）。

（2）胸腺依赖区（thymus-dependent region）（图 6-2 ③）：又称为副皮质区，为分布于淋巴小结之间的和皮质深层的弥散淋巴组织，以小淋巴细胞（T 细胞）为主，呈弥散分布。

（3）皮质淋巴窦（皮窦）：分布于被膜与淋巴组织之间的是被膜下淋巴窦（图 6-2 ④，图 6-3 ③），分布于小梁与淋巴组织之间的是小梁周窦（图 6-3 ⑤）。皮质淋巴窦一般较狭窄，可根据其位置关系、结构疏松、含淋巴细胞稀少以致着色较浅的特征，予以定位。

3. 髓质

（1）淋巴索（髓索）（图 6-2 ⑤）：是由密集的淋巴组织构成的条索状结构，彼此相连。在

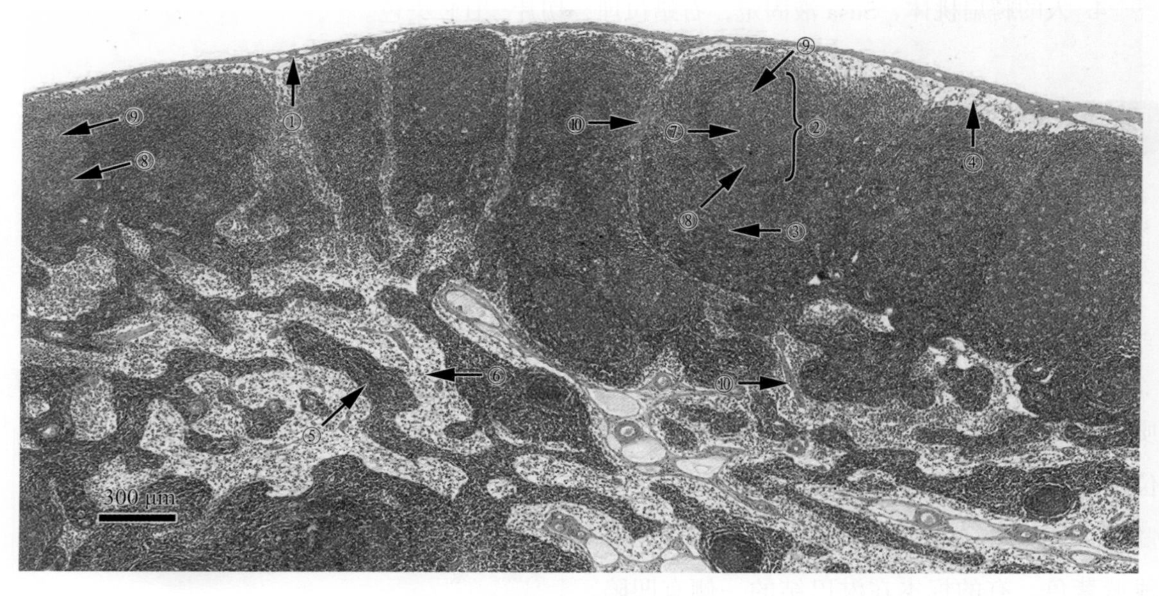

图 6-2 淋巴结

①被膜 ②淋巴小结 ③胸腺依赖区 ④被膜下淋巴窦 ⑤淋巴索 ⑥髓质淋巴窦 ⑦生发中心 ⑧明区 ⑨暗区 ⑩淋巴结小梁

切片中，淋巴索着深蓝紫色，粗细不等，形状不规则，可呈长条形或分枝状，可见血管断面。

（2）髓质淋巴窦（medullary sinus）（图 6–2 ⑤）：或称髓窦，为走行于淋巴索之间的和淋巴索与小梁之间的浅色区域，其形状迂曲，窦腔较宽，并且分枝吻合成网。

高倍镜观察

在低倍镜观察的基础上，转换高倍镜重点观察以下结构。

1. 皮质

（1）淋巴小结（图 6–3 ①）：在淋巴小结的顶部和周围密集分布着许多小淋巴细胞，形成小结帽。在淋巴小结的生发中心，主要是体积较大的、圆形的原淋巴细胞和幼淋巴细胞，细胞核可见一些有丝分裂象；此外，还散在分布一些巨噬细胞。生发中心内侧为暗区（图 6–3），多为大淋巴细胞；外侧为明区（图 6–3），多为中等大小的淋巴细胞和树突状细胞、巨噬细胞。在生发中心还可见网状细胞。

（2）胸腺依赖区（图 6–3 ②）：淋巴细胞以小型为主，弥散分布。此区可见毛细血管后微静脉，其内皮较高，呈立方形（图 6–4 ①），细胞核卵圆形，偶可见到淋巴细胞（图 6–4 ②）穿过内皮。

2. 髓质

（1）髓索（图 6–5 ①）：以小淋巴细胞为主。髓索内可见浆细胞，其特征为：细胞圆形或椭圆形，细胞质较宽且嗜碱性强，细胞核圆形，染色质呈车轮状排列（不易观察到，可参见结缔组织示教）。髓索内可见有扁平内皮的毛细血管后微静脉。

（2）髓窦（图 6–5 ②）：窦壁由内皮细胞围成，附于淋巴索及淋巴结小梁表面，它的细胞

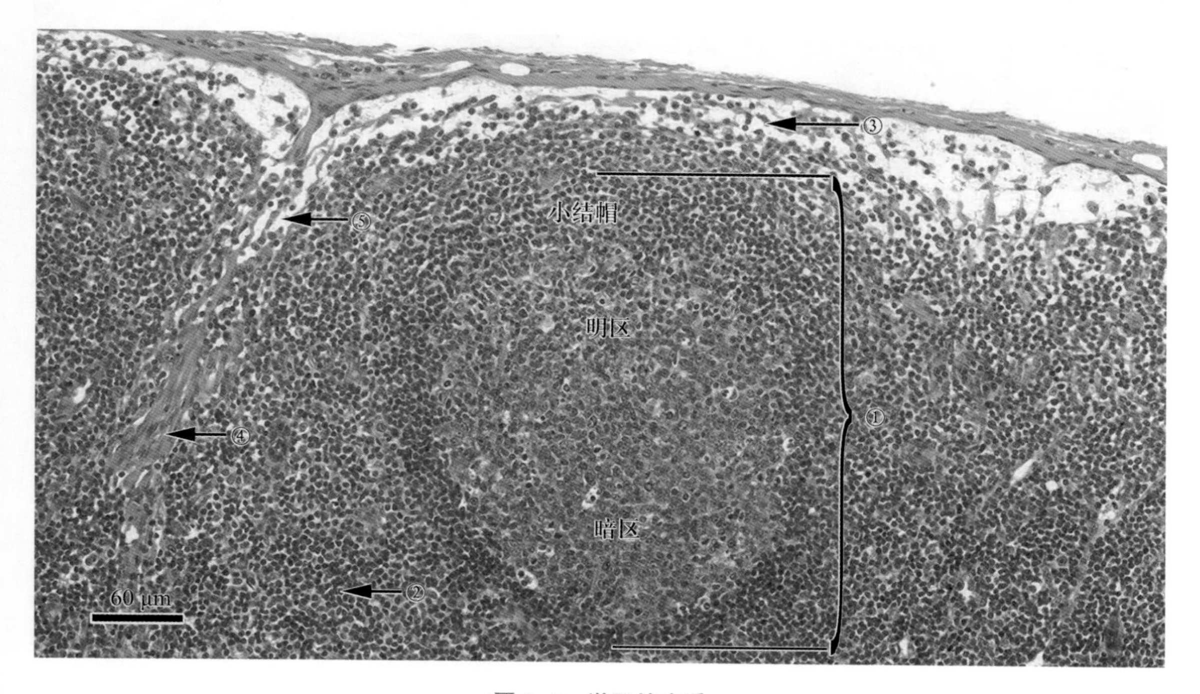

图 6–3 淋巴结皮质

①淋巴小结 ②胸腺依赖区 ③被膜下淋巴窦 ④淋巴结小梁 ⑤小梁周窦

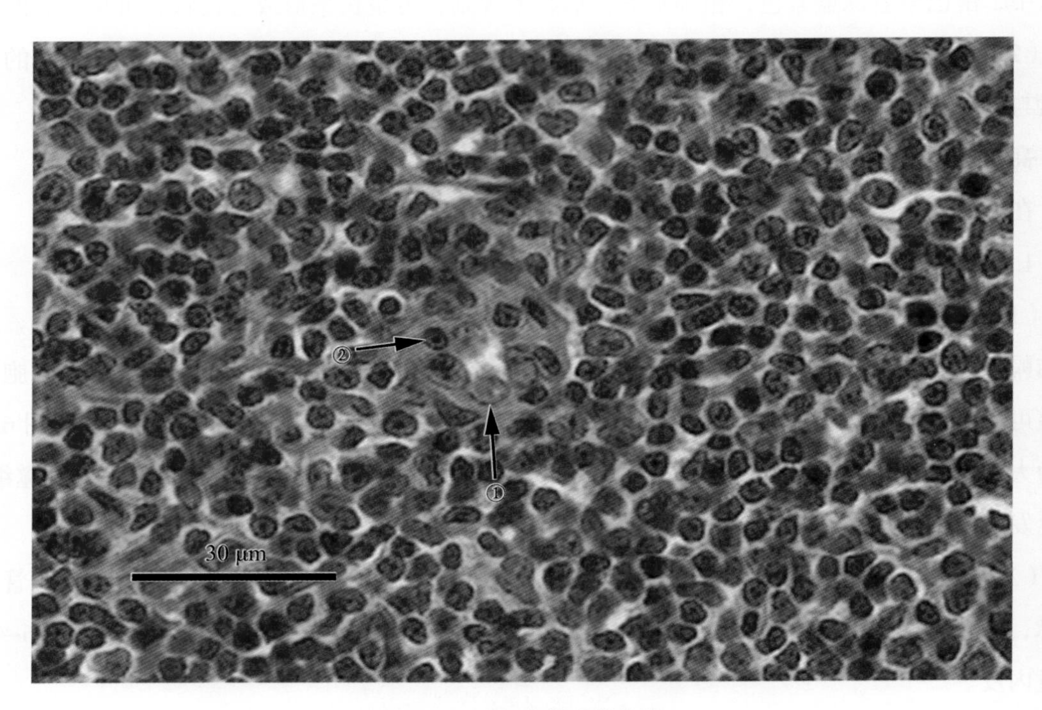

图 6–4 毛细血管后微静脉

①毛细血管后微静脉内皮细胞核 ②淋巴细胞

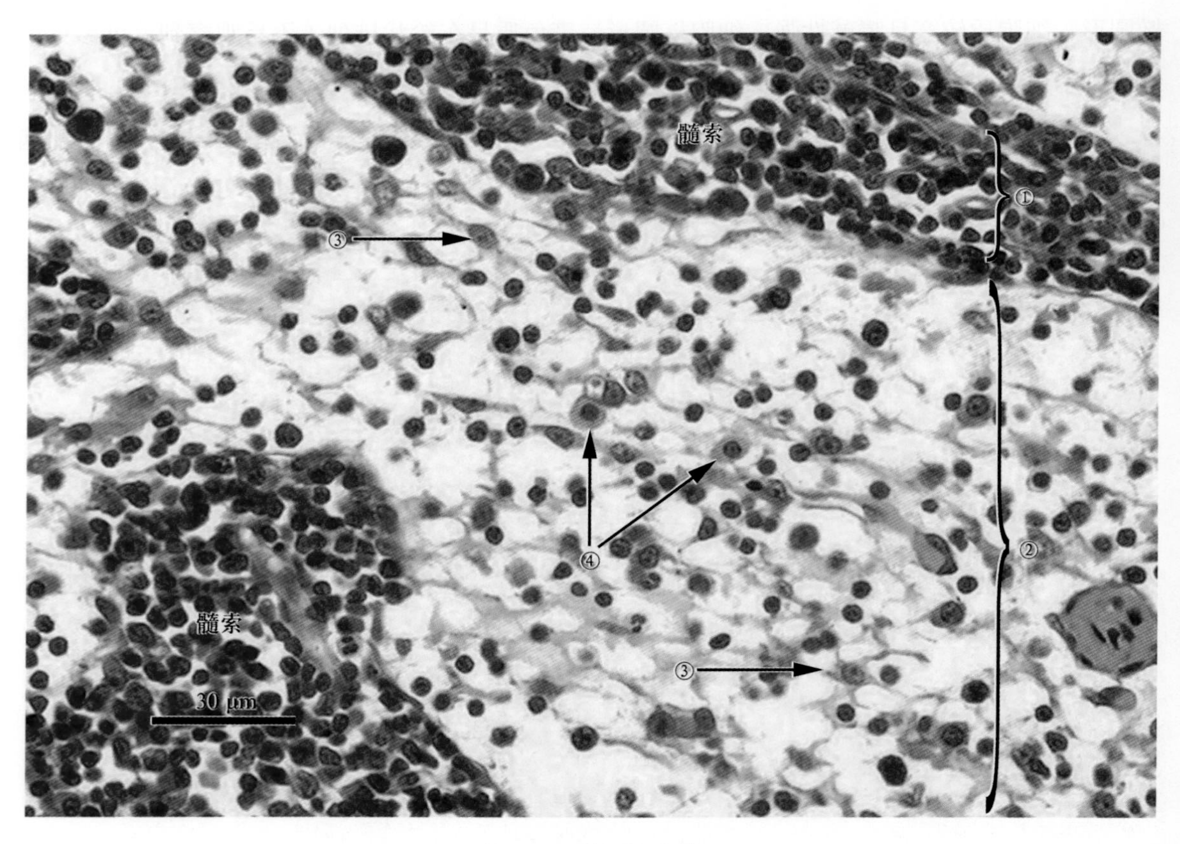

图 6–5 淋巴结髓质

①髓索 ②髓窦 ③网状细胞 ④巨噬细胞

核扁，细胞质薄。窦腔内分布着星状多突的网状细胞（图 6–5 ③），其细胞核较大，呈圆或椭圆形，细胞质弱嗜酸性，细胞突起彼此相连成网。在网眼内可见少量游离的淋巴细胞及巨噬细胞。游离的巨噬细胞（图 6–5 ④），细胞体较大，呈卵圆形，细胞核较大，呈圆形，细胞质较宽，嗜酸性较强。

标本 47 脾

肉眼观察

标本一侧的表面有染成粉红色的被膜。被膜以下是实质，它的大部分呈红紫色，是红髓；其中散在分布的深蓝紫色球团或条索状结构，是白髓。在红髓中可见粉红色的团块或条状物，是脾小梁（图 6–6）。

低倍镜观察

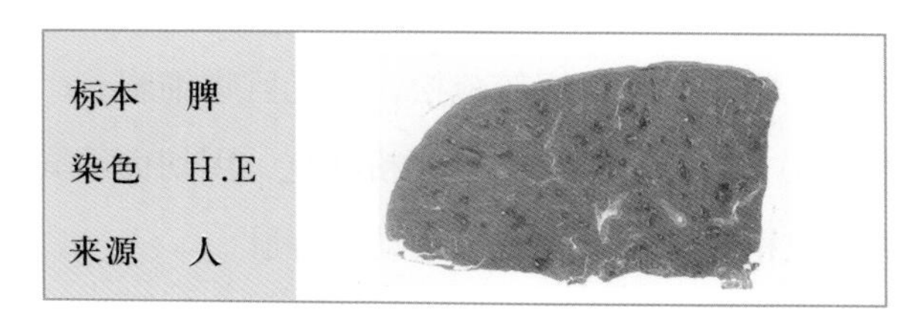

图 6–6 脾

1. 被膜（图 6–7 箭头①） 由较厚的致密结缔组织组成，含有弹性纤维和少量平滑肌细胞。被膜外面覆盖着间皮。被膜结缔组织伸入实质，形成脾小梁（图 6–7 ④）。

2. 实质

（1）白髓（white pulp）（图 6–7 ②）：散在分布在红髓内染成深蓝色，主要由密集的淋巴组织构成。白髓可分为两部分：

1）动脉周围淋巴鞘：为密集的淋巴组织，呈长筒状紧包在中央动脉周围。由于动脉走行

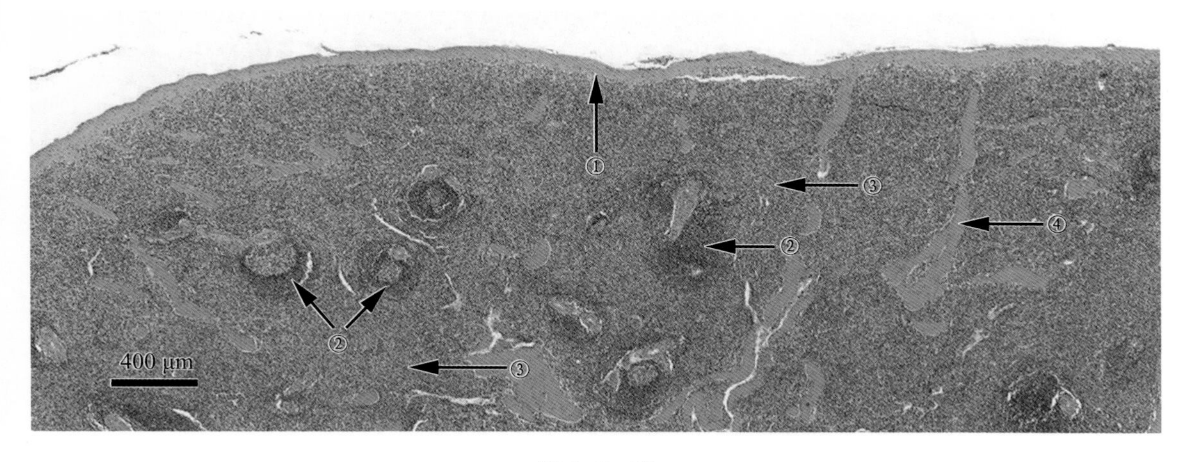

图 6–7 脾

①被膜 ②白髓 ③红髓 ④脾小梁

方向不一，故可见淋巴鞘的纵、横、斜断面，及有分枝的断面，断面中央为中央动脉。淋巴细胞以小型为主，排列密集。

2）脾小体：为脾内的淋巴小结，位于动脉周围淋巴鞘的一侧，故此处白髓的直径大于单纯的淋巴鞘，且中央动脉位于脾小体的一侧而呈偏心位。脾小体常有生发中心，此处着色较浅，淋巴细胞较大，特点与淋巴结的淋巴小结相似。

（2）红髓（red pulp）：范围广，分布于白髓之间及白髓与脾小梁之间（图 6–7 ③）。红髓可分为以下两部分：

1）脾窦（即血窦）：走行迂曲，窦腔大小视血液充盈程度而异。窦腔内，有的空虚，有的含血细胞，以红细胞居多。窦壁邻接脾索，当窦腔空虚时较易辨认。

2）脾索：位于相邻的脾窦之间，呈分枝条索状，主要由网状组织构成，网眼中含有各种血细胞、巨噬细胞、浆细胞。脾索内，红细胞和其他有核的细胞均较多，并且间杂分布，密集相邻，故着色红蓝相间，可据此与血窦、白髓相区别。

（3）边缘区：位于白髓和红髓之间，组织较疏松，可见巨噬细胞。

在红髓中有小梁（图 6–7 ④）穿行。小梁被染成粉红色，因切面不同而呈长条状、分枝状或圆形，其结构与被膜结缔组织相同。小梁内有小梁动、静脉。

高倍镜观察

在低倍镜观察的基础上，转换高倍镜重点观察以下结构：

1. 动脉周围淋巴鞘（图 6–8 ①） 淋巴组织以小淋巴细胞为主，密集分布。动脉周围淋巴鞘的中央有中央动脉，可见各种断面。动脉壁的内膜可见内皮和内弹性膜，中膜可见平滑肌环绕。

2. 脾小体（图 6–8 ②） 淋巴细胞密集而成，可见网状细胞、淋巴细胞、巨噬细胞等。功能活跃的脾小体可见帽、明区和暗区。

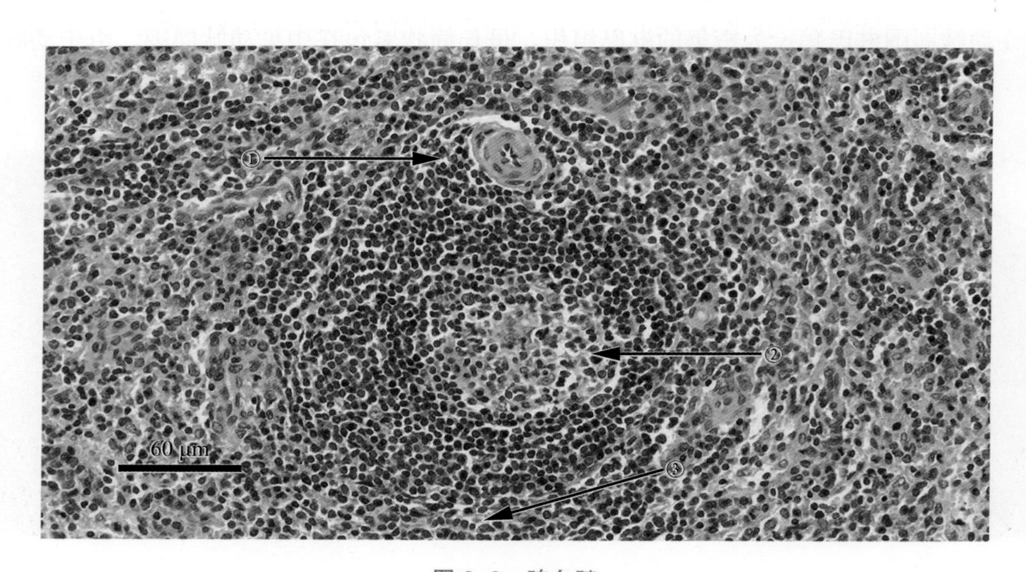

图 6–8 脾白髓

①动脉周围淋巴鞘 ②脾小体 ③边缘区

3. 边缘区（图 6–8 ③） 位于白髓和红髓之间，组织较疏松。

4. 脾窦（图 6–9 ①） 窦壁内皮细胞为长杆状，沿脾窦长轴平行排列，细胞核所在处胞体向窦腔内隆起，内皮细胞之间有小间隙。若为脾血窦横切，内皮细胞核呈圆形，突向腔面，需与淋巴细胞相区别。窦腔内可有血细胞，以红细胞占多数。

5. 脾索（图 6–9 ②） 位于脾窦之间，呈不规则条索状，主要由网状组织构成，网眼中含有很多红细胞、粒细胞、单核细胞、巨噬细胞、淋巴细胞、浆细胞。其中，有些细胞的形态特征明显且容易辨认，有些细胞则不易识别。脾索内有笔毛动脉及其分支，不要求一一辨认。

6. 脾小梁 在红髓中可见小梁的不同断面，由结缔组织构成，内有弹性纤维及少量平滑肌细胞，并可见腔小、壁厚的小梁动脉和腔大、壁薄的小梁静脉。

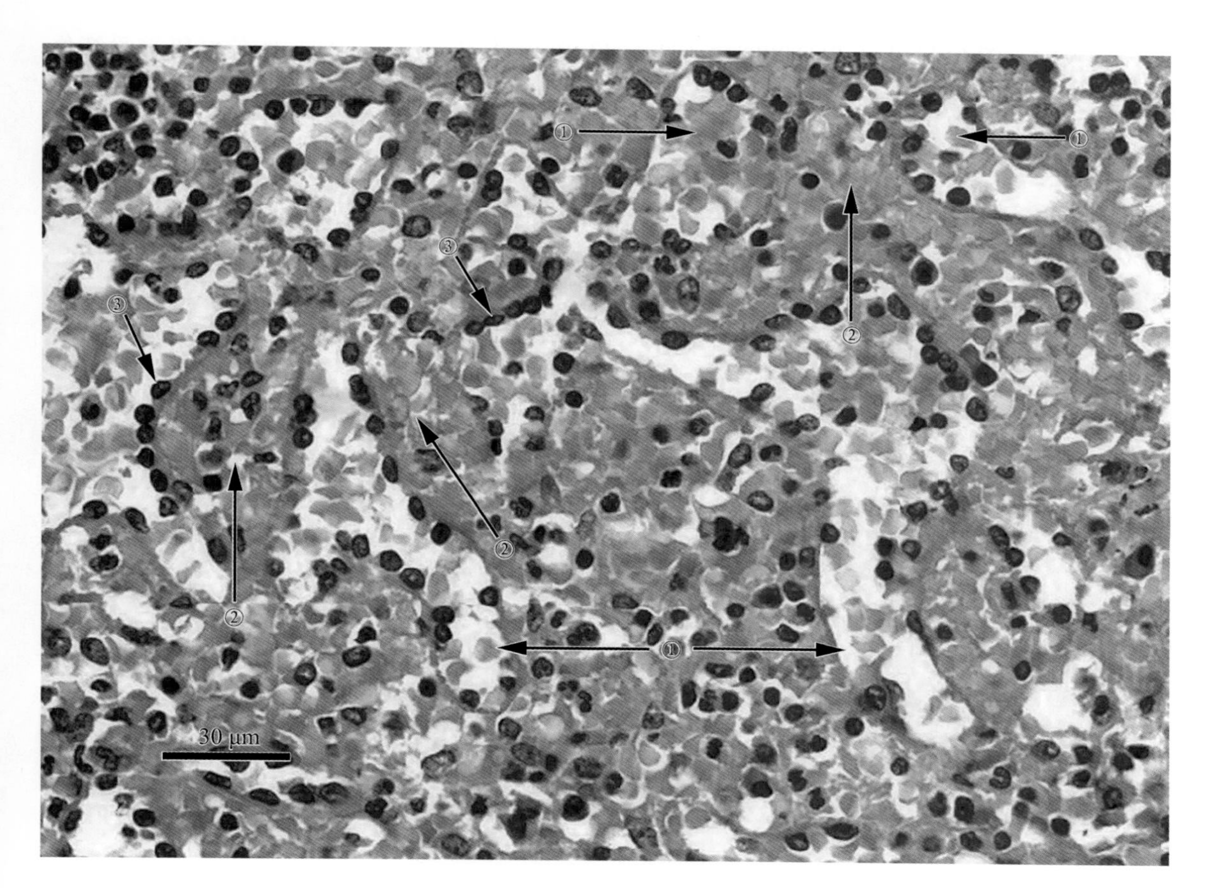

图 6–9 脾红髓

①脾窦 ②脾索 ③血窦内皮细胞核

标本 46 胸 腺

肉眼观察

沿标本凸面可见粉红色的被膜，并见一些粉红色条纹由被膜伸到胸腺内部，即小叶间隔，它们将胸腺实质分成许多不完全分隔的胸腺小叶。胸腺实质分为皮质和髓质两部分。在小叶周

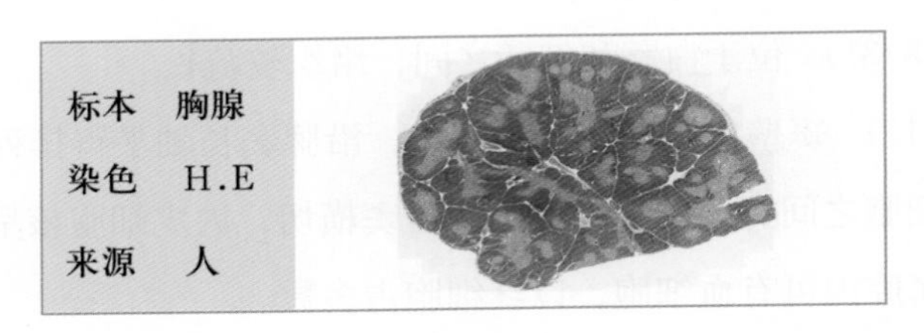

图 6–10 胸腺

边着深蓝紫色的是皮质，在小叶中央着色较浅的为髓质：皮质不完全包裹每个小叶的髓质，相邻小叶的髓质彼此相连。

低倍镜和高倍镜结合观察

胸腺标本以低倍镜观察为主，辨认其各部分的结构，并分析与淋巴结和脾的结构有何异同点。

1. 被膜（图 6–11 ①）和小叶间隔（图 6–11 ②） 由结缔组织构成，胶原纤维着粉红色，在纤维之间可见成纤维细胞的胞核。

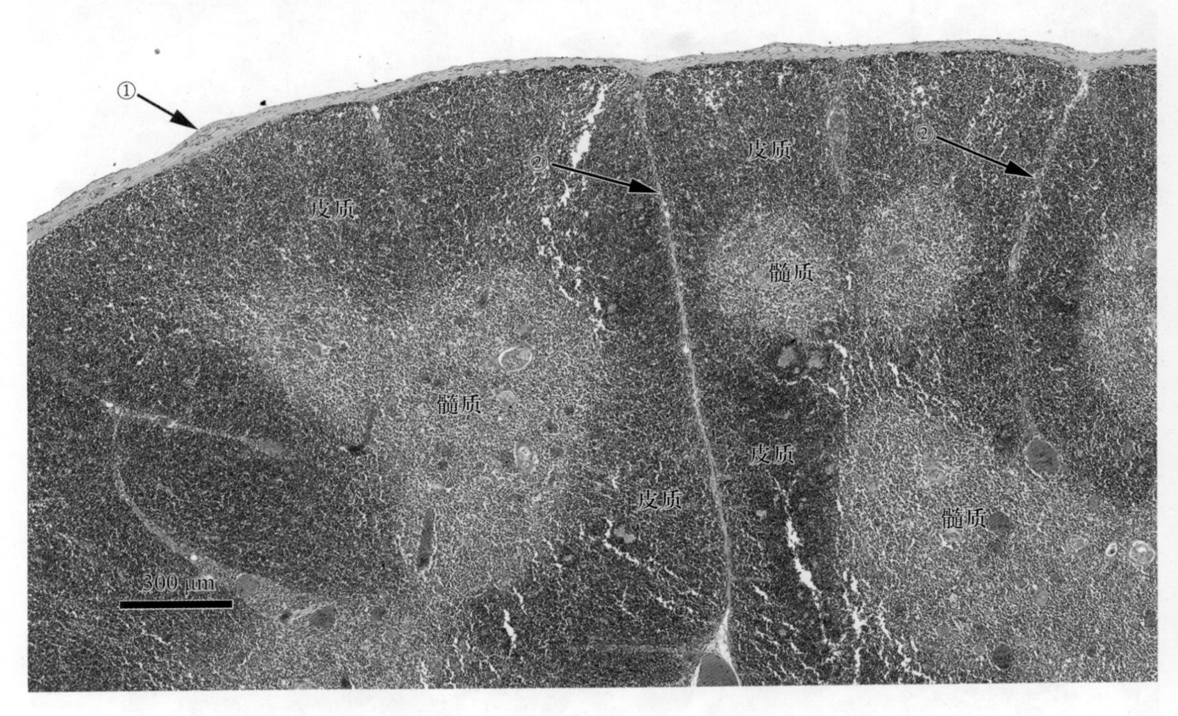

图 6–11 胸腺
①被膜 ②小叶间隔

2. 皮质 位于小叶的周边，相邻小叶的皮质之间有小叶间隔存在。皮质主要由扁平的被膜下上皮细胞、星状的胸腺上皮细胞和淋巴细胞所组成，淋巴细胞多而且密集，故皮质着色较深（请观察胸腺皮质有无淋巴小结和淋巴窦）。

3. 髓质 位于小叶的深部，相邻小叶的髓质彼此相连。髓质主要也是由星状的胸腺上皮细胞和淋巴细胞所组成，但由于前者较多而后者较少并且稀疏，故髓质着色较浅。髓质上皮细胞的体积较大，圆形或多边形，细胞质较宽，着浅粉色，细胞核呈圆形，着色浅。淋巴细胞呈圆形，胞核染色较深，胞质少而着色不明显。

髓质内散在分布着胸腺小体（图 6-12 ①），胸腺小体多呈圆形，大小不一，由数层扁平的胸腺小体上皮细胞同心环抱形成（细胞层数不易分辨）。小体外层的细胞有胞核，呈新月状，小体中心的细胞可完全角化，嗜酸性较强。

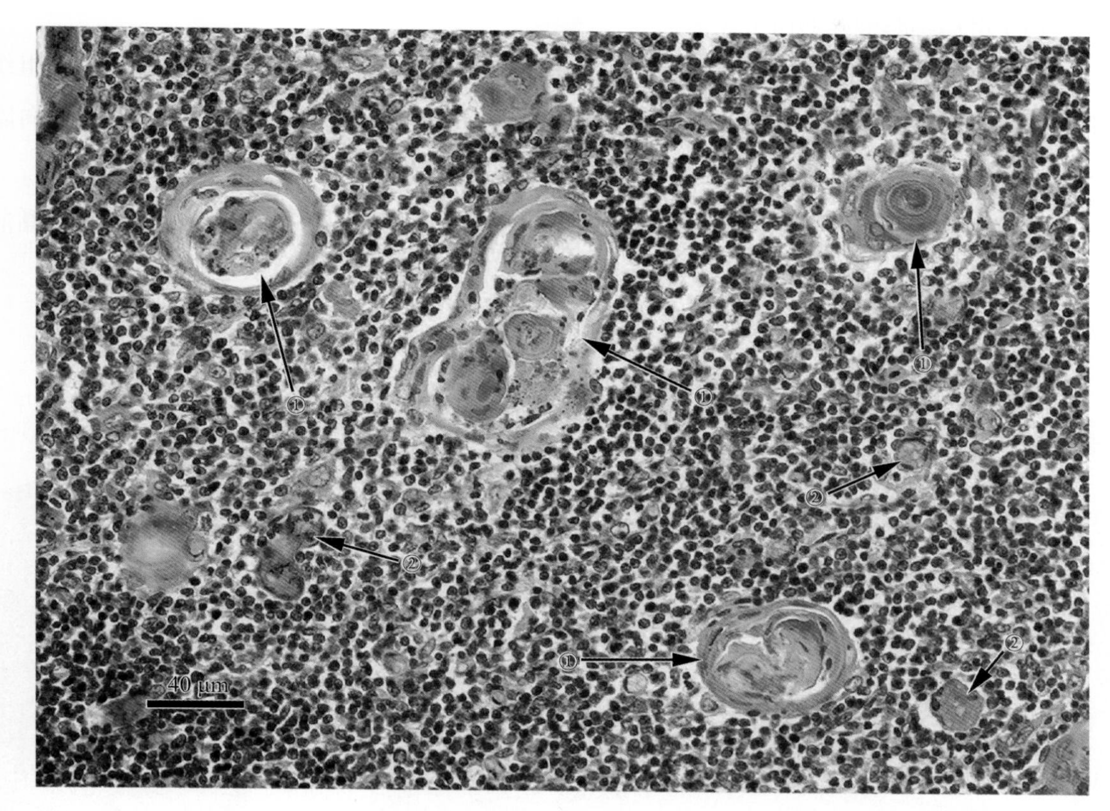

图 6-12 胸腺小体

①胸腺小体 ②血管

标本 45 腭扁桃体

肉眼观察

标本的一侧是扁桃体的表面（游离面）（图 6-13 上侧），可见一层紫红色的黏膜上皮及上皮下的薄层粉红色的固有层。标本的另一侧是扁桃体的底面（图 6-13 下侧），可见粉红色的被膜包裹。沿黏膜上皮观察，可见上皮向扁桃体内部的结缔组织中凹陷，形成隐窝。在隐窝周围及固有层深侧可见着蓝紫色的结构，为淋巴组织（图 6-13）。

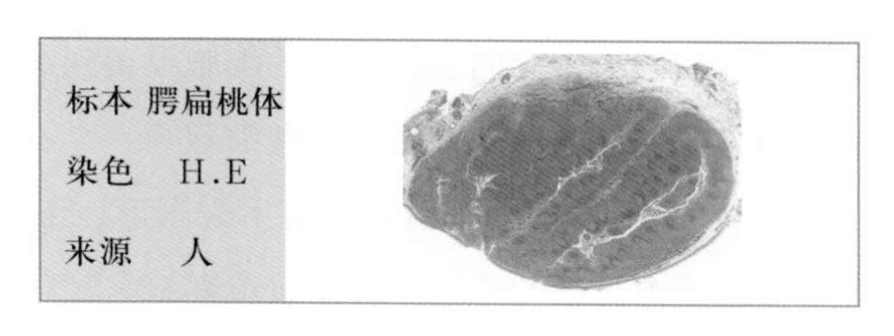

图 6-13 腭扁桃体

低倍镜和高倍镜结合观察

1. 黏膜上皮和隐窝　在扁桃体的外表面被覆黏膜上皮，它是由复层扁平上皮构成（图6–14①）。沿黏膜上皮推移标本，可见一两个由上皮陷入扁桃体内部所形成的隐窝（图6–14②）。隐窝的上皮也是复层扁平上皮（图6–14③），上皮内可见侵入的淋巴细胞。复层扁平上皮由于淋巴细胞的浸润而不完整。

2. 淋巴组织　在隐窝周围和黏膜上皮深部，可见密集分布的淋巴小结和弥散淋巴组织（图6–14⑥），淋巴小结可有生发中心（图6–14④）和小结帽（图6–14⑤），小结帽朝向隐窝或者表面上皮。弥散淋巴组织中可见高内皮毛细血管后微静脉。

3. 被膜　在扁桃体的底面，由结缔组织构成被膜，着粉红色。在被膜外，可见一些黏液腺、骨骼肌等。

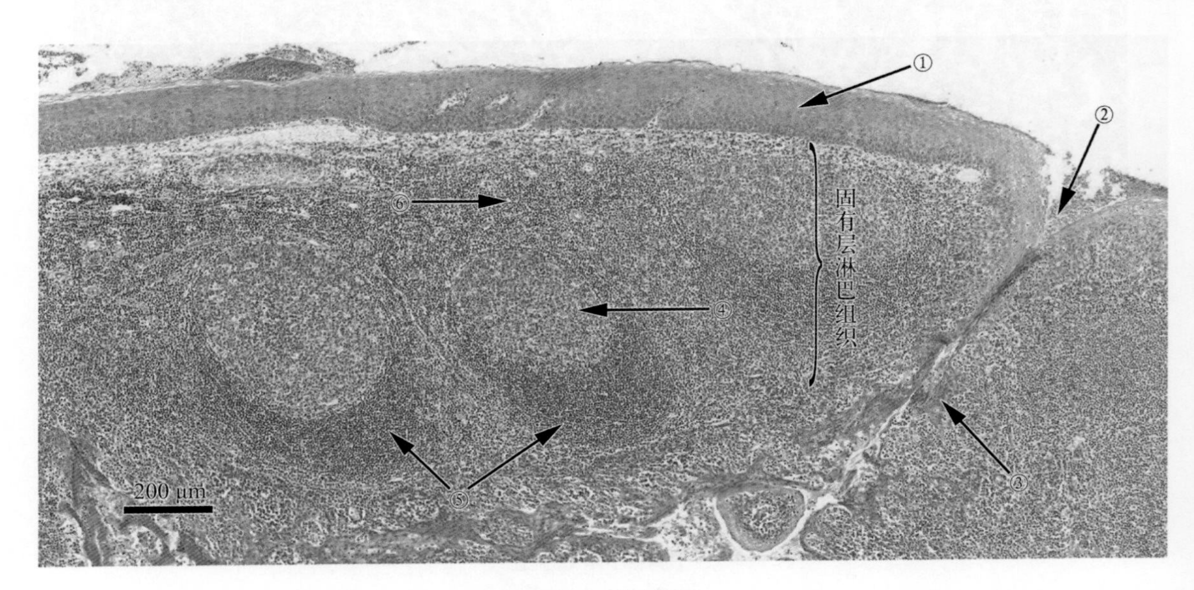

图6–14　腭扁桃体

①黏膜上皮 ②隐窝 ③隐窝上皮 ④淋巴小结生发中心 ⑤淋巴小结小结帽 ⑥弥散淋巴组织

示教　脾　窦

了解脾窦的形态特点及巨噬细胞的吞噬功能。

取苯中毒家兔的脾，经 Helly 液固定，石蜡包埋，切片，最后进行 H.E 染色。

镜下观察

1. 脾窦　脾窦壁由顺脾窦长轴平行排列的长杆状内皮细胞构成（图6–15①）。于脾窦的横断面，有的细胞切到细胞核，呈圆形，穿向腔面，有的细胞没切到细胞核；而于脾窦的纵断面，内皮细胞较长。脾窦腔内含有红细胞、白细胞、巨噬细胞等。

2. 巨噬细胞（图6–15②） 体积大，近似圆形或略不规则形，细胞核明显，胞质内含有被它吞噬的红细胞和（或）血红蛋白分解的产物（含铁血黄素）。

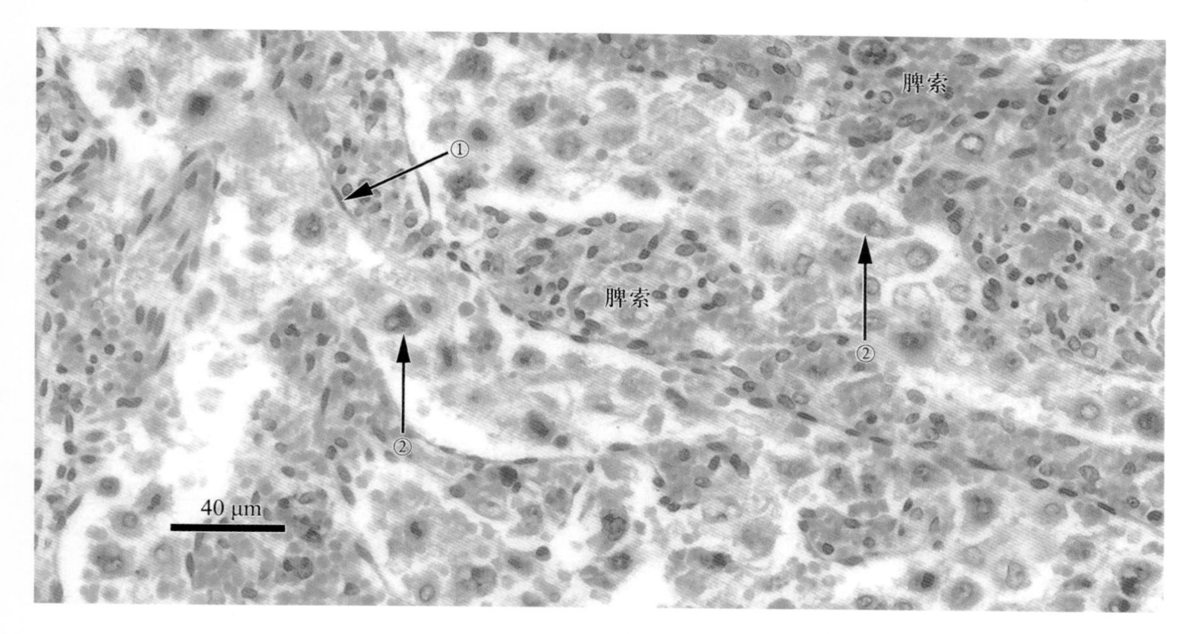

图 6–15 脾窦
①血窦内皮细胞 ②巨噬细胞

【思考与讨论】

1. 光镜下如何区分淋巴结和胸腺？

2. 光镜下如何辨认动脉周围淋巴鞘和脾小体？

【实验小结】

1. 通过本次实习，熟悉实质性器官的一般结构特点及观察方法：实质性器官外表面被覆被膜，被膜结缔组织伸入实质形成小梁或小叶间隔等结构；实质常分皮质和髓质或其他结构。观察方法为从外向内，低倍镜为主，再高倍镜观察细微结构。

2. 本次实习要求掌握胸腺、淋巴结、脾及腭扁桃体等淋巴器官的组织结构特点及功能。

（1）胸腺是中枢淋巴器官，其髓质内有特征性的胸腺小体，注意该结构与小血管的区别。

（2）脾是体内最大的周围淋巴器官，无皮、髓质之分。其白髓中有动脉周围淋巴鞘、脾小体。红髓内含有大量的红细胞，可与其他淋巴器官区分。

（3）淋巴结由皮质和髓质构成。皮质包括淋巴小结、副皮质区和皮质淋巴窦；髓质包括髓索和髓窦。

（4）腭扁桃体最大的特征在于表面覆盖复层扁平上皮，并延伸到深处形成隐窝。

（任彩霞）

实验七

皮　肤

【实验目的】

1. 掌握皮肤的组成和结构。

2. 掌握汗腺和毛囊的结构。

3. 掌握体皮（背皮）和指皮的区别。

4. 了解头皮的结构（重点观察毛发、立毛肌、皮脂腺和汗腺），掌握头皮与指皮、体皮（背皮）的区别。

【实验材料】

1. 人的手指掌面皮肤，Susa 液固定，火棉胶包埋，横断面切片，H.E 染色。

2. 人的背部皮肤，Zenker 液固定，火棉胶包埋，切片，H.E 染色。

3. 人的头皮，Zenker 液固定，火棉胶包埋，顺毛长轴做纵断面切片，H.E 染色。

【实验观察】

标本 30　指皮（finger skin）

肉眼观察

标本呈半圆形断面，凸起的一面为手指的掌面。颜色较深的为皮肤的表皮层，其下方为真皮层，最下方染色较浅的为皮下组织层（图 7–1）。

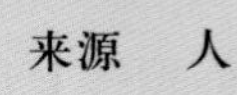
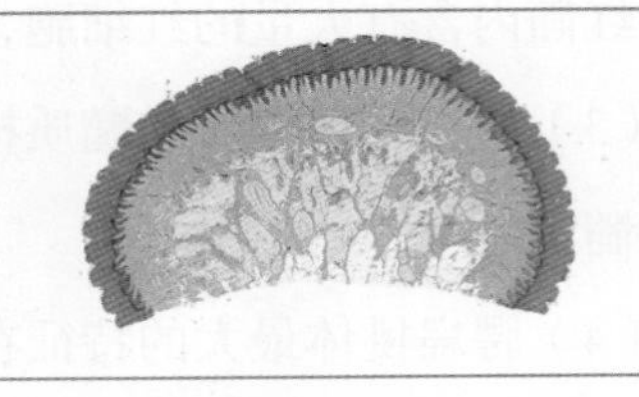

图 7–1　指皮

低倍镜观察

1. 表皮（epidermis）（图 7–2）　角化的复层扁平（鳞状）上皮，与真皮交界处呈波浪状。

2. 真皮（dermis）（图 7–2） 位于表皮的下方，呈红色，由致密结缔组织组成。分两层：

（1）乳头层（图 7–2）：紧贴表皮下方，较薄，呈乳头状突起嵌入表皮基底面，纤维较细。有的含有触觉小体（图 7–2 ①）。

（2）网织层（图 7–2）：乳头层的下方，较厚，与乳头层分界不清，由较粗大的胶原纤维和弹性纤维交织而成。此层内有血管、淋巴管、神经束（图 7–2 ③）、环层小体（图 7–2 ②）和汗腺。

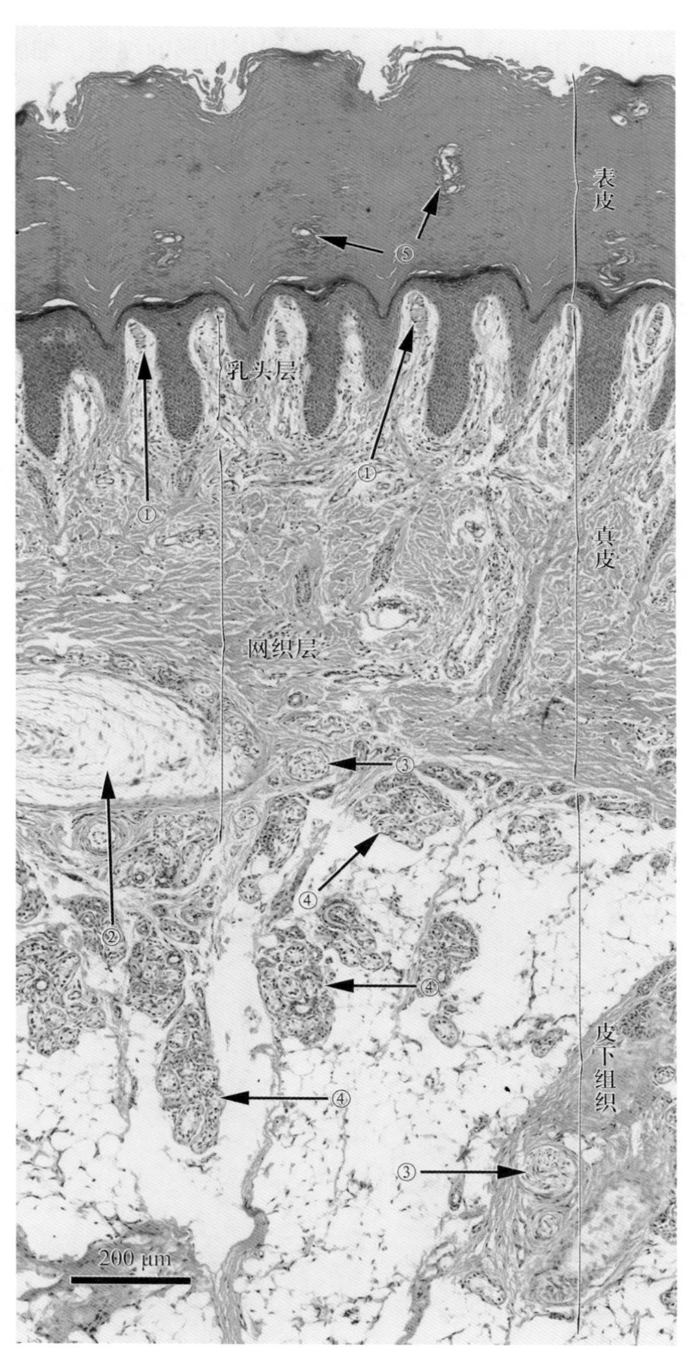

图 7–2 手指掌面皮肤

①触觉小体 ②环层小体 ③神经束 ④汗腺 ⑤汗腺导管

3. 皮下组织（hypodermic）（图 7–2） 此层位于真皮网织层下面，含有脂肪组织、较大的血管、淋巴管及神经束（图 7–2 ③）、汗腺（图 7–2 ④）的分泌部及导管部。此外还有环层小体（图 7–2 ②）。

高倍镜观察

1. 表皮（epidermis） 表皮为角化的复层扁平上皮，由基底层向表面观察，可见表皮有：

（1）基底层（图 7–3 ①）：由一层立方形或矮柱状细胞组成，细胞界限不清，细胞核椭圆形，细胞质嗜碱性较强，可见分裂象。

（2）棘层（图 7–3）：位于基底层的上方，为数层多边形的细胞，细胞周围伸出许多细短的棘状突起与相邻细胞的棘状突起相接，这种细胞称为棘细胞。

（3）颗粒层（图 7–3 ②）：在多边形细胞的上方，为数层梭形的细胞，呈波纹状起伏。细胞内含有强嗜碱性的深蓝色颗粒，即透明角质颗粒。

（4）透明层：在颗粒层的上方，为数层细胞质较透明、嗜酸性的扁平细胞组成；细胞核消失；细胞之间的界限不明显。此层只有在较厚的表皮中才易分清，如足底皮肤。

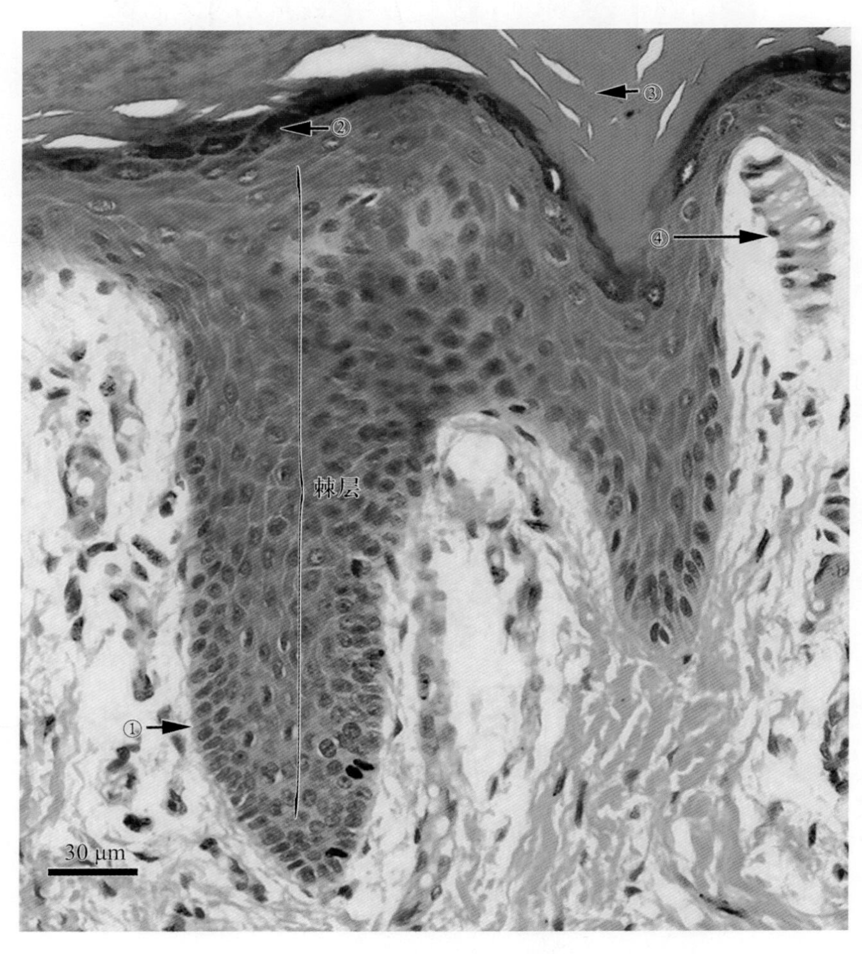

图 7–3 手指皮肤表皮层

①基底层 ②颗粒层 ③角质层 ④触觉小体

（5）角质层（图 7–3 ③）：在透明层的上方，染为红色，很厚，由数十层角化的扁平细胞组成，见不到细胞核，但可分辨出细胞界限。注意角质层表面呈很均匀的起伏波纹，就是指纹的横断面，同时还可以见到有穿行整个表皮的汗腺导管（图 7–2 ⑤），因为这些导管呈螺旋状通向表面，所以在切片上呈现出一连串的小管断面。

2. 真皮（dermis） 真皮为表皮下方的致密结缔组织。可以分为两层：

（1）乳头层，紧贴表皮下方，较薄，呈乳头状突起嵌入表皮基底面。真皮的乳头层可以分为：

1）血管乳头：乳头内可见毛细血管的断面（图 7–4 ①），这种乳头叫血管乳头。

2）神经乳头：乳头内可见触觉小体（图 7–3 ④，图 7–4 ②）。含有触觉小体的乳头名为神经乳头。

触觉小体（tactile corpuscle）：为圆柱形有背囊的神经末梢，中央为横行排列的扁平细胞，表面包有结缔组织被囊。触觉小体长轴与皮肤表面垂直，司触觉。

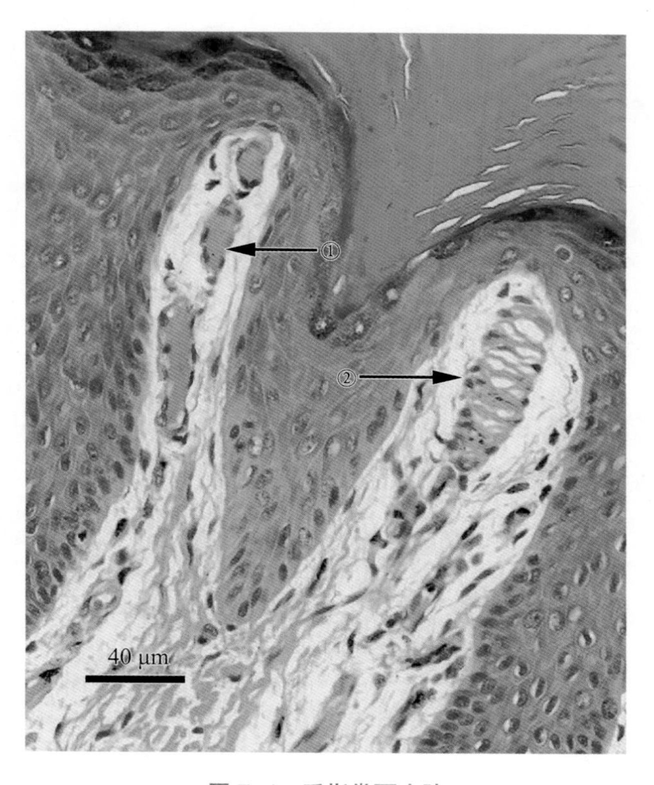

图 7–4 手指掌面皮肤
①毛细血管 ②触觉小体

（2）网织层：此层内有血管、淋巴管等，也可以见到神经束、汗腺和环层小体等结构。

3. 皮下组织（hypodermis） 位于真皮网织层的下方，含有脂肪组织、较大的血管、淋巴管、神经束。另外也可以见到汗腺和环层小体。

汗腺（sweat gland）：属于外分泌腺，由分泌部和导管部组成。

（1）分泌部（图 7–5 ②）：在真皮的深层或皮下组织内，直径较大，由单层矮柱状或立方形上皮围成大小不等的腺泡，染色较浅。

（2）导管（图 7–5 ①）：导管上皮由 2~3 层矮柱状上皮细胞组成，管径较小，着色较深。

环层小体（lamellar corpuscle）（图 7–5 ③）：体积较大，呈圆形或椭圆形。也是一种有被囊的神经末梢。中央为同心圆状排列的扁平细胞，表面包有结缔组织被囊，司压觉。

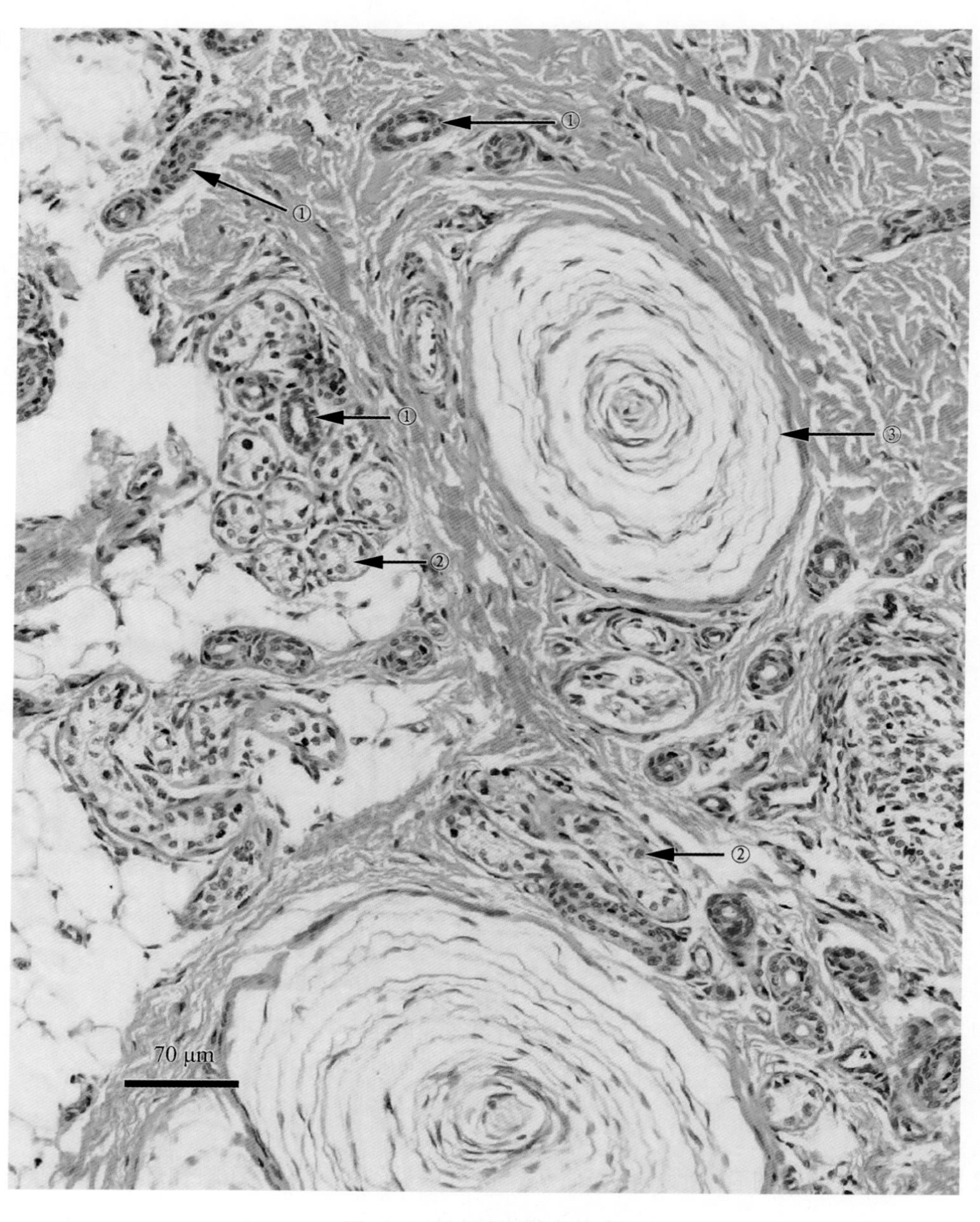

图 7–5 手指掌面皮下组织

①汗腺导管 ②汗腺分泌部 ③环层小体

标本 93 背皮（dorsal skin）

肉眼观察

为一块长方形组织，表面较薄染成蓝紫色的为表皮，其下方粉红色较厚的一层为真皮。真皮下方染色较浅的为皮下组织（图 7–6）。

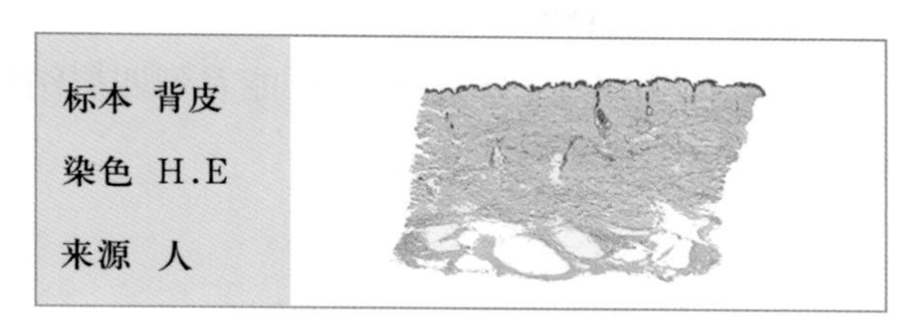

图 7–6 背皮

低倍镜观察

1. 表皮 较薄，角质层也较薄，上皮表面凸凹不平，基底层细胞内的黑色素颗粒较多（图 7–7 ①）。

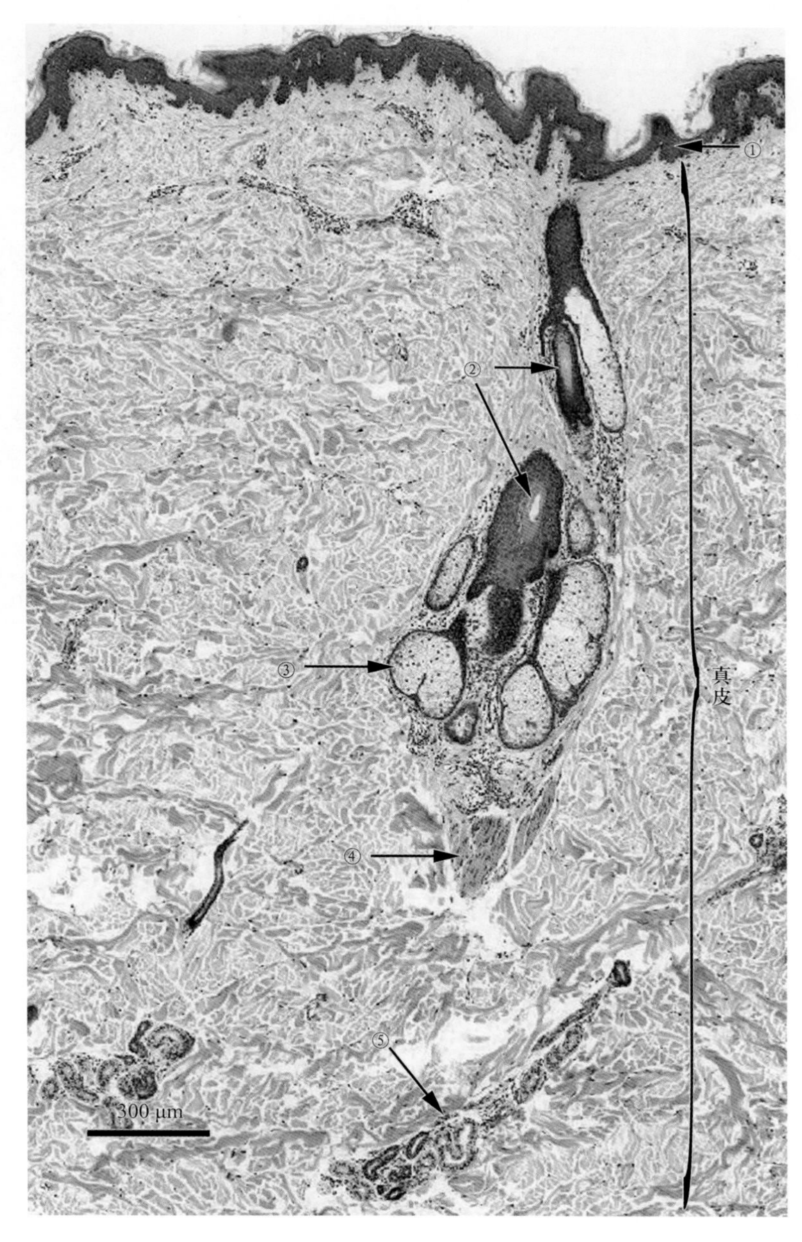

图 7–7 背皮

①表皮 ②毛囊 ③皮脂腺 ④立毛肌 ⑤汗腺

2. 真皮（图 7–7） 较厚，由致密结缔组织组成，其内分布汗腺（图 7–7 箭头⑤）以及毛囊（图 7–7 ②），毛囊较少，皮脂腺（图 7–7 ③）及立毛肌（图 7–7 ④）也较少。

高倍镜观察

背皮的表皮层（图 7–8），仅能看到四层结构：基底层、棘层、颗粒层、角质层。基底层细胞内含有大量的黑色素颗粒。

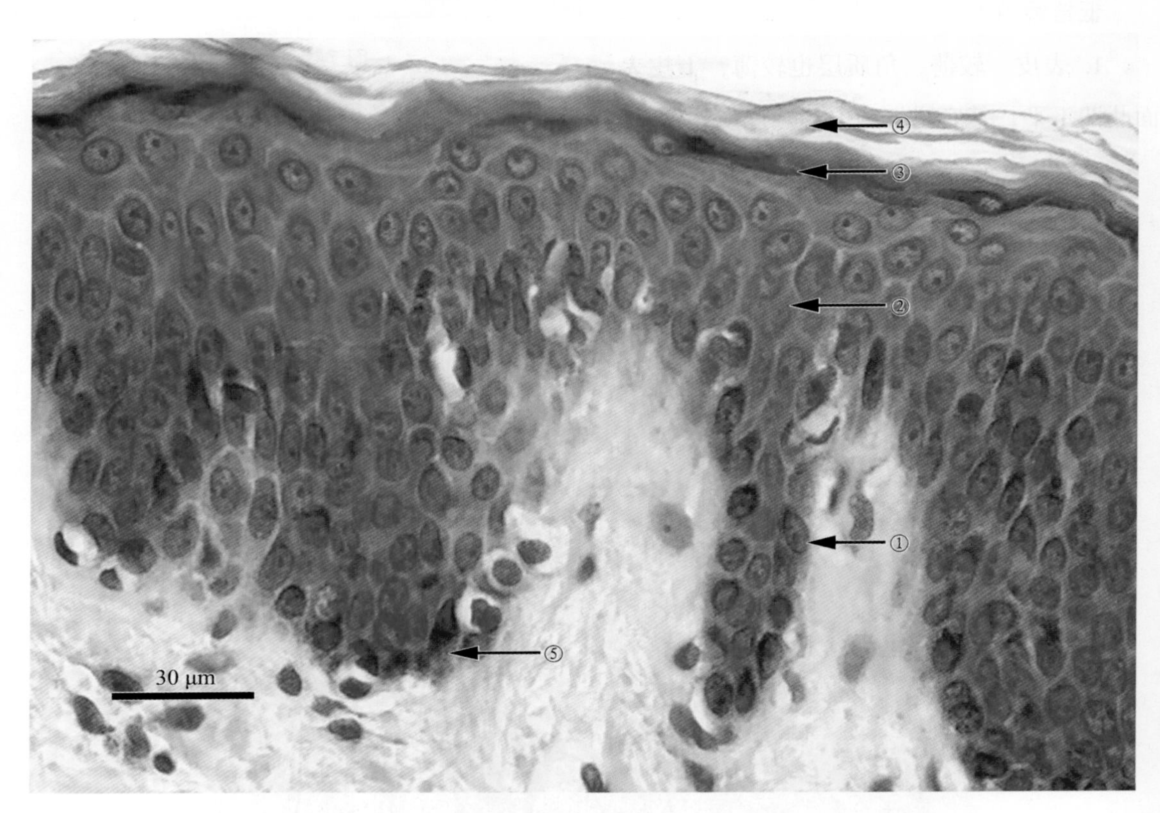

图 7–8 背皮表皮层

①基底层 ②棘层 ③颗粒层 ④角质层 ⑤黑色素颗粒

标本 48 头皮（scalp）

肉眼观察

为一块长方形组织，染为蓝紫色的是表皮，其余粉红色的为真皮和皮下组织。真皮层内斜形蓝色的是毛囊结构，其内部包裹着毛根（图 7–9）。

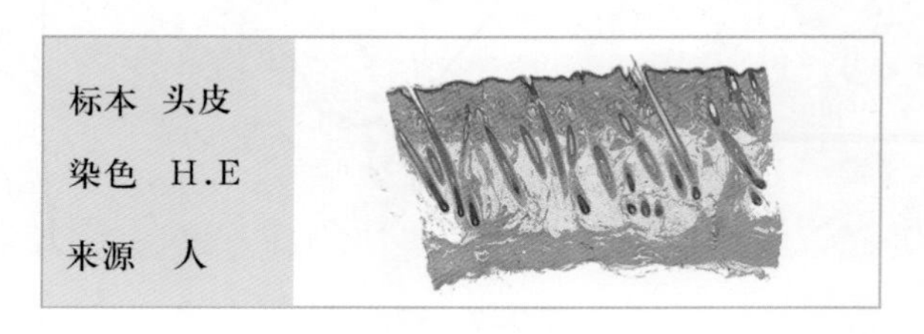

图 7–9 头皮

低倍镜观察

1. 表皮　为角化的复层扁平上皮，较薄，角质层也较薄，有些部位表皮下陷形成毛囊（图 7–10 ③）。毛埋在毛囊内部的为毛根（图 7–10 ②），伸出皮肤表面的部分为毛干（图 7–10 ①）。

2. 真皮　较薄，由致密结缔组织组成，其内分布许多汗腺（图 7–10 ⑦）、毛囊（图 7–10 ③）、皮脂腺（图 7–10 ⑤）及立毛肌（图 7–10 ⑥）。

3. 皮下组织　含有大量的脂肪组织、毛囊、毛球和汗腺。

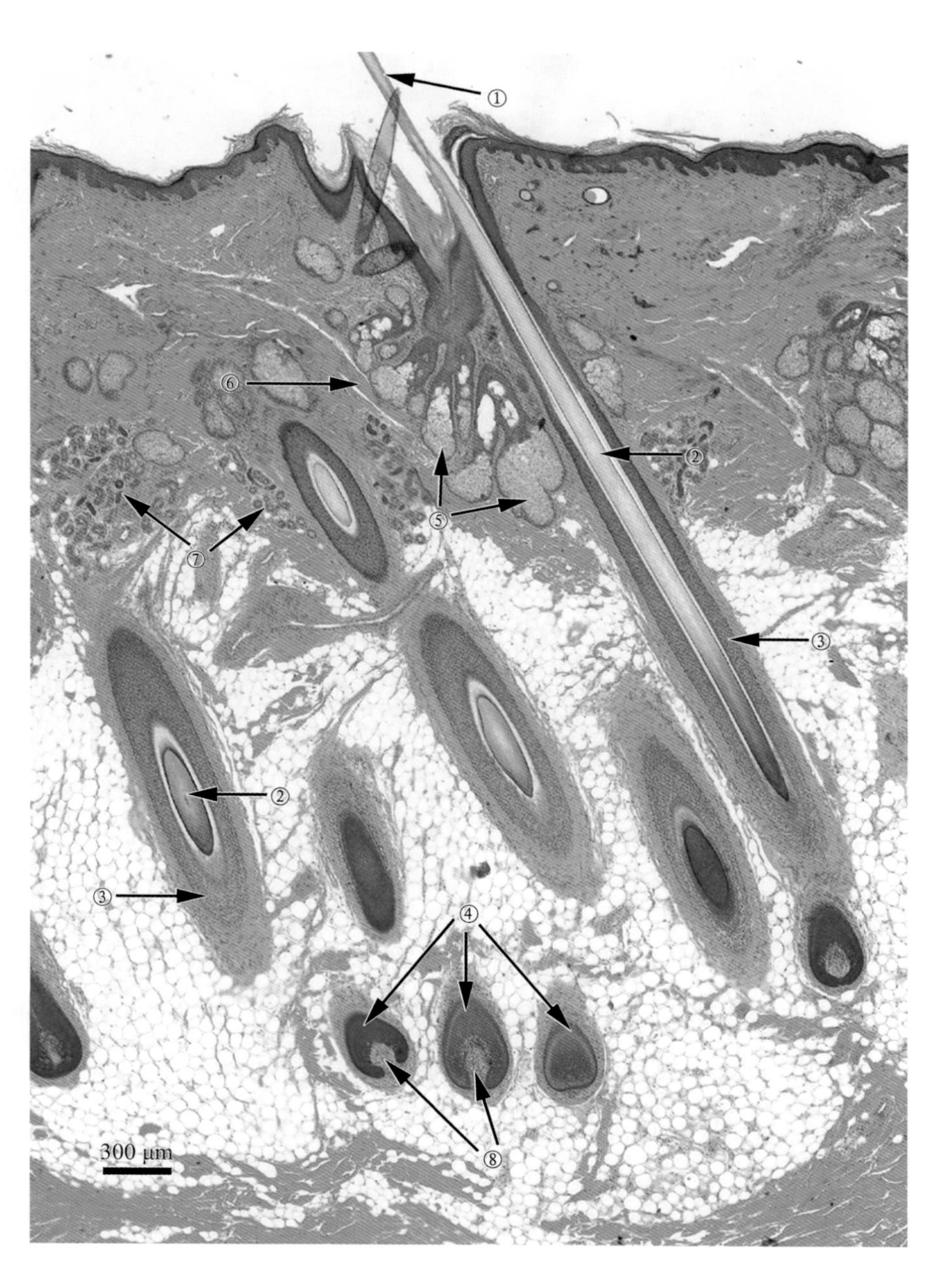

图 7–10　头皮

①毛干 ②毛根 ③毛囊 ④毛球 ⑤皮脂腺 ⑥立毛肌 ⑦汗腺 ⑧毛乳头

高倍镜观察

1. 皮脂腺（sebaceous gland） 一般位于毛囊一侧，为较大的泡状结构，由复层腺上皮组成，皮脂腺周围的细胞体积较小，染色较深，中央的细胞体积较大，圆形或多边形，细胞核小染色深，位于细胞中央，细胞质内的脂滴由于制片的原因被溶解，呈空泡状。皮脂腺导管一般开口于毛囊，为复层扁平上皮，与毛囊相延续（图 7–11）。

2. 立毛肌（arrector pili muscle） 位于毛囊的钝角侧，为一束平滑肌。其一端附着在毛囊的结缔组织鞘，另一端则附于真皮乳头层（图 7–11 ①）。

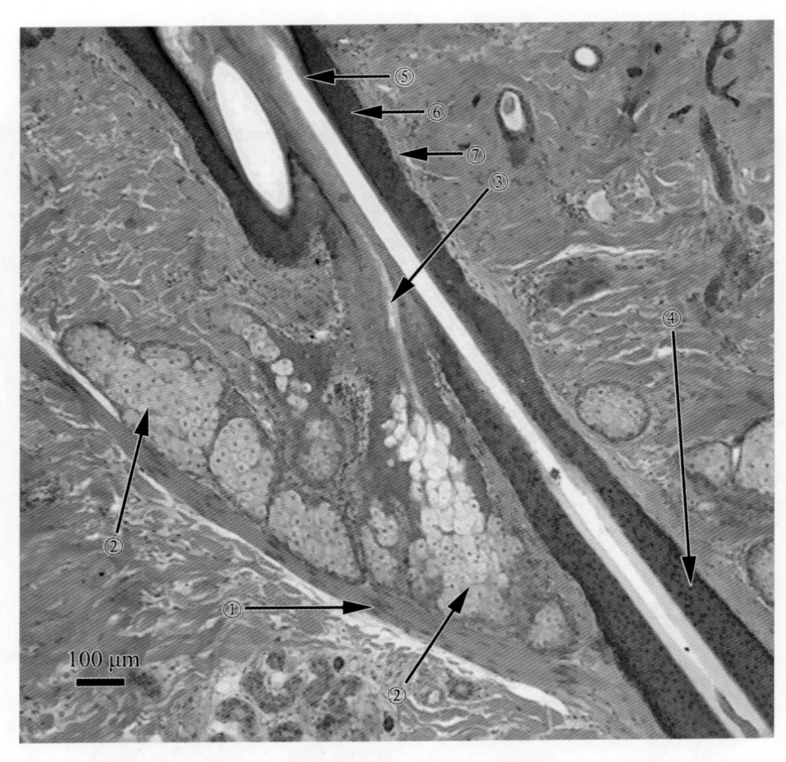

图 7–11 人头皮 – 皮脂腺

①立毛肌 ②皮脂腺分泌部 ③皮脂腺导管 ④毛囊 ⑤内根鞘 ⑥外根鞘 ⑦结缔组织鞘

3. 毛（hair） 分为毛干和毛根。

（1）毛干和毛根：毛干伸出皮肤表面的部分（图 7–10 ①），毛根为埋藏在皮肤内的部分（图 7–10 ②）。毛根的末端膨大形成毛球（图 7–10 ④）。毛干和毛根的组织结构基本相似，由髓质、皮质和毛小皮构成，细胞外界限不易分辨。毛根由毛囊所包裹。

1）毛髓质（图 7–12 ①）：位于毛的中轴，红染，由 2~3 排近于立方形而又完全角化的上皮细胞组成。

2）毛皮质（图 7–12 ②）：由数层梭形角化的细胞组成，呈黄色，内含有黑色素，近毛球处红染。

3）毛小皮（图 7–12 ③）：被覆于毛的外表面，为一层不规则角化扁平细胞，细胞呈薄板状，黄色透明，无核，无色素。

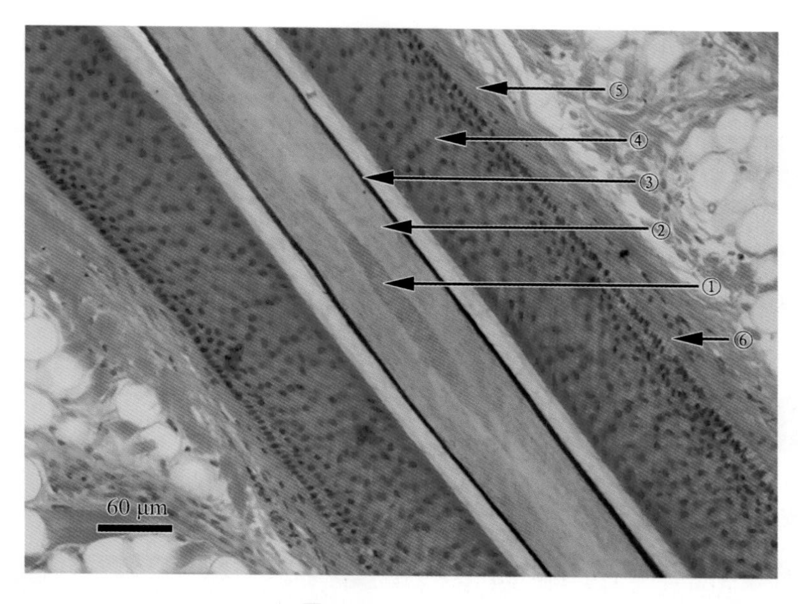

图 7-12 毛及毛囊

①毛髓质 ②毛皮质 ③毛小皮 ④外根鞘 ⑤结缔组织鞘 ⑥玻璃膜

（2）毛囊（hair follicle）（图 7-11 ④和图 7-10 ③）：为包裹在毛根外面的管状上皮鞘，外包有玻璃膜和结缔组织鞘。上皮鞘也分为内根鞘和外根鞘两层。其下端与毛球融合，上端与表皮连续。

1）内根鞘（inner root sheath）（图 7-11 ⑤）：靠近毛囊腔的一面，着色很红而透明。不易见到细胞界限。此层相当于表皮的角质层和颗粒层。

2）外根鞘（outer root sheath）（图 7-11 ⑥，图 7-12 ④）：在内根鞘之外，由数层多角形细胞及最外层较整齐的基底细胞组成，此层相当于表皮的基底层和棘细胞层，并于毛囊口附近与表皮的这两层相连续。

3）玻璃膜（图 7-12 ⑥）：位于外根鞘外侧的一层粉红色的透明膜，相当于增厚的基膜。

4）结缔组织鞘（图 7-11 ⑦，图 7-12 ⑤）：是位于玻璃膜外侧的结缔组织，纤维较密集。

（3）毛球（hair bulb）（图 7-10 ④，图 7-13）：毛根和毛囊末端膨大，由一群增殖和分化能力很强的细胞组成，是毛发和毛囊的生长点。结缔组织、毛细血管及神

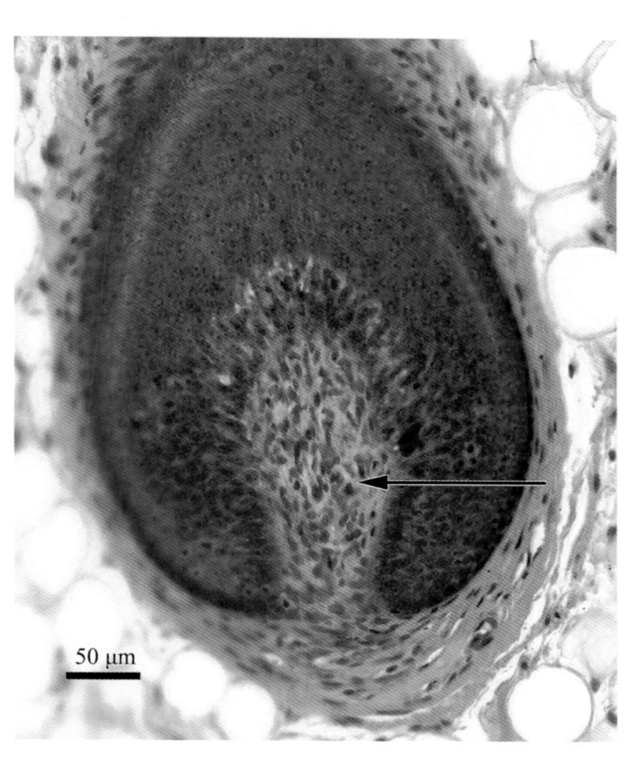

图 7-13 毛球

箭头所示为毛乳头

经末梢突入毛球的底部凹陷处，称为毛乳头（hair papilla）（图 7-10 ⑧，图 7-13）。

【思考与讨论】

1. 指皮和体皮（背皮）的区别是什么？
2. 触觉小体和环层小体的结构特点是什么？

【实验小结】

指皮和体皮（背皮）的区别是什么？

	表皮厚度	角化层	基底层细胞内黑色素颗粒	真皮厚度	毛发	皮脂腺	血管、神经数量
指皮	厚	厚	不明显	较薄	无	无	较多
体皮	薄	薄	有	较厚	有	有	较少

（祁丽花）

实验八

消化系统

一、消化管

【实验目的】

1. 掌握观察空腔器官的基本步骤，同时注意消化管（digestive tract）各段结构的异同。
2. 掌握食管的组织结构。
3. 掌握食管 – 贲门的组织结构。
4. 掌握胃底的组织结构。
5. 掌握小肠的组织结构。
6. 掌握幽门 – 十二指肠的组织结构。
7. 掌握结肠的组织结构，注意与小肠的区别。
8. 掌握阑尾的组织结构。

【实验材料】

1. 人的食管，Zenker 液固定，石蜡包埋，横断切片，H.E 染色。
2. 人的胃底部组织，Zenker 液固定，石蜡包埋，横断切片，H.E 染色。
3. 人的小肠，Susa 液固定，石蜡包埋，横断切片，H.E 染色。
4. 人的结肠，Susa 液固定，石蜡包埋，横断切片，H.E 染色。
5. 人的阑尾，Susa 液固定，石蜡包埋，横断切片，H.E 染色。
6. 兔的胃幽门与十二指肠连接处，Susa 液固定，石蜡包埋，横断切片，H.E 染色。
7. 人的食管与胃贲门处组织，Zenker 液固定，石蜡包埋，横断切片，H.E 染色。

【实验观察】

标本7 食　管

肉眼观察

食管腔呈不规则腔隙，其腔面起伏不平的一层深紫色带为上皮，上皮之外是管壁的其他各层（图 8–1）。

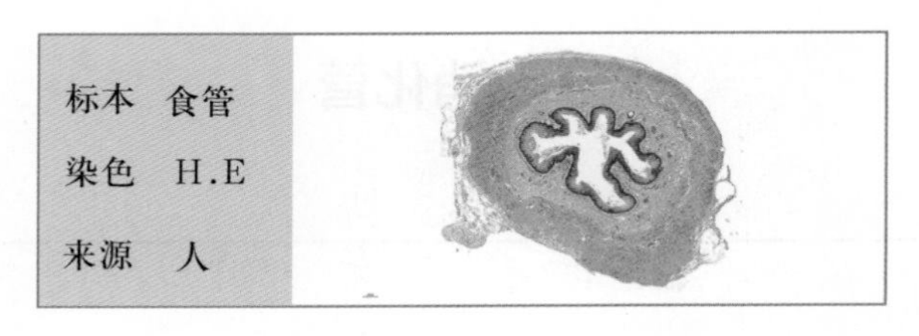

图 8–1 食管

低倍镜和高倍镜结合观察

食管壁的四层结构，由内向外依次为黏膜、黏膜下层、肌层和外膜（图 8–2）。

1. 黏膜（图 8–2 ①） 上皮（图 8–3 ①）为复层鳞状上皮。固有层（图 8–3 ②）着粉红色，纤维细密，其中夹杂染为蓝色的成纤维细胞核，以及小的血管、淋巴管和食管腺导管等。固有层突入上皮形成乳头，有些地方因切面关系，乳头似在上皮内（图 8–2 ⑤），但紧贴乳头结缔组织的是上皮基底层细胞，此为其特点。黏膜肌层（图 8–3 ③）是一层纵行的平滑肌，在食管横断面上肌细胞为横断面（图 8–4 ②）。

2. 黏膜下层（图 8–2 ②） 为疏松结缔组织，此层可见有黏液性的复管泡状食管腺（图 8–4 ③）。腺泡呈圆形、卵圆形或不规则形，腺腔很小，腺细胞呈柱状或锥状，胞质着浅蓝色，核染色深，呈半月状位于细胞底部。腺体小导管由单层立方或柱状细胞围成，大导管则由复层柱状以至复层扁平上皮围成（图 8–4 ①）。

3. 肌层（图 8–2 ③） 根据取材部位的不同，其肌组织类型不同。若取上 1/3 部分，则为骨骼肌；若取自食管下 1/3 部分，则为平滑肌；若取自中 1/3 部分，则出现这两种肌组织的混合。图 8–2 所示为骨骼肌。肌层一般可分为内环、外纵两层，两层之间由结缔组织分隔，其中可见肌间神经丛（图 8–5 ②）。

4. 外膜（图 8–2 ④） 为纤维膜，由结缔组织构成。

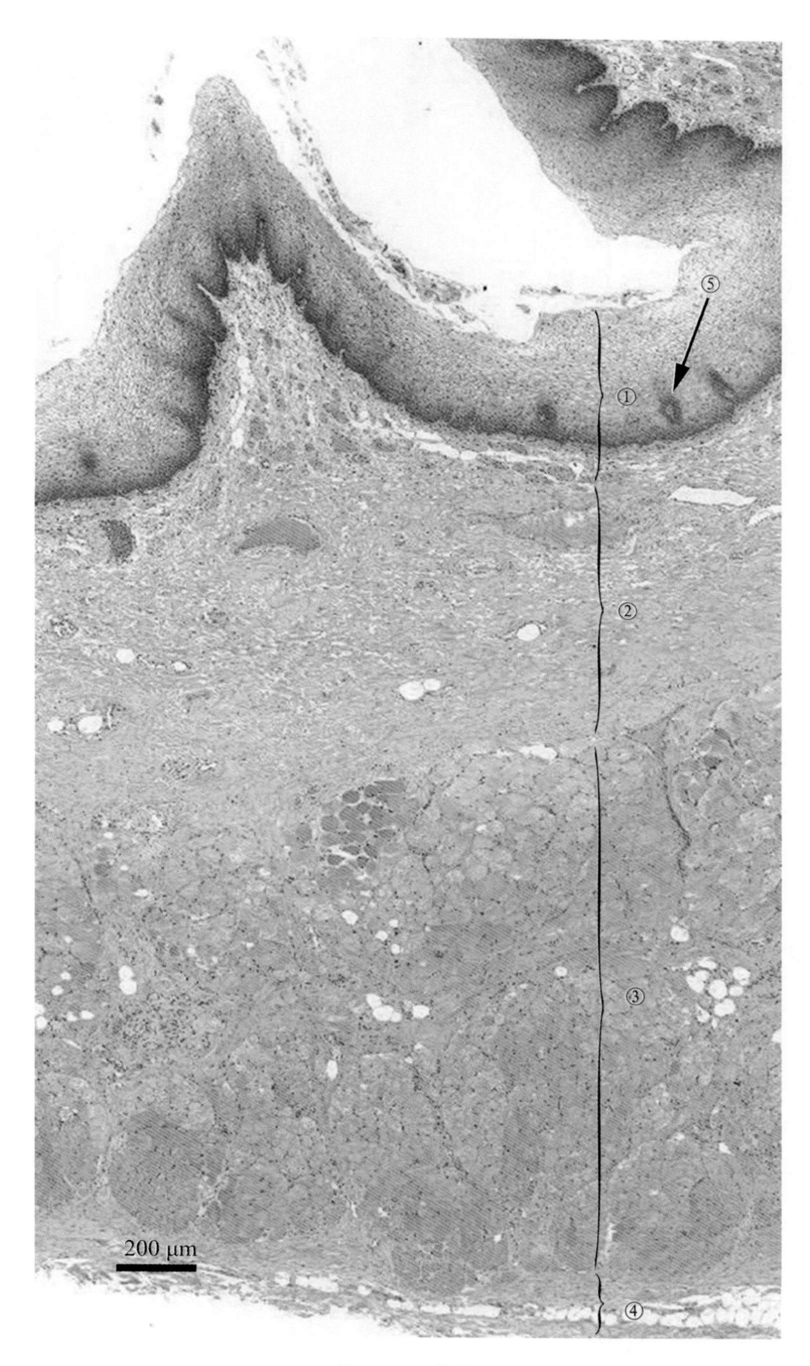

图 8-2 食管
①黏膜 ②黏膜下层 ③肌层 ④外膜 ⑤固有层乳头

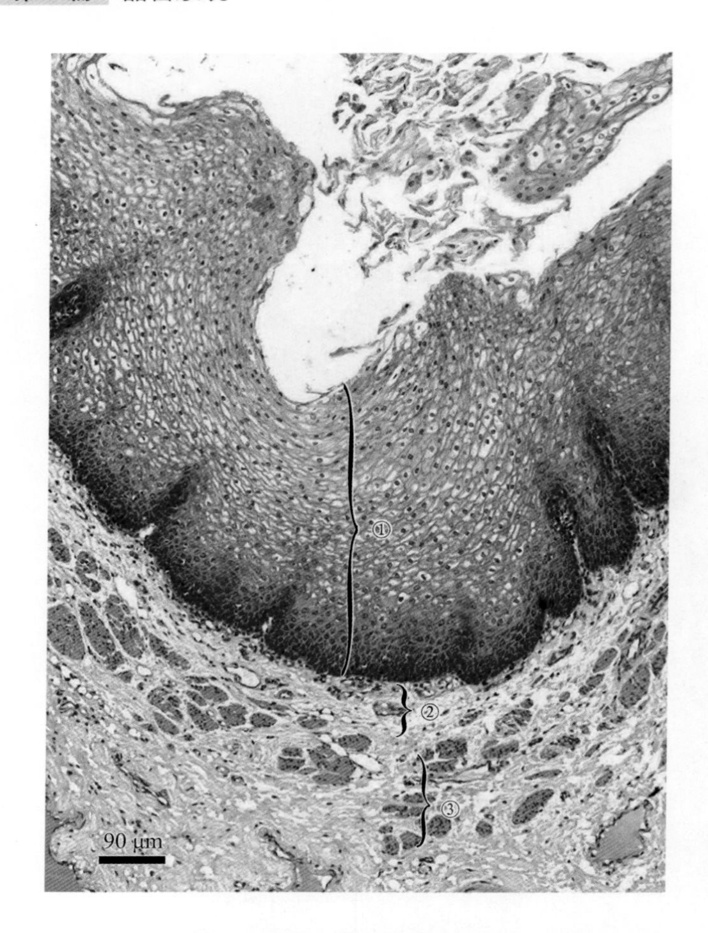

图 8-3 食管黏膜层
①层扁平上皮 ②固有层 ③黏膜肌层

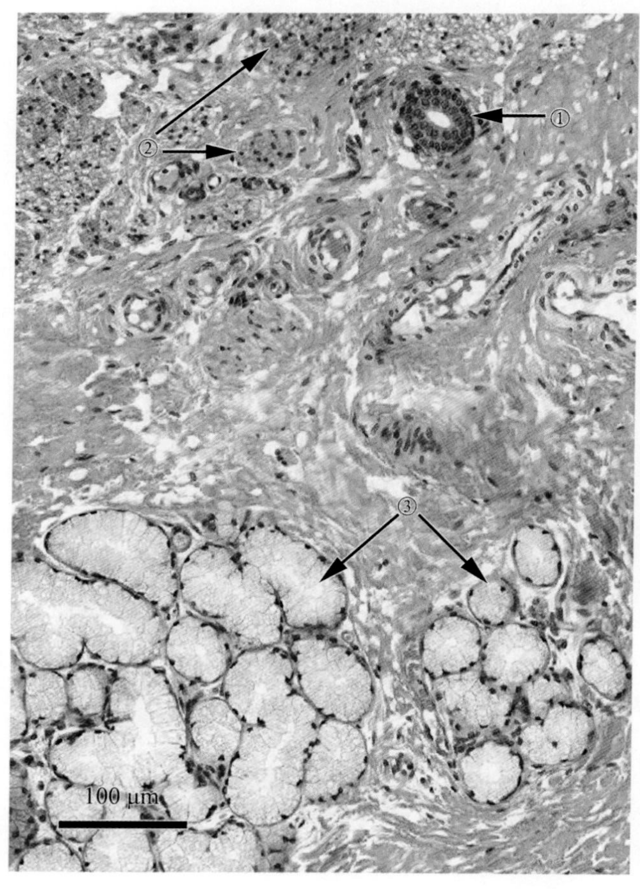

图 8-4 食管腺
①食管腺导管 ②黏膜肌 ③食管腺

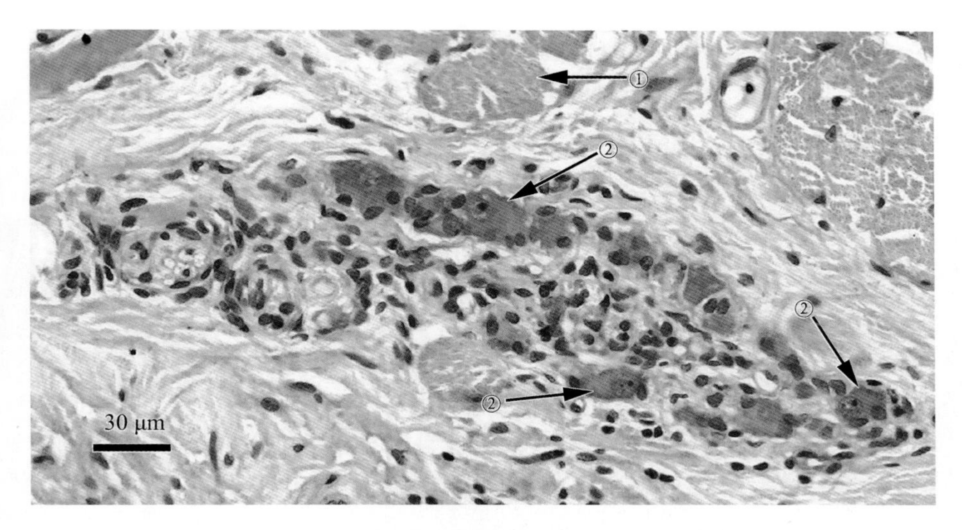

图 8–5 食管肌间神经丛

①骨骼肌 ②肌间神经丛中的神经元

标本 54 食管 – 贲门

肉眼观察

为一长方形组织，高低不平且染色较深的一面为黏膜，其下为食管 – 贲门壁的其他结构（图 8–6）。

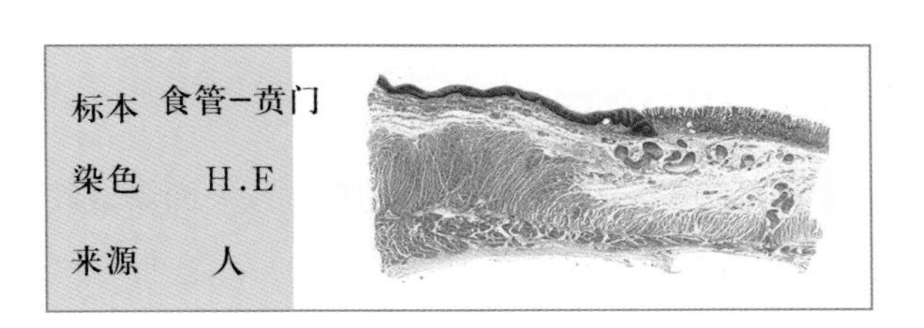

图 8–6 食管 – 贲门移行处

低倍镜和高倍镜结合观察

1. 黏膜 重点观察上皮，食管端为复层鳞状上皮（图 8–7 ①），贲门部为单层柱状上皮（图 8–7 ②），二者在食管 – 贲门交界处突然变化，即上皮移行处（图 8–7 ③）。胃上皮下陷形成胃小凹（图 8–7 ④），上皮下为固有层，胃贲门部的腺体分布在固有层内，称为贲门腺（cardiac gland）（图 8–7 ⑤），少量结缔组织夹在腺体之间。贲门腺为单管腺或分枝管腺，此腺主要由黏液细胞组成，可见夹杂有壁细胞。壁细胞在距离上皮移行处较远的位置容易分辨。黏膜肌在食管端为一层纵行平滑肌，近贲门处渐增厚，并逐渐移行为胃的黏膜肌，呈内环、外纵两层（图 8–7 ⑥）。

2. 黏膜下层及肌层 均移行为胃的结构。具体见标本 55 胃底。

3. 外膜 在食管端为纤维膜，近胃处则由浆膜（即少量结缔组织和间皮）覆盖。

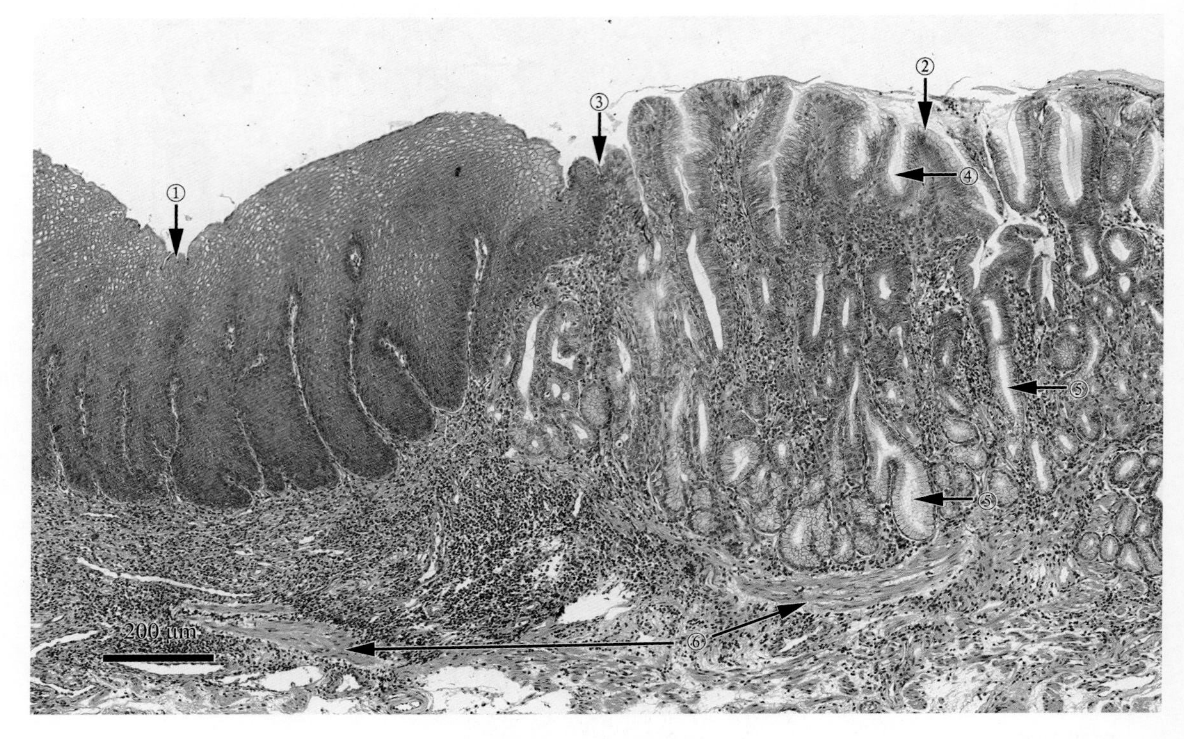

图 8–7 食管 – 贲门

①复层扁平上皮 ②单层柱状上皮 ③上皮移行处 ④胃小凹 ⑤贲门腺 ⑥黏膜肌

标本 55 胃 底

肉眼观察

为一长方形组织，一面呈高低不平显紫色者是黏膜；另一面染成粉色者为胃壁的其他部分（图 8–8）。

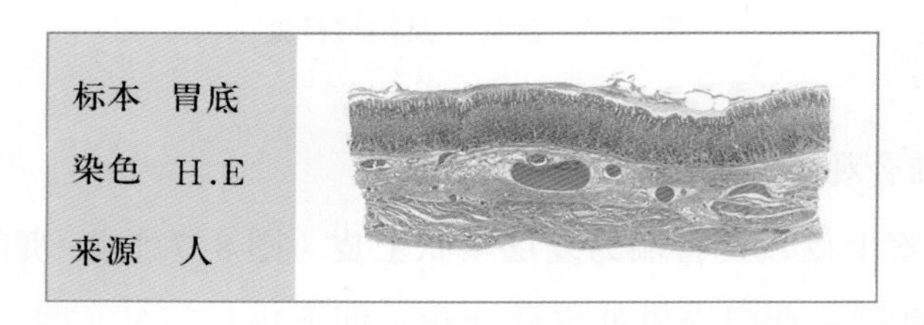

图 8–8 胃底

低倍镜观察

观察胃壁的四层结构。胃壁表面覆盖一层黏液（图 8–10 ①），保护其不被胃酸侵蚀。

1. 黏膜（图 8–9 ①） 靠近腔面，表面由单层柱状上皮覆盖，有许多较浅的上皮凹陷即是胃小凹（图 8–10 ②）。被覆在黏膜表面和胃小凹的细胞称为表面黏液细胞（图 8–10 ⑧）。上皮下为固有层，其中大部分由胃底腺所占据（图 8–10 ③），结缔组织则很少，被挤在腺体之间。固有层下可见平滑肌，为黏膜肌层（图 8–10 ④），排列为内环、外纵。

2. 黏膜下层（图 8–9 ②） 位于黏膜肌层下方，由疏松结缔组织组成。其中常见较大的血

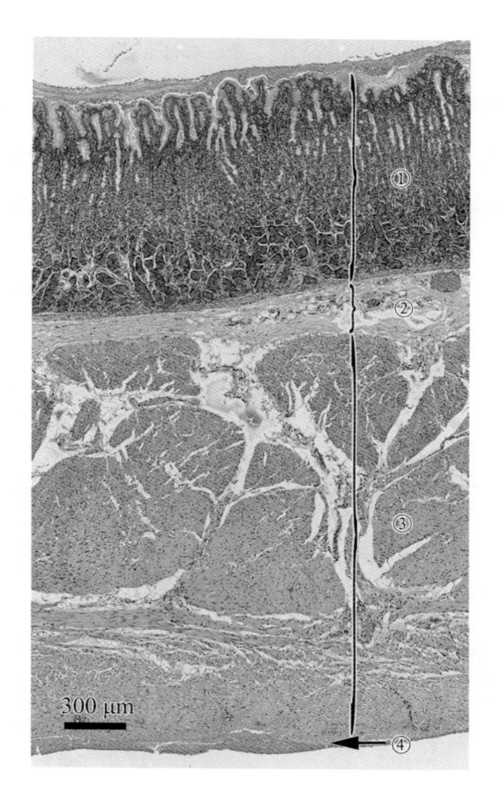

图 8-9 胃底
①黏膜 ②黏膜下层 ③肌层 ④浆膜

管，间或可见黏膜下神经丛（迈斯纳神经丛）。

3. 肌层（图 8-9 ③） 为平滑肌，其肌纤维排列成两或三层，为内环、外纵或内斜、中环、外纵。有时可见肌间神经丛。

4. 浆膜（图 8-9 ④） 由间皮和间皮下薄层疏松结缔组织组成。

高倍镜观察

进一步仔细观察胃底黏膜的构造。先观察位于胃表面和胃小凹的表面黏液细胞（图 8-10 ⑧）。细胞呈柱形，细胞核呈椭圆形，位于基底；顶部细胞质内充满黏原颗粒，因制片过程中溶解而呈空泡状。在固有层内有很多胃底腺的断面（图 8-10 ③）。胃底腺是分枝或不分枝的单管状腺，开口于胃小凹，它在标本上被切成圆形、椭圆形或长条形。胃底腺分为颈、体、底三部分，颈部短而细，与胃小凹衔接；体部较长；底部略膨大，位于黏膜深部。选择胃底腺的纵断面观察下列各细胞：

1. 主细胞（chief cell）（图 8-10 ⑦） 是胃底腺的主要细胞，数目最多，主要分布于胃底腺的体部和底部；细胞呈柱状，细胞核圆形，位于细胞的底部，胞质嗜碱性很强，染成紫蓝色。细胞的顶端胞质中含大量的酶原颗粒。这种细胞分泌胃蛋白酶原，故又称之为胃酶细胞（zymogenic cell）。

2. 壁细胞（parietal cell）（图 8-10 ⑥） 较主细胞少，多分布于胃底腺的颈部和体部；细胞体较大，呈圆形或三角形，细胞核圆形，位于细胞的中央，有时在一个细胞中可见双核，细胞质强嗜酸性，染为深红色。此细胞分泌盐酸，故又称盐酸细胞。

3. 颈黏液细胞（图 8–10⑤） 主要位于胃底腺的颈部，夹在壁细胞之间。细胞界限不易分清；细胞呈柱状或烧瓶状，细胞核呈扁圆形，位于基底部，扁平长轴与胃底腺纵轴平行，胞质染色甚浅，此细胞须仔细观察，方可辨认。

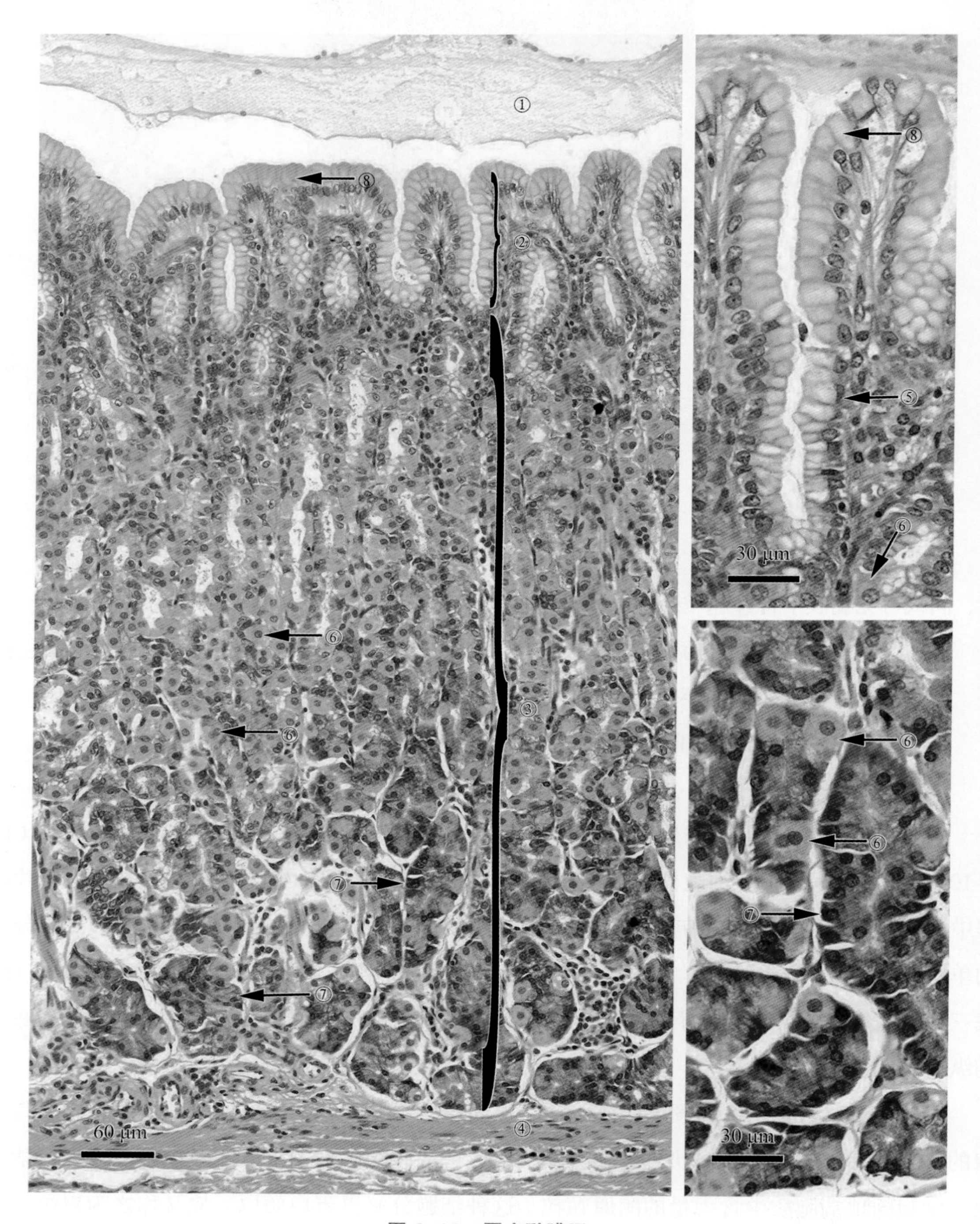

图 8–10 胃底黏膜层

①黏液碳酸氢盐屏障 ②胃小凹 ③胃底腺 ④黏膜肌 ⑤颈黏液细胞 ⑥壁细胞 ⑦主细胞 ⑧表面黏液细胞

标本56 小　　肠

肉眼观察

切片中染成蓝紫色有较大突起的一面为黏膜，这些较大突起为小肠皱襞。在这些小肠皱襞上还可见无数的小突起，这些小突起即为小肠绒毛（图 8–11）。

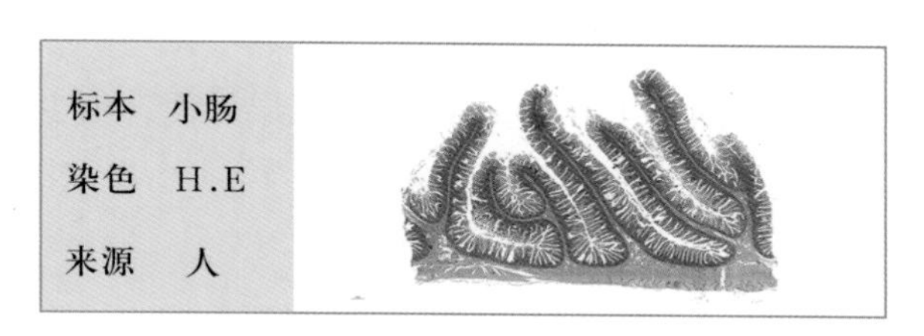

图 8–11　小肠

低倍镜观察

小肠皱襞为黏膜下层的一部分和黏膜层突入肠腔形成（图 8–12a），小肠皱襞为环形皱襞，所以本切片为小肠的纵切面，这一点也可以从小肠肌层的平滑肌走行方向来进行判断。

1. 黏膜（图 8–12a ①，图 8–12b ①） 黏膜表面有指状突起，突向管腔，是小肠绒毛

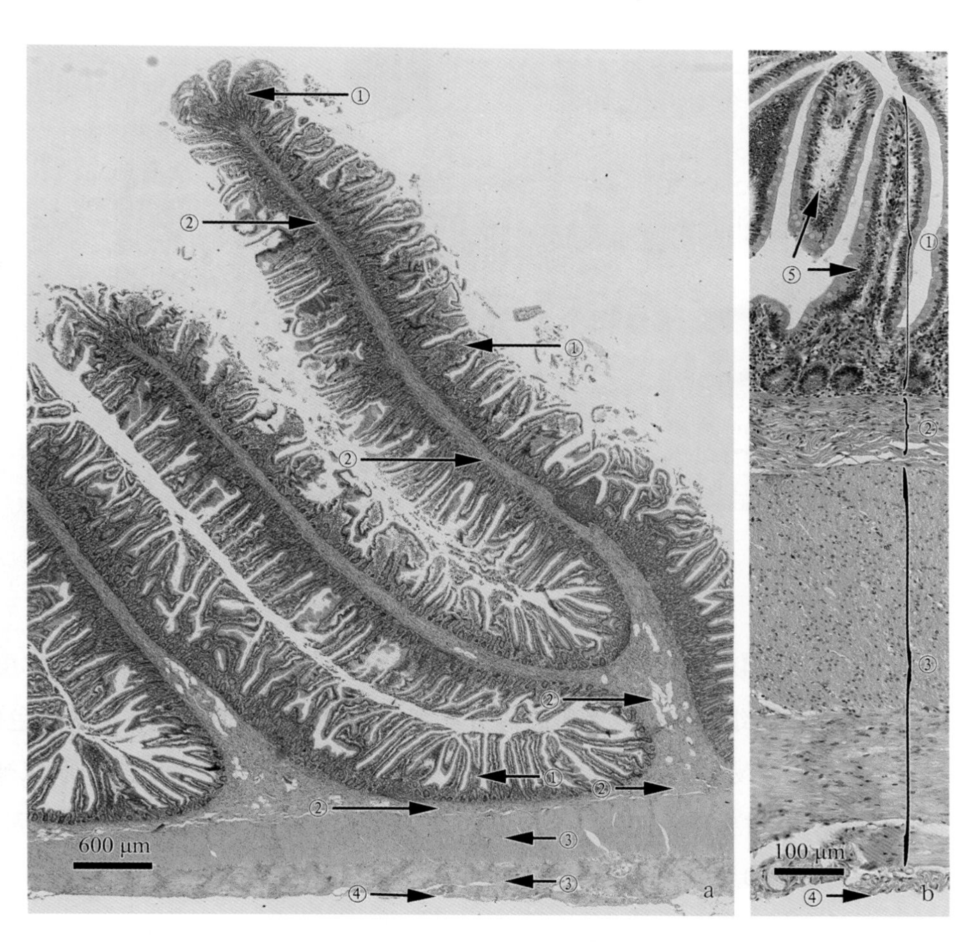

图 8–12　小肠

①黏膜 ②黏膜下层 ③肌层 ④浆膜 ⑤小肠绒毛

(villi)(图 8–12b ⑤)。在固有层中可见小肠腺(intestinal gland)(图 8–14 ④)的不同断面。固有层下的黏膜肌层由两层平滑肌(内环、外纵)组成。

2. 黏膜下层(图 8–12a ②,图 8–12b ②) 在黏膜下方,由疏松结缔组织组成,其中有血管、黏膜下神经丛(图 8–14 ③)和淋巴管等。

3. 肌层(图 8–12a ③,图 8–12b ③) 在黏膜下层下方,由两层平滑肌组成(内环、外纵)。

4. 浆膜(图 8–12a 箭头④,图 8–12b 箭头④) 在肌层外面,由少量疏松结缔组织和间皮组成。

高倍镜观察

重点观察以下结构:

1. 小肠绒毛(图 8–13) 为指状的黏膜突起,突向管腔。图中所示的是小肠绒毛的一段纵切面,覆盖绒毛表面的是单层柱状上皮,吸收细胞(absorptive cell)(图 8–13 ①)呈柱状,细胞核椭圆形,在其中间夹杂有杯状细胞(图 8–13 ②)。吸收细胞顶端有明显的纹状缘(图 8–13 ④)。绒毛中轴是固有层,其中央有时可见中央乳糜管;此外,还可见平滑肌纤维,分散的平滑肌纤维沿绒毛中轴纵行排列,它们与绒毛的运动有关。

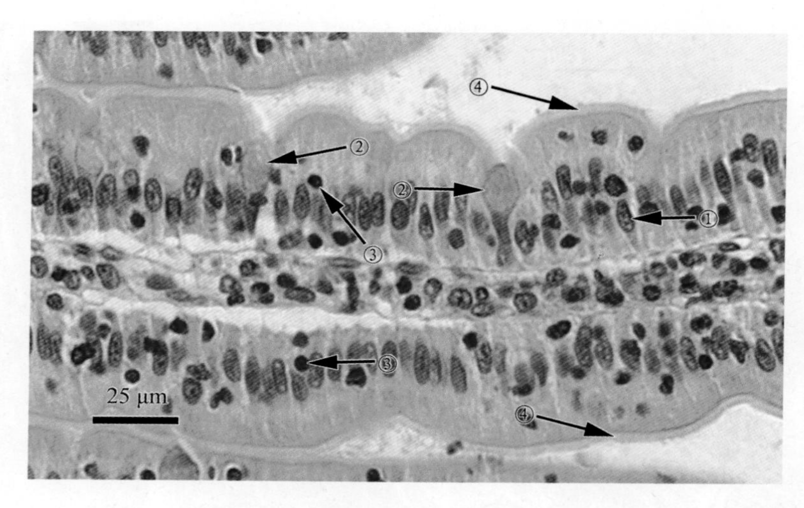

图 8–13 小肠绒毛

①吸收细胞 ②杯状细胞 ③淋巴细胞 ④纹状缘

2. 小肠腺(图 8–14 ④) 为单管状腺,由相邻绒毛根部之间的上皮下陷到固有层形成,其中包含吸收细胞、杯状细胞、潘氏细胞、内分泌细胞和未分化细胞,但在 H.E 染色中,只有杯状细胞和潘氏细胞容易识别,选择一断面观察肠腺的潘氏细胞(注意:若小肠腺被横断,其结构为上皮围着空的腺腔,而固有层位于上皮外周;若小肠绒毛被横断,其结构为固有层位于中央,而上皮位于外周)。

潘氏细胞(Paneth cell)(图 8–14 ②):位于肠腺底端,细胞体呈锥体形,顶部细胞质内含有许多粗大的嗜酸性颗粒,染成红色。

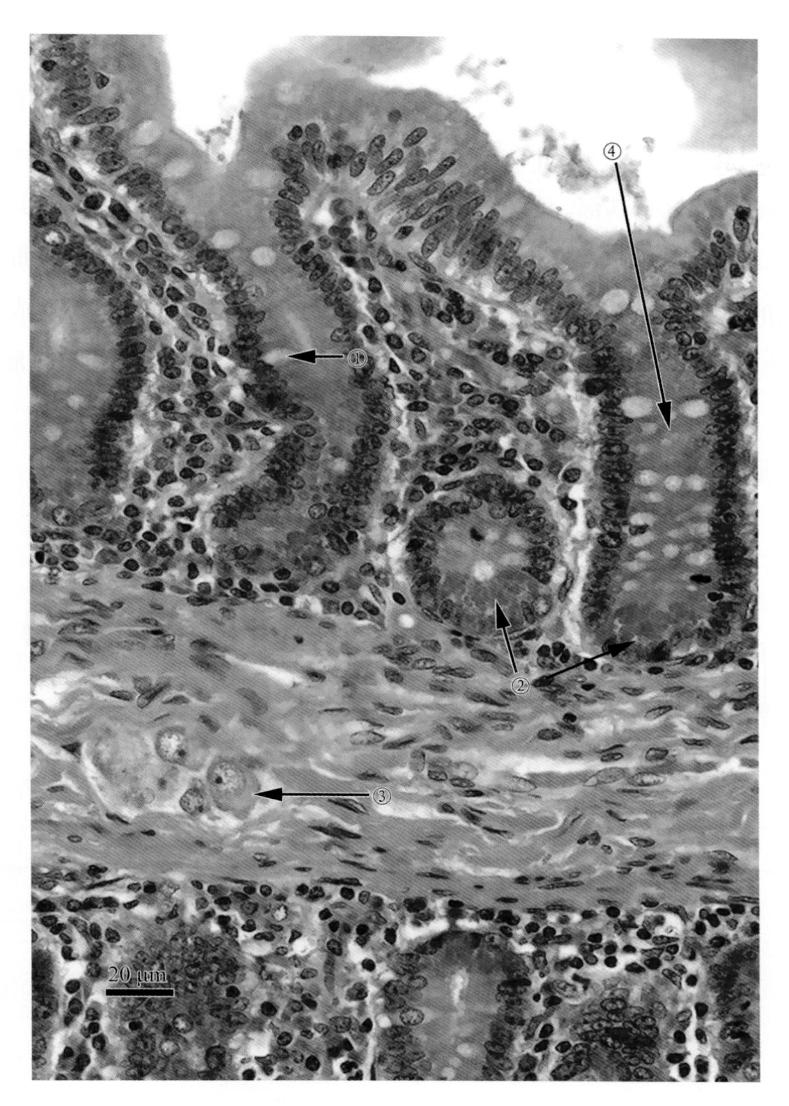

图 8-14 小肠和黏膜下神经丛

①杯状细胞 ②潘氏细胞 ③黏膜下神经丛 ④小肠腺

3. 黏膜下神经丛（图 8-14③） 位于黏膜下层，一部分可随着皱襞黏膜下层突入肠腔，其内可见神经元和无髓神经纤维。

标本 5 幽门－十二指肠

肉眼观察

黏膜表面有较高突起、肌层较薄的一侧是十二指肠部分；另一侧为幽门部分（图 8-15）。

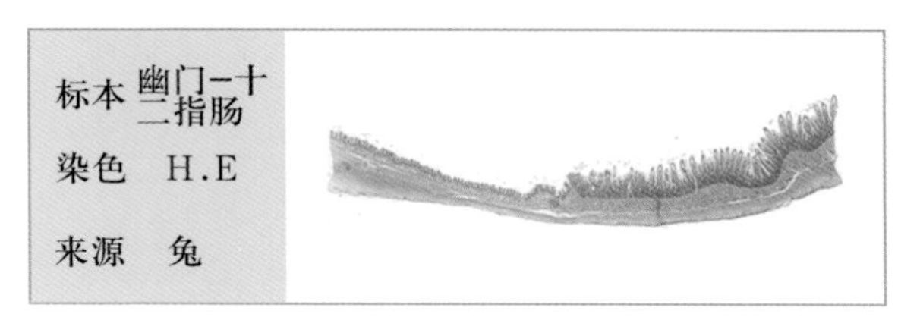

图 8-15 幽门－十二指肠

低倍镜观察

1. 黏膜 幽门处（图 8–16 ①）胃小凹较深而宽，腔也大，其长度可占整个黏膜深度的1/2。固有层中幽门腺（pyloric gland）为分枝管状腺（图 8–16 ④），开口于胃小凹，此腺之腺细胞胞质浅染，细胞核位于基部。由于腺体分枝较多且弯曲，所以切片上很少见到其纵断面。十二指肠（图 8–16 ③）的绒毛呈叶状，突向管腔。固有层中可见小肠腺断面（图 8–16 ⑤）。幽门 – 十二指肠的黏膜肌层（图 8–16 ⑥）均由两层平滑肌（内环，外纵）组成。

2. 黏膜下层 由疏松结缔组织组成，含血管、淋巴管和神经。在十二指肠处有十二指肠腺（图 8–16 ⑦，图 8–18 ④），为黏液性腺。

3. 肌层和浆膜 均与小肠相同，在幽门处环行肌增厚，形成幽门括约肌。

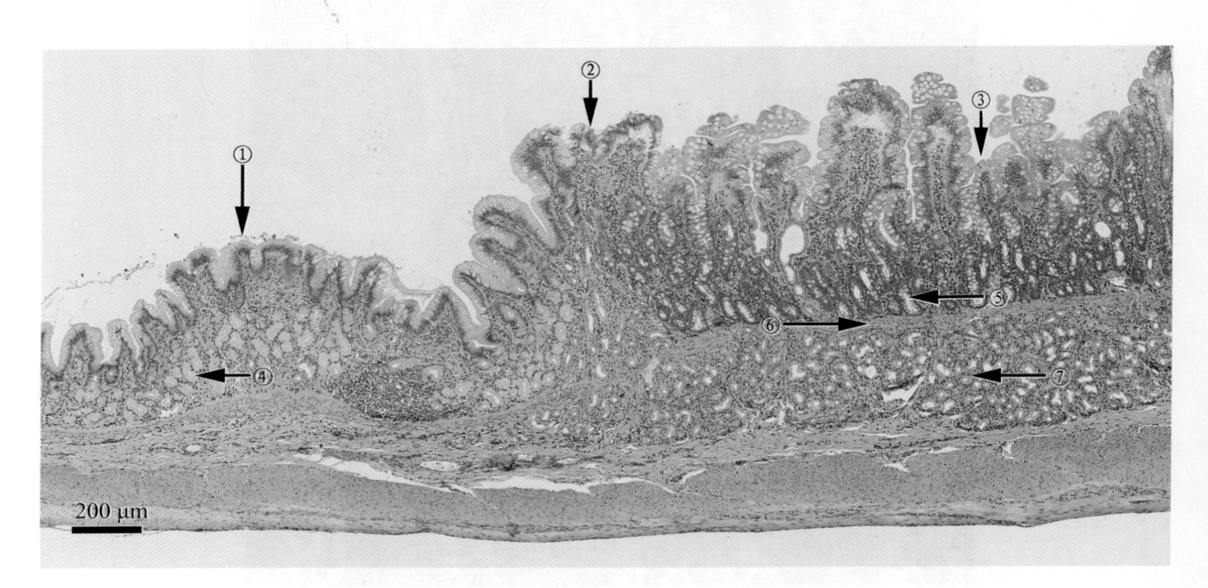

图 8–16 幽门 – 十二指肠

①幽门 ②上皮移行处 ③十二指肠 ④幽门腺 ⑤小肠腺 ⑥黏膜肌 ⑦十二指肠腺

高倍镜观察

重点观察幽门和十二指肠上皮细胞的移行（图 8–16 ②，图 8–17 ②），即表面黏液细胞（图 8–17 ①）突然变为吸收细胞（图 8–17 ③）。十二指肠黏膜肌层（图 8–16 ⑥，图 8–18 ⑤）之下有十二指肠腺（图 8–16 ⑦，图 8–18 ④）。十二指肠腺为分支管泡状腺（标本上只见腺体的断面），腺细胞呈矮柱状，可分泌碱性黏液。细胞核圆形或扁圆形，靠近细胞基部。细胞质染色浅，腺导管（图 8–18 ③）由单层柱状上皮组成，管腔较大并穿过黏膜肌层开口于肠腺之底部或绒毛之间。

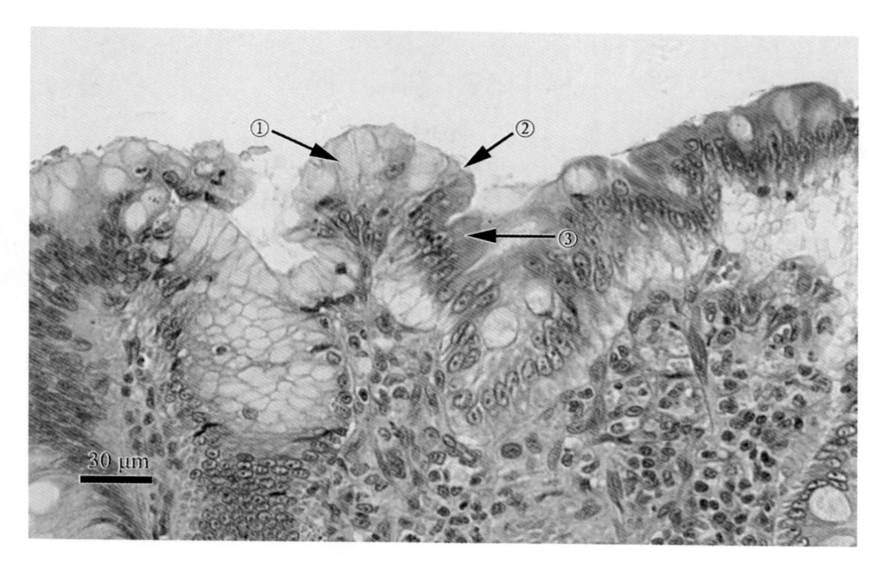

图 8-17 幽门-十二指肠上皮移行
①表面黏液细胞 ②上皮移行处③吸收细胞

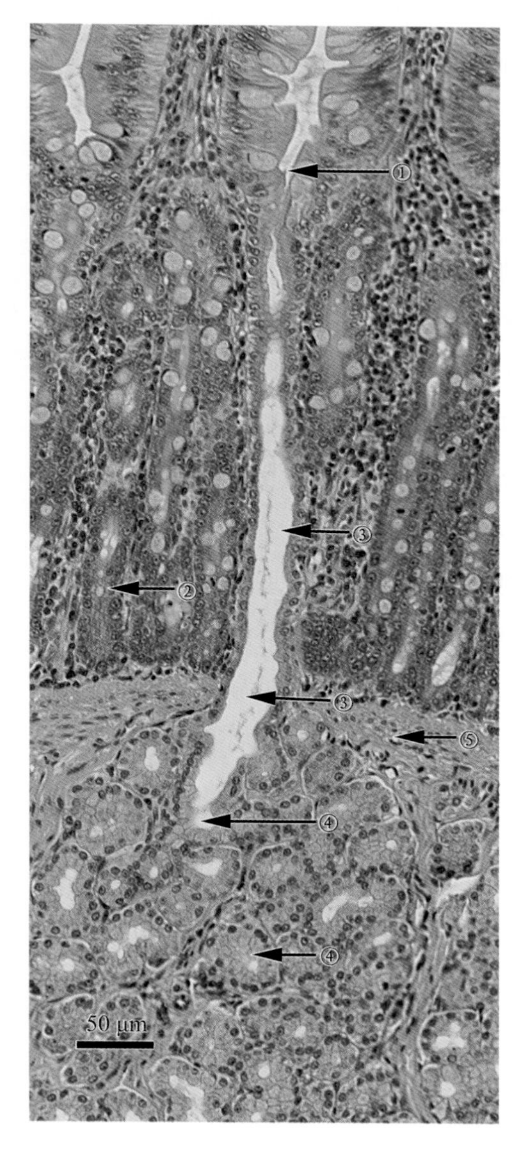

图 8-18 十二指肠腺
①小肠绒毛根部 ②小肠腺 ③十二指肠腺导管 ④十二指肠腺 ⑤十二指肠黏膜肌层

标本57 结 肠

肉眼观察

一面凹凸不平，染成蓝紫色的是黏膜，另一面染为粉红色的是肠壁的其他部分（图8–19）。

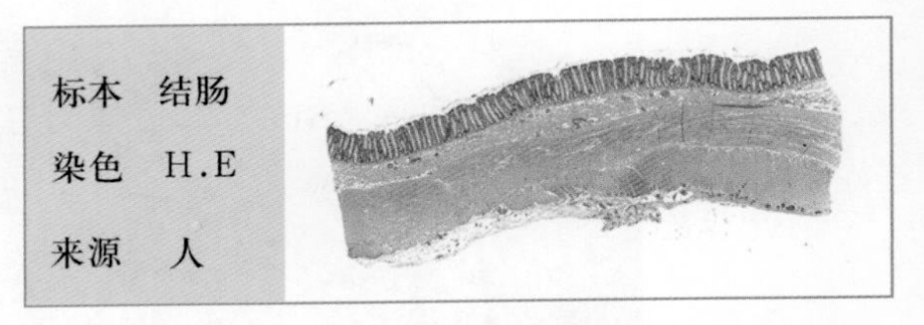

图8–19 结肠

低倍镜观察

1. 黏膜（图8–20） 无绒毛。固有层中充满大量肠腺，为单直管状腺，开口于黏膜表面。在固有层结缔组织中可见到孤立的淋巴小结和弥散的淋巴细胞。

2. 黏膜下层（图8–20） 为疏松结缔组织，其内有较大的血管和黏膜下神经丛等。

3. 肌层（图8–20） 为内环、外纵的平滑肌。在外纵平滑肌中，有1~2处肌层增厚，为结肠带。两肌层间有少量结缔组织和肌间神经丛。

4. 外膜（图8–20） 由浆膜构成，其外表覆盖一层间皮细胞。当间皮下结缔组织内富含脂肪组织时，可形成突出表面的突起，称之为肠脂肪垂。

高倍镜观察

结肠上皮和肠腺均为单层柱状上皮，柱状细胞的纹状缘不如小肠明显。在肠上皮及腺上皮细胞间夹杂着大量杯状细胞。

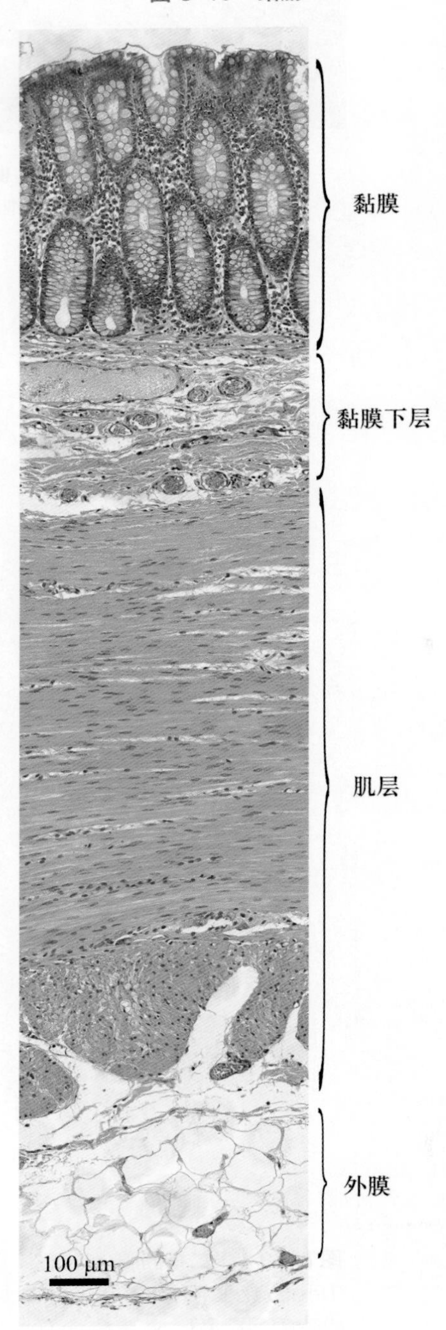

图8–20 结肠

标本44 阑　　尾

肉眼观察

标本为圆形断面，腔面不整齐的紫色层是黏膜及近黏膜的黏膜下层，外面环绕的粉红色部分为黏膜下层、肌层、浆膜（图8-21）。

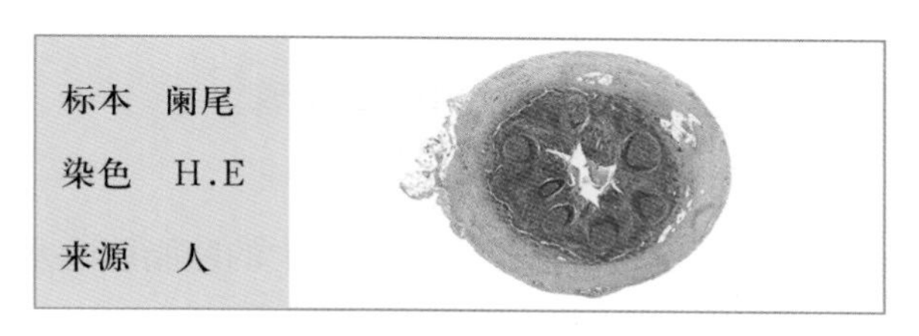

图8-21　阑尾

低倍镜观察

黏膜（图8-22）构造类似结肠，但固有层内的肠腺很少（图8-22①），淋巴组织则很发达，有时侵入黏膜下层，以致黏膜肌层很不完整，使得黏膜与黏膜下层界限不明显。黏膜下层（图8-22）含大量淋巴组织及脂肪细胞。肌层（图8-22）的内环层较厚，外纵层较薄，没有结肠带。外膜即浆膜（图8-22③）。

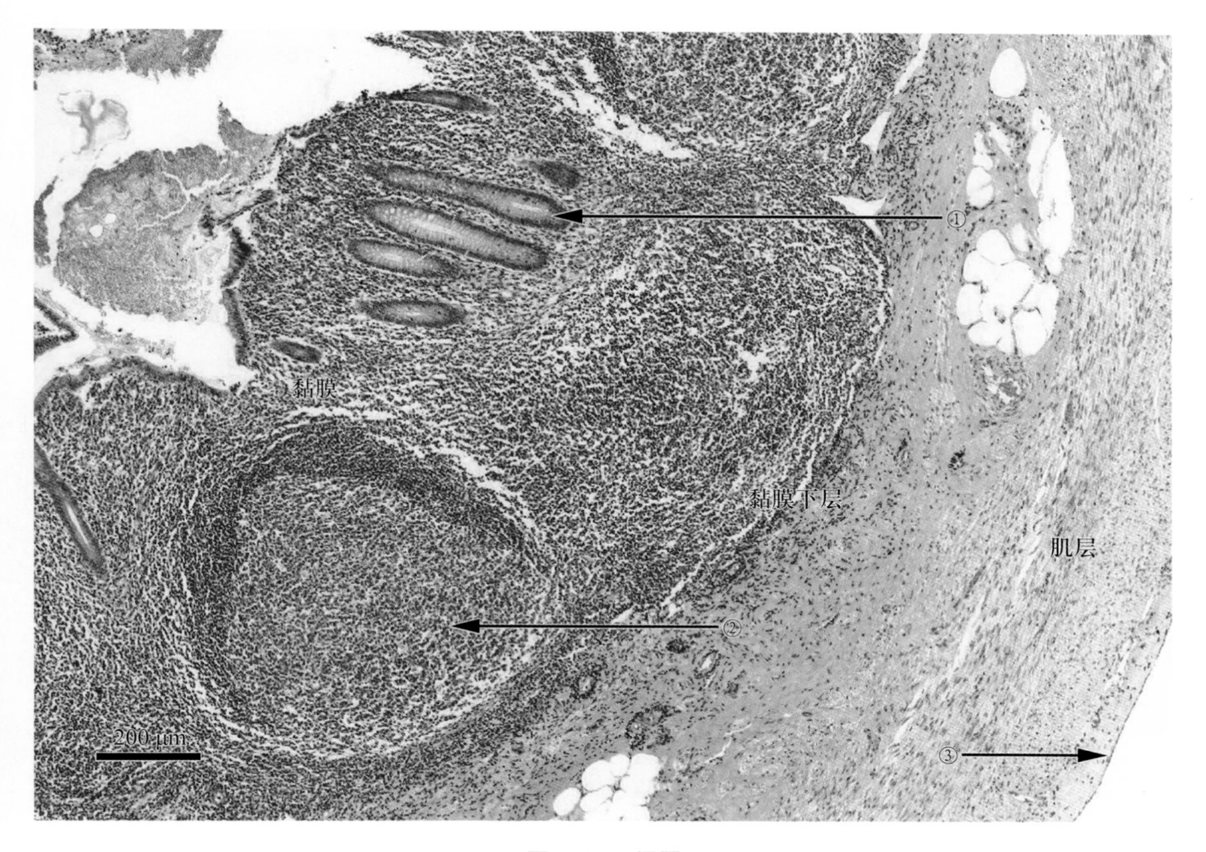

图8-22　阑尾

①肠腺 ②淋巴小结 ③浆膜

高倍镜观察

黏膜上皮及肠腺中的杯状细胞较少，黏膜肌层由于固有层及黏膜下层的淋巴组织较为发达以致断断续续很不完整。淋巴小结（图 8-22 ②）的生发中心和暗区、明区及帽部都很明显。

示教 1 中央乳糜管

用生猪油喂豚鼠，然后取其小肠，固定在 AOB 液中（3%重铬酸钾 8 ml，2%锇酸 2 ml，冰醋酸 1 滴），石蜡包埋切片，观察小肠绒毛的中央乳糜管。

高倍镜观察

本方法可将脂滴染成黑色。喂豚鼠油脂后，经肠道中的胰脂肪酶水解油脂，水解后的产物被小肠上皮细胞吸收，并在终末网以下的细胞质中重新合成脂肪，而后经过固有层输入中央乳糜管。故借染脂肪而将中央乳糜管（图 8-23 ①）和吸收细胞游离端的纹状缘及细胞质内的脂滴显示出来。

1. 小肠上皮吸收细胞游离端细胞质内可见许多大小不等的黑色脂滴（图 8-23 ②）。

2. 中央乳糜管（图 8-23 ①）位于小肠绒毛轴心的结缔组织内，乳糜管被纵切，管壁的构造不能显示。腔内充满了被染成黑色的脂肪。

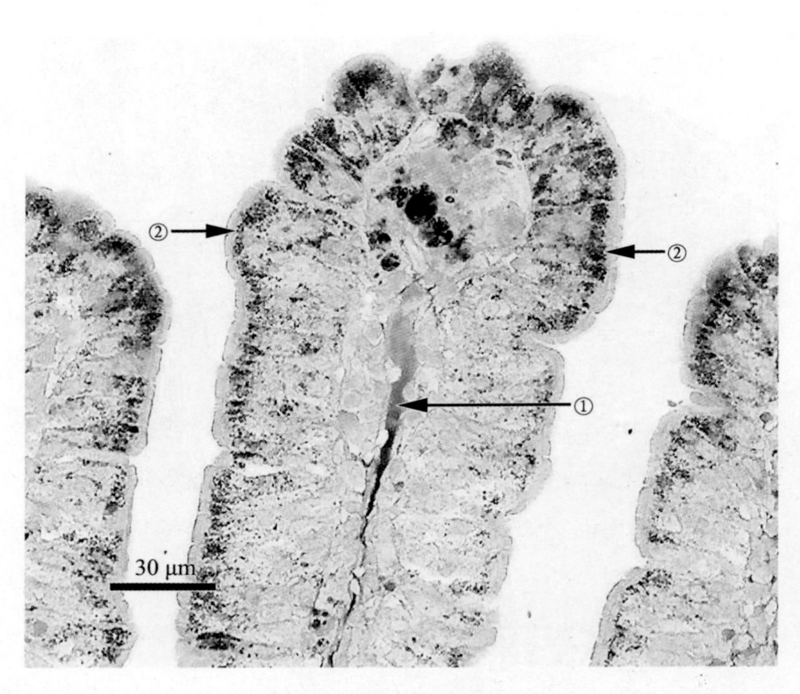

图 8-23 小肠
①中央乳糜管 ②脂滴

示教 2 肠嗜银细胞

取人小肠，经福尔马林液固定，石蜡包埋切片，最后用 Fontana 法进行镀银染色。观察小肠上皮的嗜银细胞（内分泌细胞）。

低倍镜观察

选择小肠绒毛或肠腺，在其上皮中找到含有深棕黑色颗粒的细胞，换高倍镜进一步观察。

高倍镜观察

嗜银细胞（图 8–24 ①）呈柱状或锥体形，细胞质中含许多粗大深棕黑色的嗜银颗粒，多位于细胞基底部，细胞核圆形，着浅棕黄色，有时嗜银颗粒很多，以致细胞核的轮廓不清。

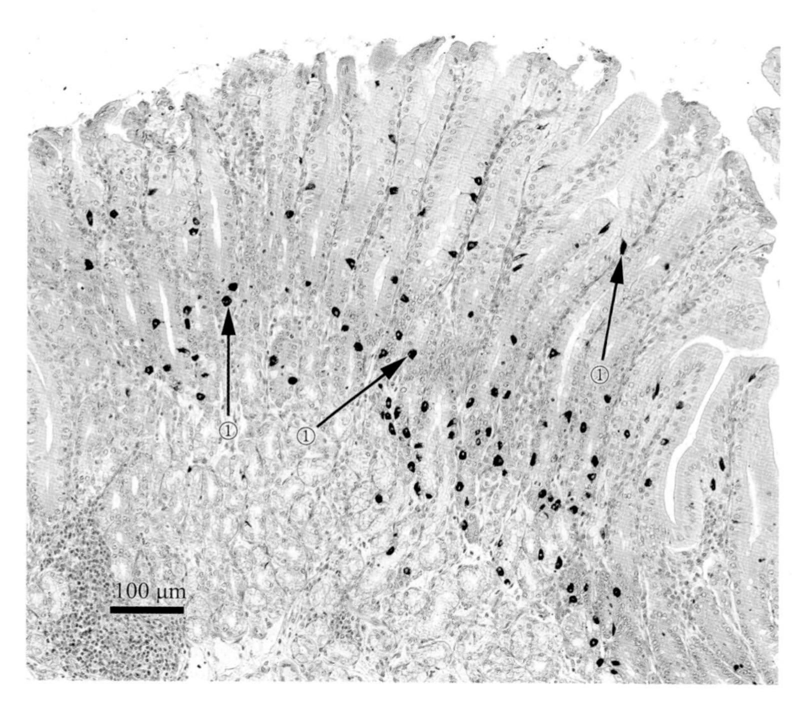

图 8–24 小肠

箭头所示为肠嗜银细胞

【思考与讨论】

1. 光镜下如何区分小肠和结肠？
2. 光镜下如何区分小肠和胆囊？

【实验小结】

1. 列表比较消化管四层膜的结构。

		食管	胃底	小肠	十二指肠	结肠	阑尾
黏膜	上皮	复层扁平上皮	单层柱状上皮	单层柱状上皮	单层柱状上皮	单层柱状上皮	单层柱状上皮
	固有层	疏松结缔组织	大量胃底腺	小肠腺	小肠腺	结肠腺	大量淋巴组织腺体较少
	黏膜肌	一层，纵行	内环、外纵	内环、外纵	内环、外纵	内环、外纵	不完整
黏膜下层		疏松结缔组织，可见食管腺	疏松结缔组织	疏松结缔组织	十二指肠腺	疏松结缔组织	有淋巴组织
肌　层		上 1/3：骨骼肌 下 1/3：平滑肌 中 1/3：二者混合存在	平滑肌， 内斜、中环、外纵	平滑肌， 内环、外纵	平滑肌， 内环、外纵	平滑肌， 内环、外纵	平滑肌， 内环、外纵
外　膜		纤维膜	浆膜	大部分为浆膜	大部分为浆膜	纤维膜及浆膜	浆膜

2. 列表比较胃底、小肠、大肠的结构。

	腔面情况	上皮主要组成细胞	固有层腺体形态	腺上皮主要组成细胞	腺体开口部位
胃底	平坦	表面黏液细胞	较长的分支管状腺	主细胞、壁细胞	胃小凹底部
小肠	不平 皱襞、绒毛发达	吸收细胞、杯状细胞	较短小	吸收细胞、杯状细胞、潘氏细胞	绒毛根部
大肠	较平坦 个别部位有皱襞	杯状细胞	较长的直管状腺	杯状细胞	肠腔

（梅　芳）

二、消化腺

【实验目的】

1. 掌握腮腺结构，能辨认纯浆液性腺泡、闰管和分泌管。
2. 掌握肝的组织结构，重点观察并掌握肝小叶的结构和门管区的组成。
3. 了解胆囊壁的结构。
4. 掌握胰腺外分泌部和内分泌部（胰岛）的结构。

【实验材料】

1. 人的腮腺，Susa 液固定，石蜡包埋，切片，H.E 染色。
2. 人的肝，Zenker 液固定，石蜡包埋，切片，H.E 染色。
3. 狗的胆囊，Susa 液固定，石蜡包埋，切片，H.E 染色。
4. 人的胰腺，Helly 液固定，石蜡包埋，切片，H.E 染色。

【实验观察】

标本 64 腮 腺

肉眼观察

可见标本的一侧包有很薄的红染的被膜，腺体被结缔组织分成许多小区，即小叶（图 8–25）。

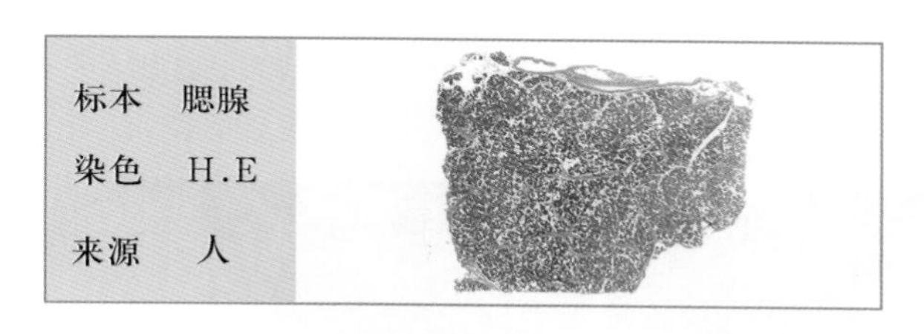

图 8–25 腮腺

低倍镜观察

1. 小叶由被膜伸入的结缔组织分隔而成，其内充满腺泡（alveoli）和导管（duct）。腺泡是浆液性腺泡（serous alveoli）（图 8–26 ④），导管位于腺泡之间，分泌管（图 8–26 ①）较粗而腔大、红染，闰管（图 8–26 ②）较细而腔窄。一般闰管直径小于腺泡，分泌管直径大于腺泡。

2. 在小叶之间为结缔组织，称为小叶间隔，其中有大的导管，即小叶间导管（图 8–26 ③）。由于标本来源的个体差异，此切片可见大量脂肪细胞。

高倍镜观察

1. 浆液性腺泡 呈圆形或椭圆形，由锥体形或柱状的浆液性细胞（图 8–27 ④）围成，中央有一个小的腺泡腔；浆液性腺细胞核呈圆形，位于细胞基部；顶部胞质常含有嗜酸性的红色颗粒是酶原颗粒；细胞基部含有呈纵纹状排列的嗜碱性物质。此外，在腺泡上皮与基膜之间有肌上皮细胞（篮细胞）（图 8–27 ③），其细胞核细长而深染，胞质不易见到（此细胞可不必寻找）。

2. 闰管（intercalated duct）（图 8–27 ①） 为管腔细窄的小导管。管径较腺泡小。管壁由单层矮立方或扁平上皮细胞组成。细胞核染色比腺细胞核染色浅，细胞质着色浅红，管腔内有

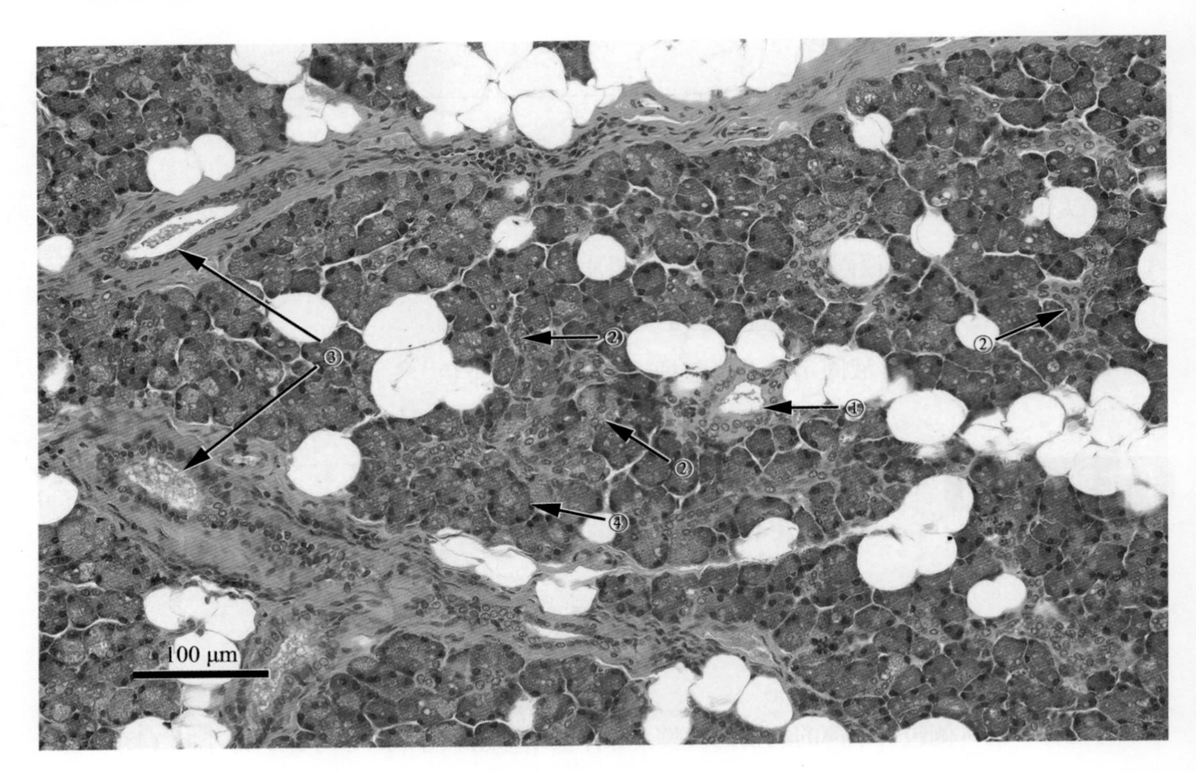

图 8-26 腮腺
①分泌管 ②闰管 ③小叶间导管 ④浆液性腺泡

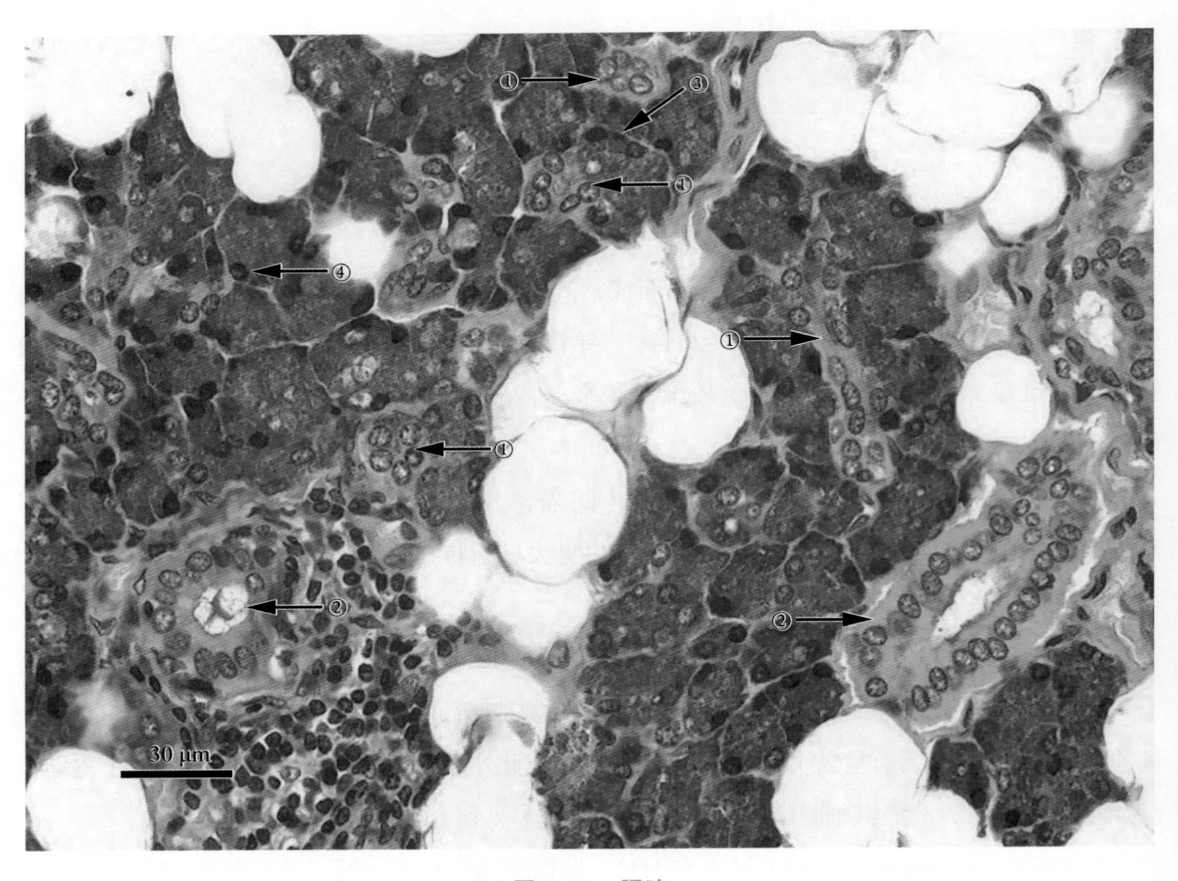

图 8-27 腮腺
①闰管 ②分泌管 ③肌上皮细胞 ④浆液性细胞

时可见红色分泌物。

3. 分泌管（secretory duct）（图 8-27 ②） 管径、管腔较闰管大，管径一般也比腺泡直径大，管壁由单层柱状上皮构成。细胞核圆形，居细胞中央或稍偏顶端。细胞质嗜酸性强，在细胞的基部有垂直于基底面的红色纵纹，故此管又称为纹状管（striated duct）。

4. 小叶间导管（图 8-26 ③） 由单层或假复层柱状上皮围成。

标本 59 肝，标本 59a 肝（门管区明显）

肉眼观察

在切片侧面边缘可见一条粉红色的细线，即为被膜的切面，标本实质中可见许多小腔多为肝内血管（图 8-28）。

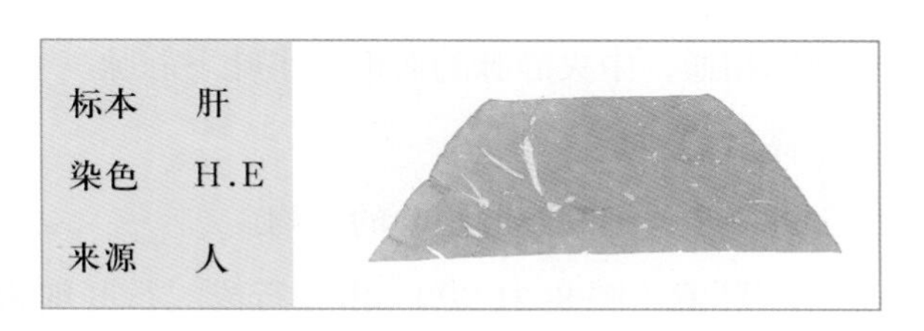

图 8-28 肝

低倍镜观察

1. 被膜 由致密结缔组织组成。

2. 肝小叶（hepatic lobule） 呈多边形或不规则形。相邻肝小叶之间结缔组织极少，几乎看不到，因而使得肝小叶之间分界不清。各肝小叶的切面不全相同。横断肝小叶，其内有一条中央静脉（central vein）（图 8-29 ①，图 8-31 ①）的横切面。肝细胞以此为中轴呈索状向四周略呈放射状排列，称之为肝索（hepatic

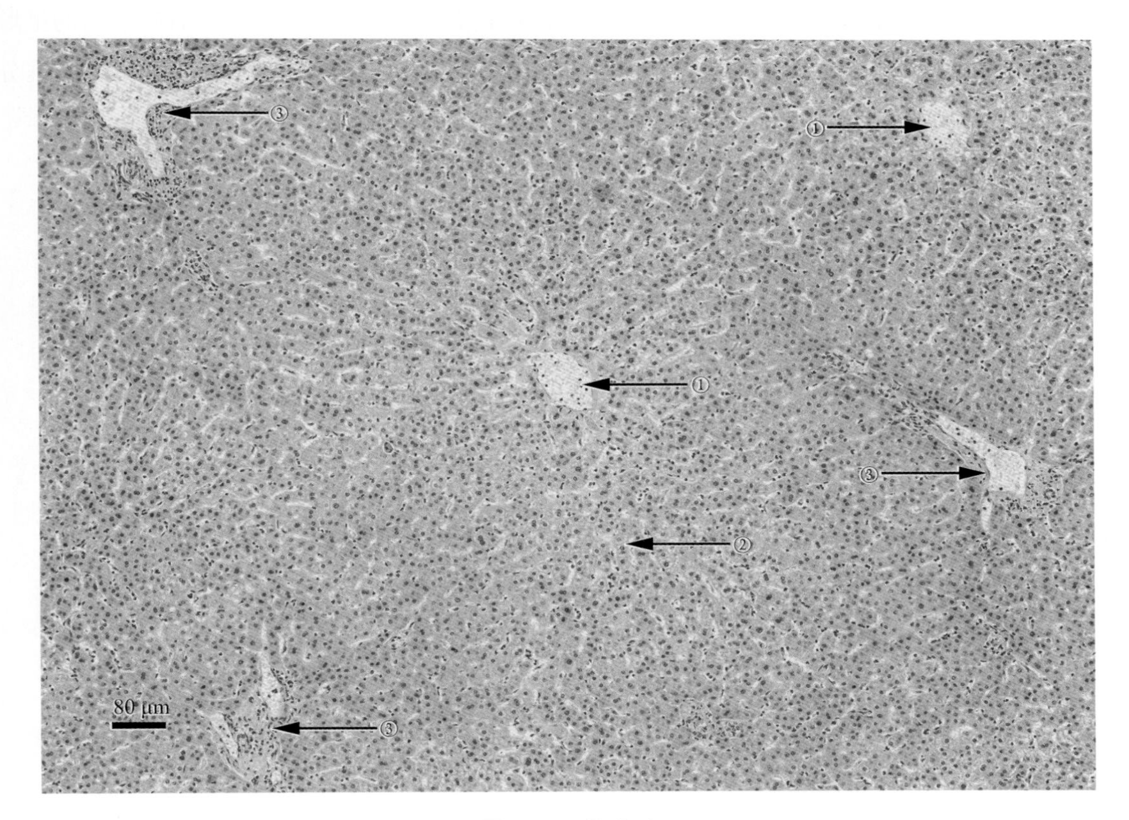

图 8-29 肝小叶

①中央静脉 ②肝索 ③门管区

cord)(图 8–29 ②)。肝板之间的腔隙为肝血窦。

3. 门管区(portal area)(图 8–29 ③) 在相邻肝小叶之间结缔组织较多的地方，其内含有小叶间动脉、小叶间静脉和小叶间胆管三种管道，互相伴行。

4. 小叶下静脉(图 8–30) 也位于肝小叶之间，是一条单独走行的小静脉，管径比中央静脉粗大，管壁较厚而且完整，无血窦的直接开口，但偶可见中央静脉汇入开口，因其与中央静脉相通，中央静脉的血汇入小叶下静脉。

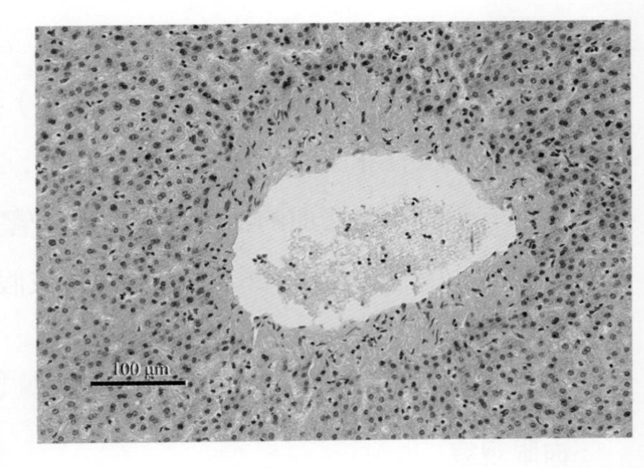

图 8–30 肝小叶下静脉

高倍镜观察

进一步详细观察肝小叶的结构。

1. 肝索(图 8–31 ③) 由一行或二行肝细胞(hepatocyte)组成。肝细胞的体积较大，呈多边形；细胞核呈圆形，位于中央，可见双核或多倍体核，可见核仁；细胞质呈粉红色。相邻肝细胞之间有胆小管存在，但在 H.E 染色标本中不易分辨，特殊染色可以看到(见示教 1 胆小管)。

2. 肝血窦(hepatic sinusoid)(图 8–31 ②) 为肝索之间的空隙，窦壁衬以内皮。内皮细胞核呈扁圆形，突入血窦腔内。在血窦腔内有许多体积较大、形状不规则、具有吞噬能力的星形细胞，为肝巨噬细胞[即：库普弗细胞(Kupffer's cell)，又称枯否细胞](在此标本中较难分

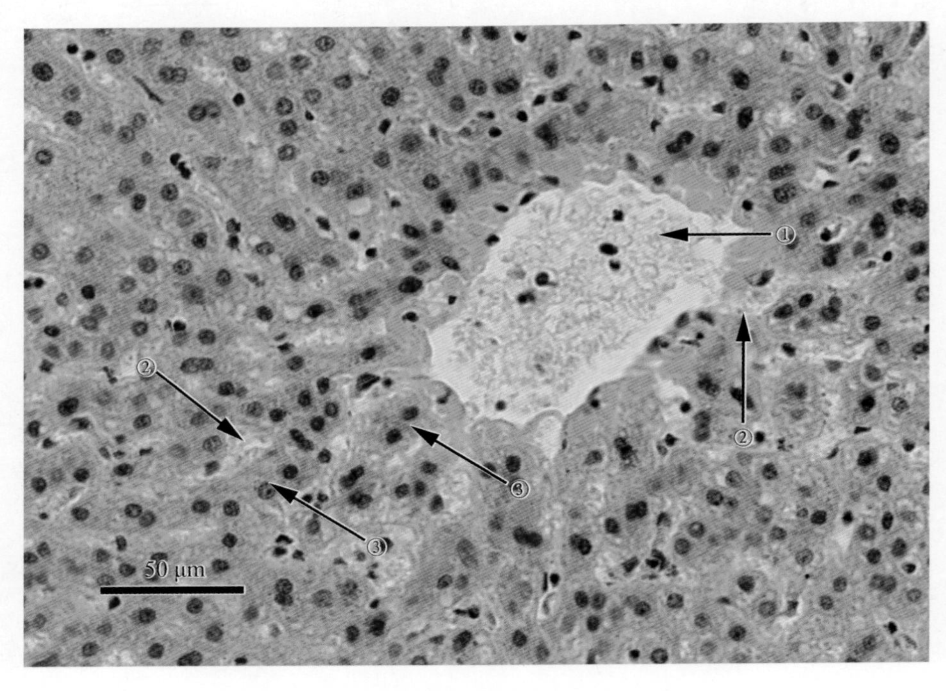

图 8–31 肝中央静脉

①中央静脉 ②肝血窦 ③肝索

辨）。血窦与中央静脉相通连。

3. 门管区（图 8–32） 在邻近几个肝小叶之间的结缔组织内，常见下列三种伴行的管道，但是每种管道的数量可以不止一个。

（1）小叶间动脉（图 8–32 ①）：腔小壁厚，可见中膜环行平滑肌。

（2）小叶间静脉（图 8–32 ②）：腔大壁薄，有时可见与血窦相连续。

（3）小叶间胆管（图 8–32 ③）：管径较小，管壁衬以单层立方上皮，细胞呈立方形，胞质清明，细胞核呈圆形，着色较深。

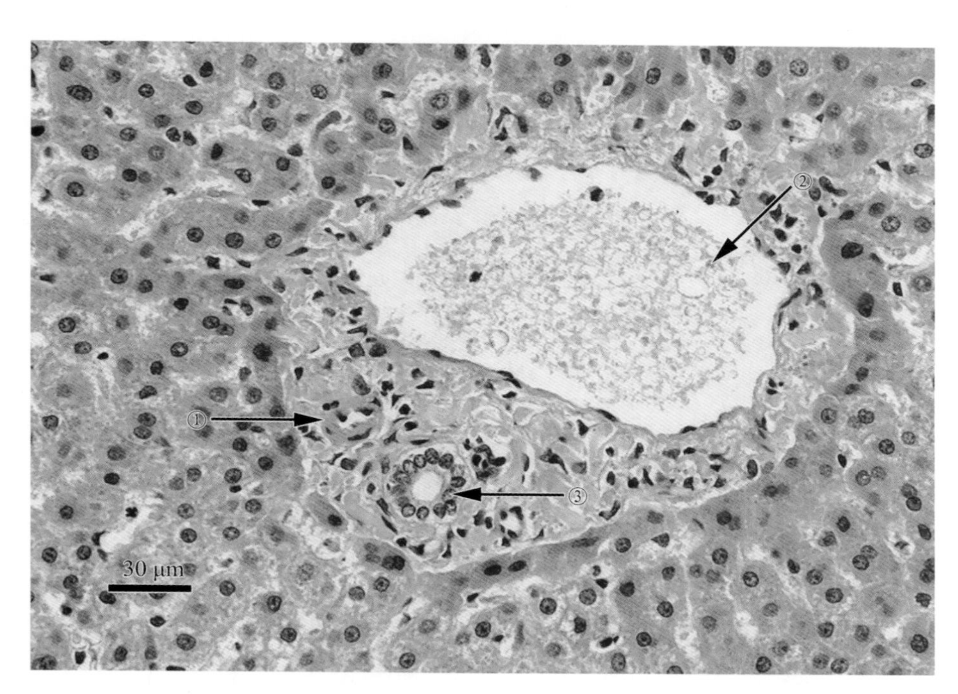

图 8–32 肝门管区

①小叶间动脉 ②小叶间静脉 ③小叶间胆管

标本 61 胆 囊

肉眼观察

一面起伏不平、染成紫色的即为胆囊的腔面。另一面平直，染成粉红色的为胆囊壁的其他各层（图 8–33）。

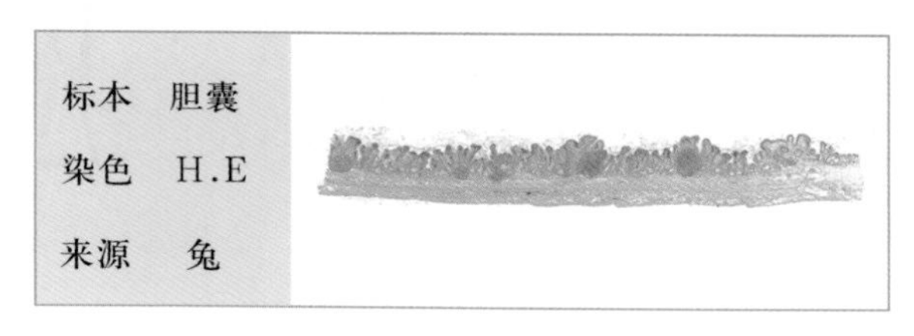

图 8–33 胆囊

低倍镜观察

1. 黏膜（图 8–34 ①） 可突出许多高矮不等且有分支的皱襞。皱襞间上皮下陷而形成黏膜窦（图 8–34 ④）。在断面上有时可呈封闭的腔，虽然类似黏膜腺，但不是腺体，并且形状大小不一。当胆囊充盈时，黏膜窦减少或消失。上皮是单层柱状细胞，固有层由结缔组织构成。

2. 肌层（图 8–34 ②） 由平滑肌组成。平滑肌纤维排列较稀疏，且不太规则，大致可分为内环、外纵两层。

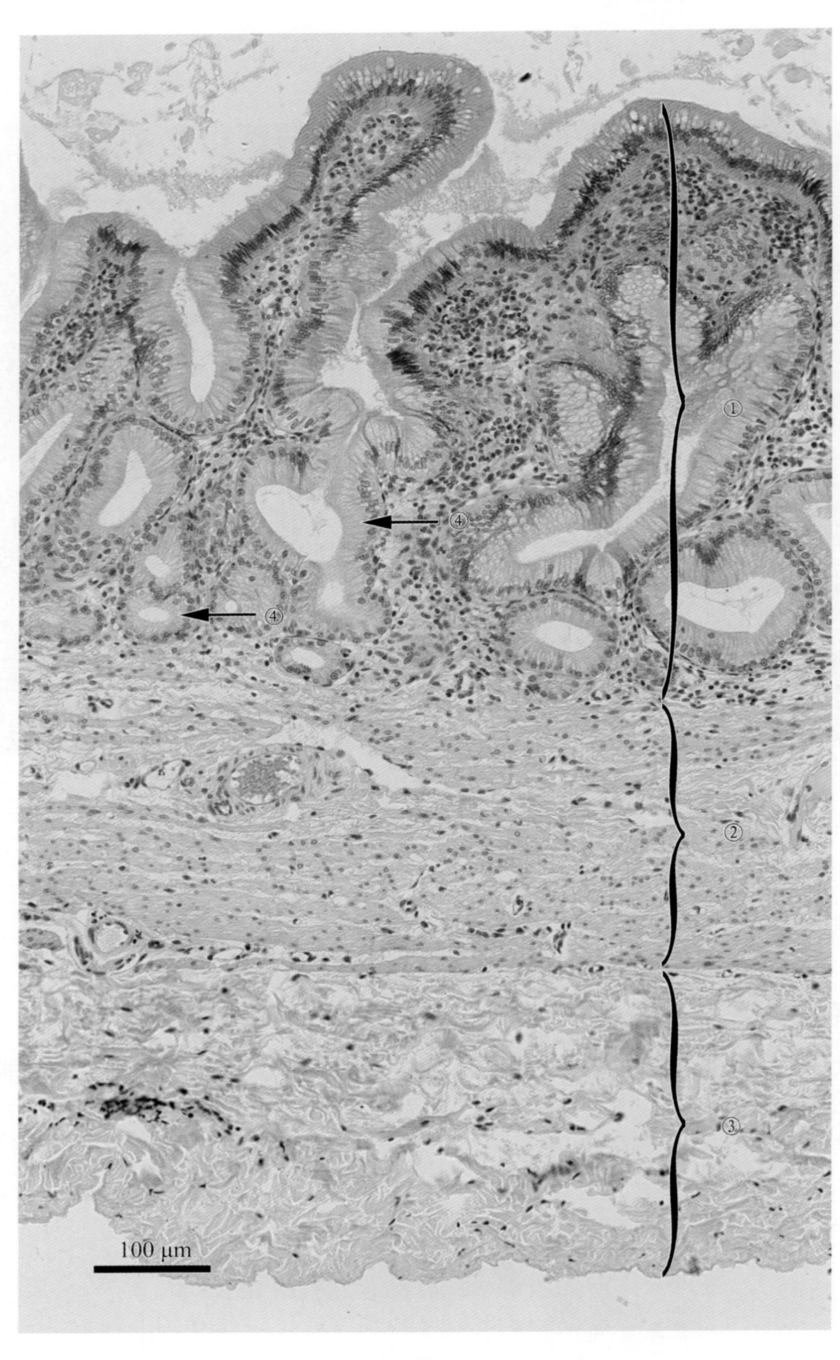

图 8–34 胆囊

①黏膜 ②肌层 ③外膜 ④黏膜窦

3. 外膜（图 8-34 ③） 除与肝附着处为纤维膜外，其他部分皆为浆膜。

标本 62 胰

肉眼观察

此标本外形不规则、实质内大小不等的小区域即为胰腺小叶（图 8-35）。

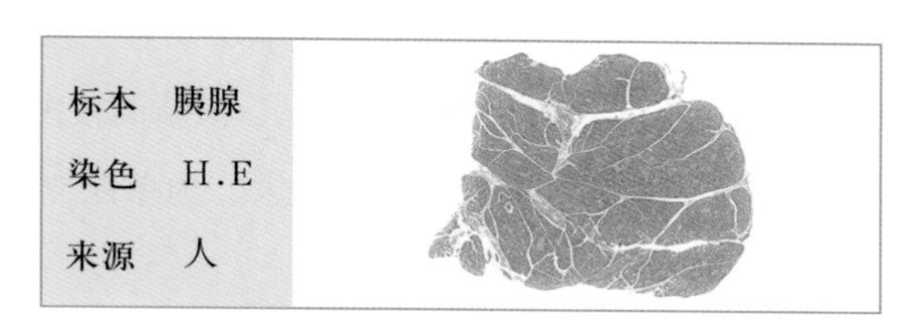

图 8-35 胰

低倍镜观察

一侧可见到少量疏松结缔组织构成的被膜。被膜的结缔组织伸入腺实质内，把实质分隔成许多小叶。小叶间结缔组织少，使小叶分隔并不明显，其内有单层矮柱状上皮所构成的小叶间导管（图 8-36 ④）。小叶内有浆液性腺泡（图 8-36 ⑤）、闰管（图 8-36 ②）及小叶内导管（图 8-36 ③）的各种断面。胰岛（pancreas islet）（图 8-36 ①）分散在腺泡之间，是大小不等、染色较浅的细胞团。

高倍镜观察

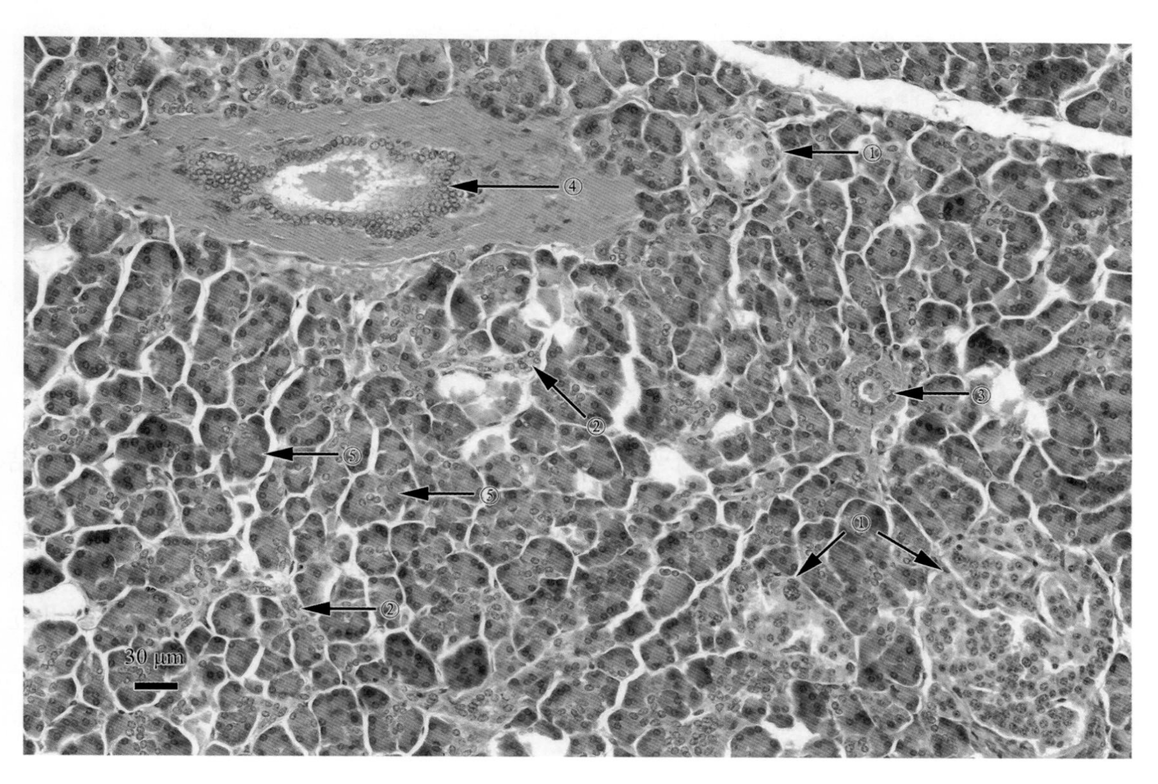

图 8-36 胰

①胰岛 ②闰管 ③小叶内导管 ④小叶间导管 ⑤浆液性腺泡

1. 腺泡 为纯浆液性腺泡（图 8–37 ③）。腺泡细胞呈锥体形；细胞核圆形，位于基底部；细胞质基底部呈强嗜碱性，着色较深，远端胞质含酶原颗粒，呈嗜酸性，着色较红（若酶原颗粒在制片时未被保存下来，则呈空泡状）。在腺泡腔中央常见泡心细胞（图 8–37 ①），其细胞核呈扁圆形，位置贴附在腔面，胞质着色很浅，此细胞实际上是闰管上皮细胞延伸入腺泡所形成。

2. 闰管（图 8–37 ②） 管径小，为单层扁平上皮或单层立方上皮围成，周围有薄层结缔组织，有时可见闰管与泡心细胞相连续。切片内闰管的纵、横断面较多，故可知闰管较长。

3. 小叶内导管（图 8–36 ③） 位于小叶内，管腔稍大，为单层立方上皮，周围结缔组织逐渐增多。

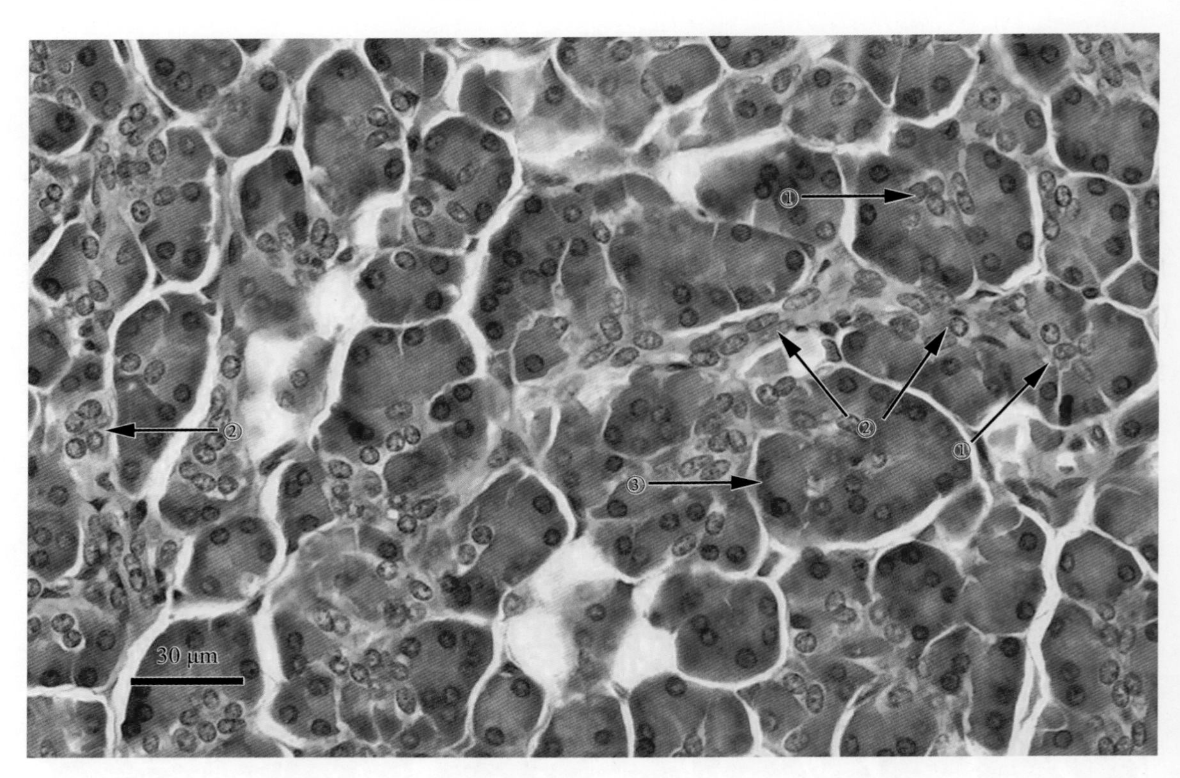

图 8–37 胰
①泡心细胞 ②闰管 ③浆液性腺泡

4. 小叶间导管（图 8–36 ④） 位于小叶之间，管腔较大，上皮变为矮柱状细胞，周围结缔组织更多。

5. 胰岛（图 8–36 ①） 为散在分布于外分泌部腺泡之间的染色较浅的细胞团，大小不等、形状不定，周围被覆少量结缔组织，与腺泡相分隔。胰岛细胞呈圆形、椭圆形或多边形，相互连接成索状或团状；细胞核呈圆形，位于细胞中央。在 H.E 染色标本上，胰岛细胞的胞质一般呈粉红色，不易区分类别。在细胞团索之间有丰富的毛细血管。

示教1 胆 小 管

了解胆小管（bile canaliculi）的位置与肝细胞的关系。

兔的肝，以3%重铬酸钾80 ml加40%福尔马林20 ml混合液固定，入3%硝酸银液浸染，用火棉胶假包埋，切厚片（30 μm）。

低倍镜观察

肝细胞的胞质及胞核均显淡黄色，肝血窦不甚清楚。胆小管呈棕黑色线条（图8–38②），相互连接呈网状。

高倍镜观察

肝细胞的胞质稍显淡黄色。胆小管（图8–37②）位于肝细胞间的间隙处，是由相邻肝细胞膜凹陷形成的微细管道，被染成棕黑色，呈细线状相互连接成网，管壁即为肝细胞的细胞膜。

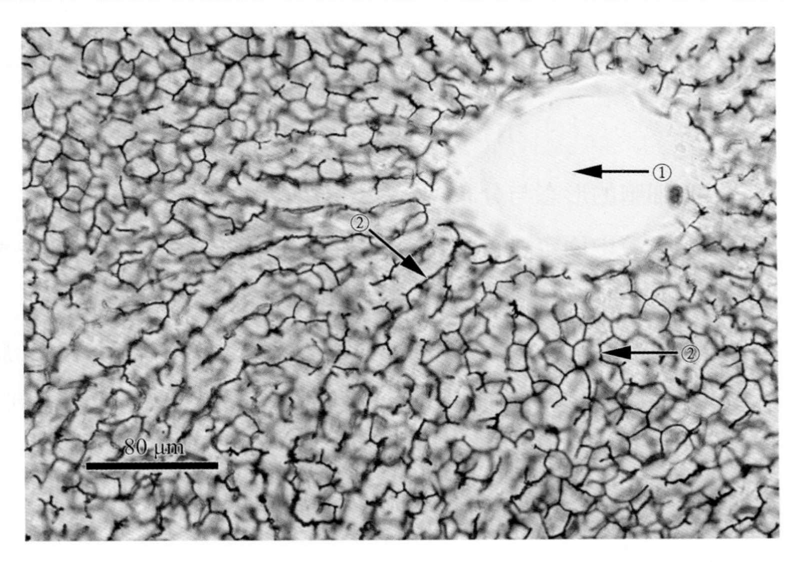

图8–38 胆小管

①中央静脉 ②胆小管

示教2 肝 糖 原

了解肝糖原的分布。

取大鼠的肝，经Carnoy液固定，石蜡包埋和切片，用PAS反应，进行组织化学染色，最后用苏木精复染细胞核。

低倍镜观察

红色的颗粒即为肝糖原（图8–39②），位于肝细胞的胞质中。细胞核的反应为阴性，经苏木精复染而呈蓝紫色。肝糖原在肝小叶内的分布特点为：中央带肝细胞的糖原含量较少，周缘带肝细胞的糖原含量较多。

高倍镜观察

肝细胞内紫红色的糖原颗粒（图8–39②）大小不等、形状不一，有的聚积成块。细胞内

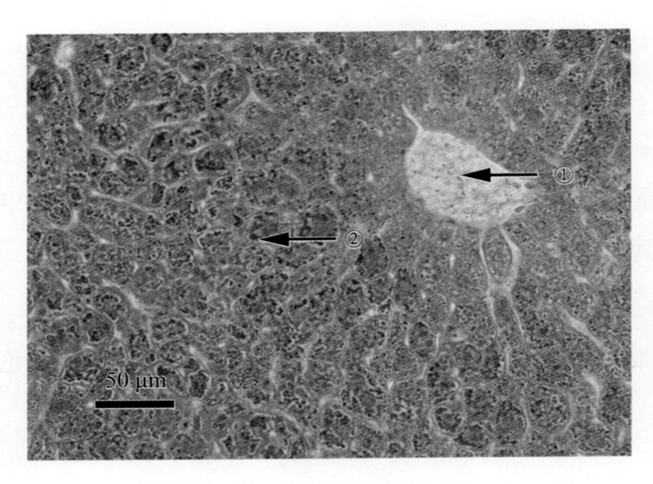

图 8–39　肝糖原
①中央静脉 ②糖原颗粒

的糖原含量各不相等。

示教3　胰　　岛

主要观察胰岛 A、B 细胞的形态与分布。

取大鼠的胰，在 Bouin 液中固定，行石蜡包埋后切片，用醛品红 – 橘黄 G– 亮绿染色。

高倍镜观察

1. A 细胞（图 8–40 ①） 细胞质颗粒为橙黄色，胞体较大，数目较少，位于胰岛周边。

2. B 细胞（图 8–40 ②） 细胞质颗粒为紫色，胞体较小，数目较多，排列较密，位于胰岛中部。

3. 胰岛中的结缔组织纤维呈绿色。

4. 血窦中的红细胞呈红色。

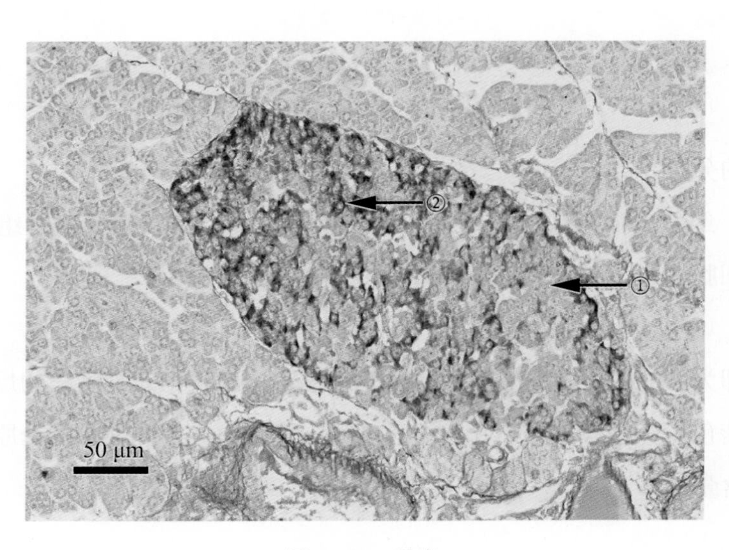

图 8–40　胰岛
①A 细胞 ②B 细胞

【思考与讨论】

1. 光镜下如何区分小肠和胆囊？
2. 光镜下如何区分胰和腮腺？

【实验小结】

1. 列表比较腮腺和胰腺。

	胰岛	泡心细胞	纹状管	肌上皮细胞	小叶内导管	小叶间导管
腮腺	无	无	有	有	无	假复层柱状上皮
胰腺	有	有	无	无	有	单层立方或单层矮柱状上皮

2. 列表比较小肠和胆囊。

	管壁层数	黏膜	肌层	外膜
小肠	四层	有杯状细胞	内环、外纵，致密，嗜酸性强	结缔组织少而薄
胆囊	三层，无黏膜下层	一般无杯状细胞	内环、外纵，稀疏，肌纤维不连续，夹杂结缔组织，嗜酸性弱	结缔组织多而厚

（迟晓春）

实验九

呼吸系统

【实验目的】

1. 掌握气管三层的结构。

2. 掌握肺内导气部各段结构特点及其移行变化的规律；掌握肺内呼吸部的组织结构。

【实验材料】

1. 人或猫的气管，Susa 液固定，石蜡包埋，横断切片，H.E 染色。

2. 人或狗的肺，先灌入 Susa 液，再将肺组织放入 Susa 液中继续固定，石蜡包埋，切片，H.E 染色。

【实验观察】

标本 31　气管（人），标本 31a　气管（猫）

肉眼观察

标本中蓝色半环形结构为气管软骨环，缺口侧为气管壁背侧，与食管相邻（图 9–1）。

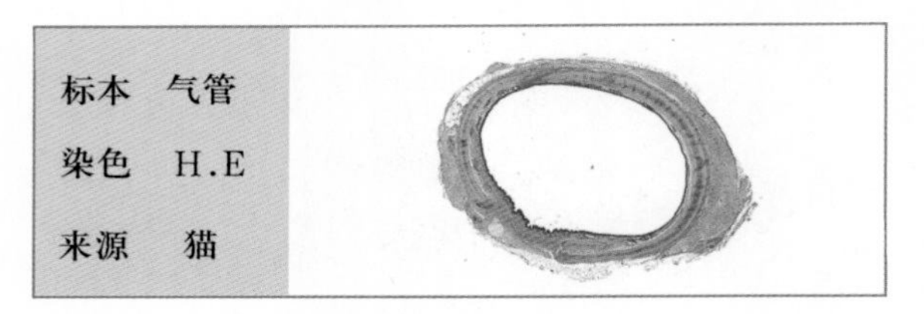

图 9–1　气管

低倍镜观察

由腔面向外分清气管的三层结构。

1. 黏膜（图 9–2 ①）

（1）上皮：为假复层纤毛柱状上皮，基膜很明显（其详细结构见上皮组织）。

（2）固有层：由疏松结缔组织组成，纤维细密，内有弥散的淋巴组织，并有气管腺导管的纵横断面。

2. 黏膜下层（图 9–2 ②） 由疏松结缔组织组成，含有气管腺（图 9–2 箭头④）、血管和神经等，与黏膜、固有层之间无明显界限。

3. 外膜（图 9–2 ③） 由透明软骨（图 9–2 ⑤）和疏松结缔组织组成，与黏膜下层之间也无明显界限。在软骨环缺口处（图 9–3）可见平滑肌束（图 9–3 ②），大部分为纵切面，小部分为横断面，注意与结缔组织相区分。此层也可见到气管腺。

高倍镜观察

1. 在假复层纤毛柱状上皮内有柱状细胞（图 9–4 ①）、杯状细胞（图 9–4 ②）、锥形细胞

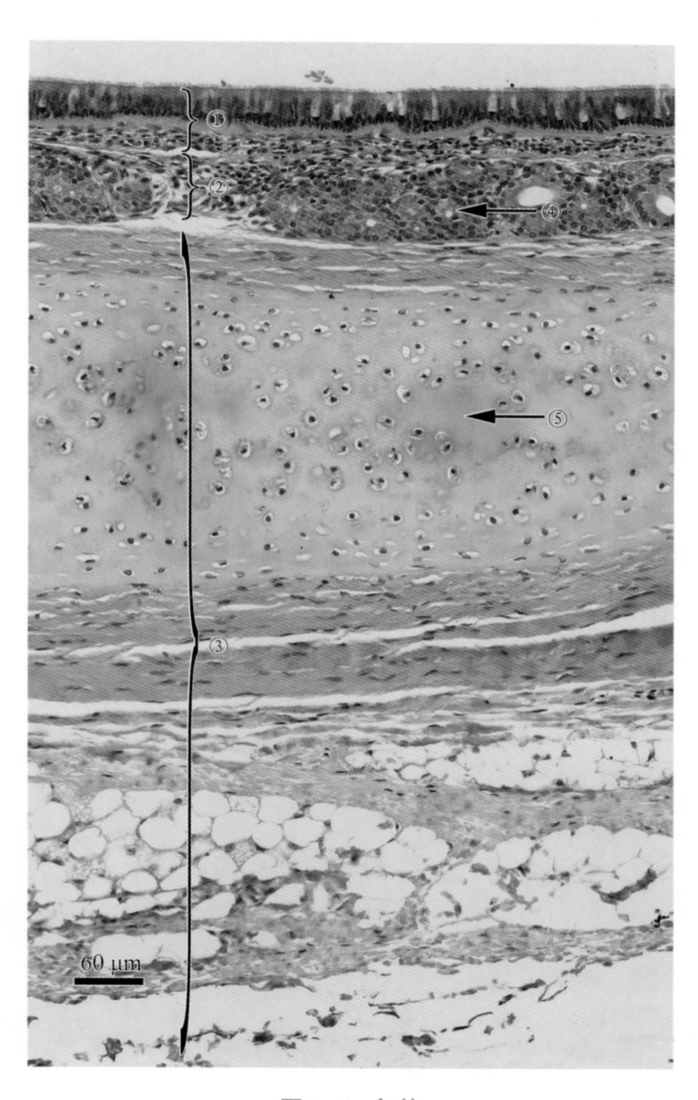

图 9–2 气管

①黏膜 ②黏膜下层 ③外膜 ④气管腺 ⑤透明软骨

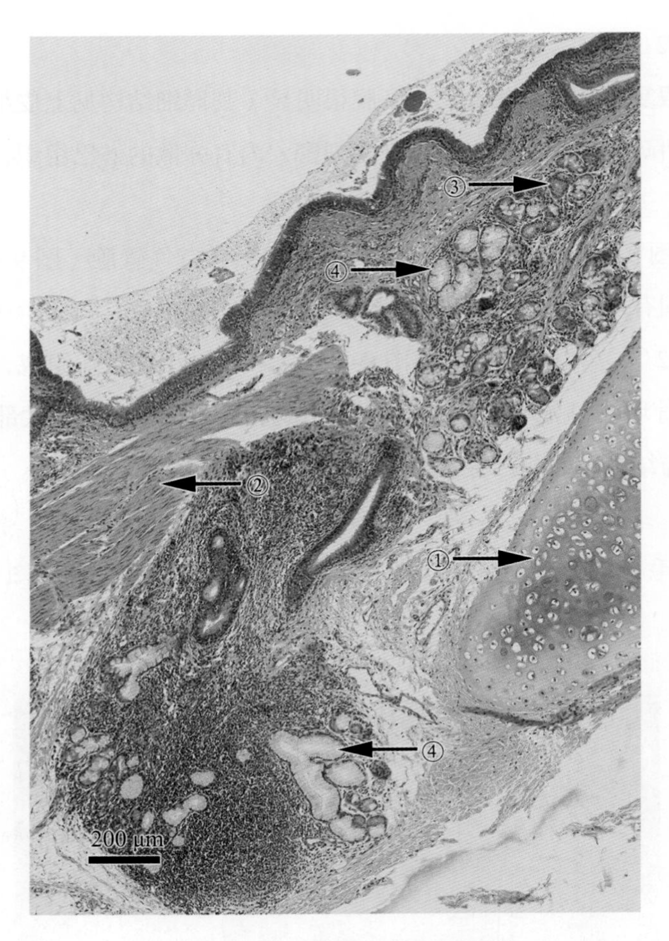

图 9–3 气管软骨“C”形缺口处

①透明软骨 ②平滑肌 ③气管腺浆液性腺泡 ④气管腺黏液性腺泡

（图 9–4 ③）、梭形细胞（图 9–4 ④）。柱状细胞表面有纤毛（图 9–4 ⑤），基底面有明显的基膜（图 9–4 ⑥）。

2. 在固有层与黏膜下层交界处可见有红染的、呈小亮点状、横断的弹性纤维层，此层属于黏膜层，可作为固有层与黏膜下层的分界。

3. 混合性腺 由浆液性腺泡、黏液性腺泡及混合性腺泡组成，可见半月状。

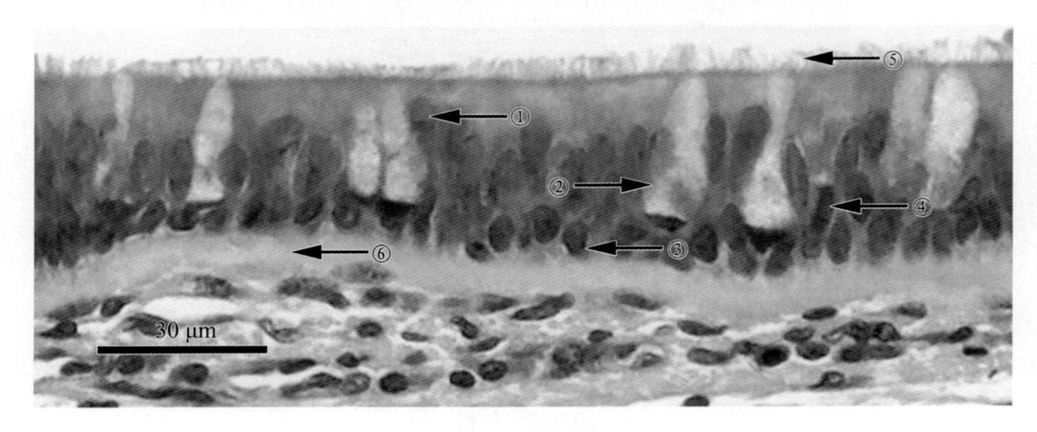

图 9–4 气管黏膜

①柱状细胞 ②杯状细胞 ③锥形细胞 ④梭形细胞 ⑤纤毛 ⑥基膜

标本 50 肺

肉眼观察

为一小块海绵样组织，大部分是肺的呼吸部，其内有大小不等的腔隙，是肺内各级支气管或动、静脉的断面（图 9–5）。

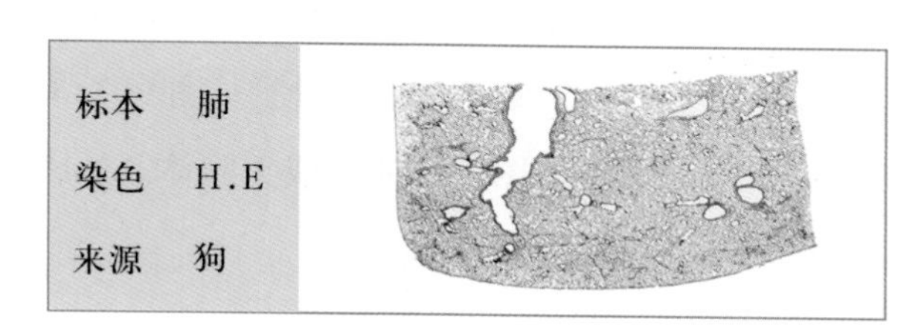

图 9–5 肺

低倍镜和高倍镜结合观察

（一）导气部

导气部包括小支气管、细支气管和终末细支气管。

1. 小支气管（small bronchus）（图 9–6） 为标本中管腔最大者。

（1）黏膜：

1）上皮（图 9–6 ①）：假复层纤毛柱状上皮（图 9–6 ①）。

2）固有层（图 9–6 ②）：位于上皮下，为较薄的结缔组织。在固有层外有平滑肌纤维

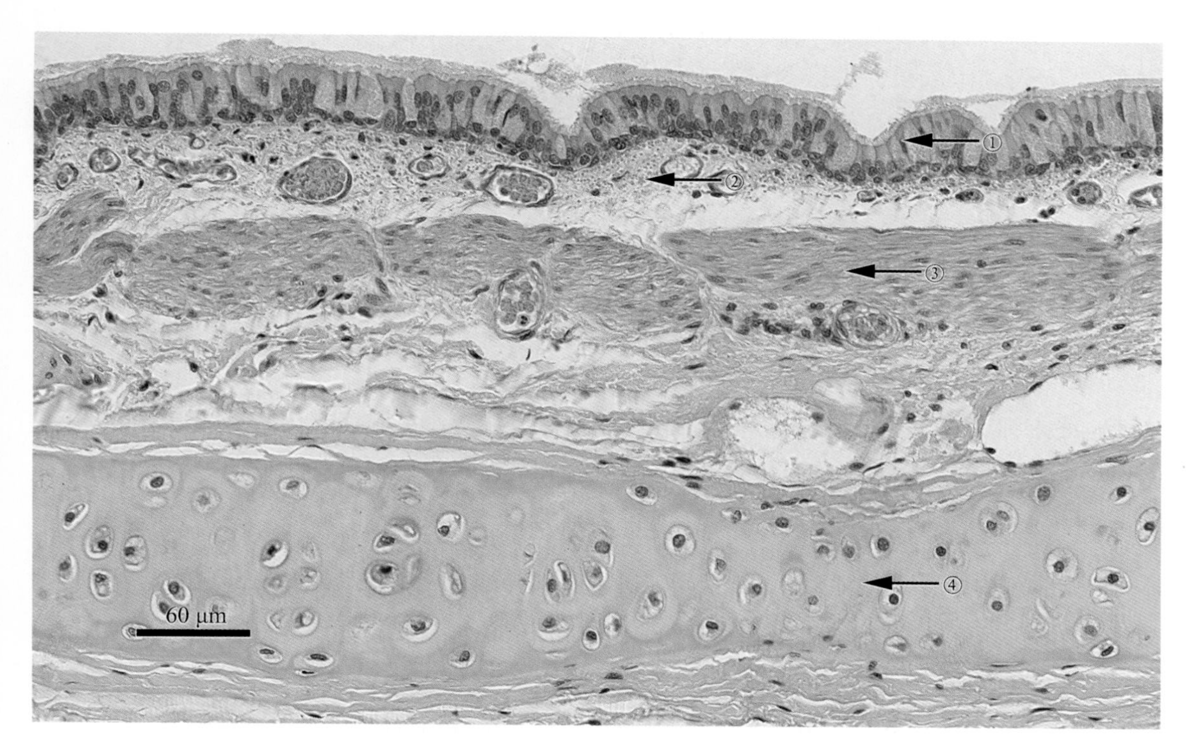

图 9–6 小支气管管壁

①假复层纤毛柱状上皮 ②固有层 ③平滑肌 ④透明软骨

（图 9-6 ③）。

（2）黏膜下层：较疏松，含有少量腺体。

（3）外膜：由散在的透明软骨片（图 9-6 ④）和疏松结缔组织组成。在疏松结缔组织内，有营养小支气管的小动、静脉断面。

在小支气管壁的外侧，可见到伴行的肺动脉分支。

2. 细支气管（bronchiole）（图 9-7） 低倍镜下，可见管腔较小，上皮是假复层或单层纤毛柱状上皮（图 9-7 ①），固有层（图 9-7 ②）薄，平滑肌（图 9-7 ③）相对增多，环绕黏膜外逐渐成层。黏膜下层更薄，有少量腺体（图 9-7 ④）或无腺体。外膜软骨片变小、减少或完全消失。高倍镜下，可见上皮内夹有少量杯状细胞。

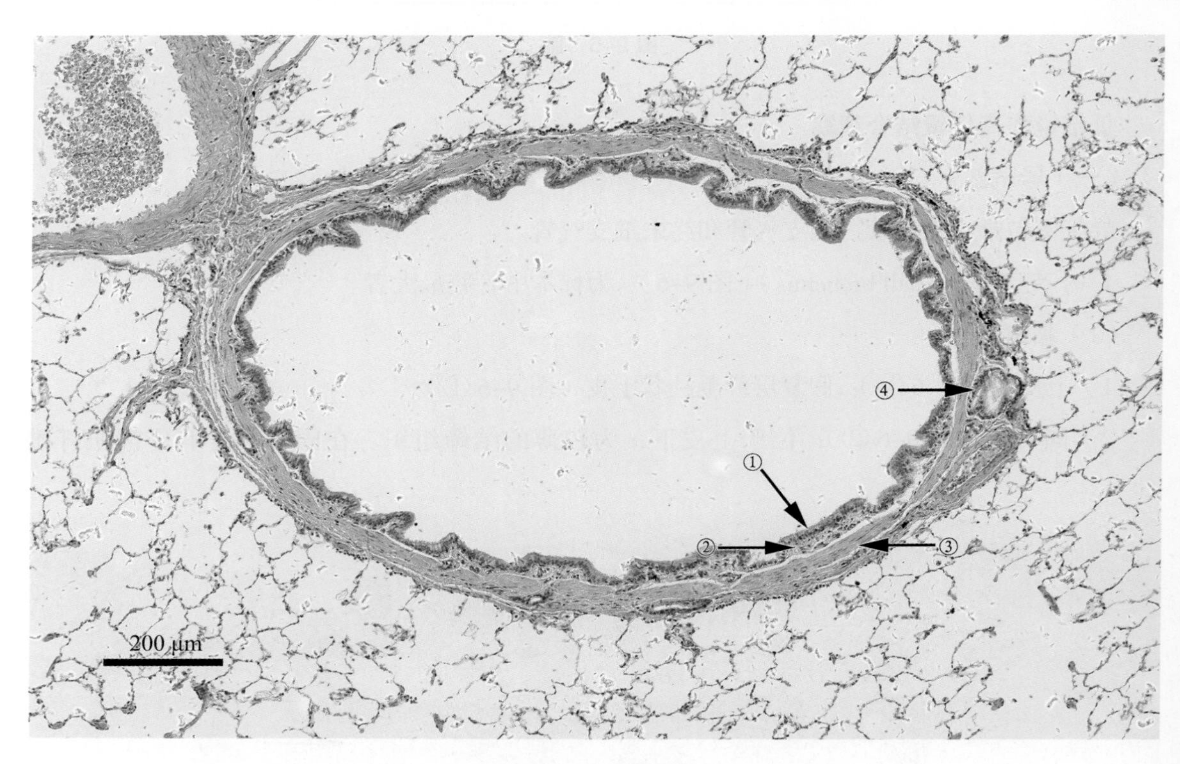

图 9-7 细支气管

①上皮 ②固有层 ③平滑肌 ④腺体

3. 终末细支气管（图 9-8 ①） 低倍镜下，可见管腔更小，腔面起伏不平，为单层纤毛柱状上皮，没有杯状细胞。平滑肌相对增多，环绕成层。管壁无腺体及软骨片。

（二）呼吸部

呼吸部包括呼吸性细支气管、肺泡管、肺泡囊和肺泡，充满在肺的导气部之间。因其各段均附有能够进行气体交换的肺泡，故称呼吸部。先用低倍镜观察，再换高倍镜观察。

1. 呼吸性细支气管（图 9-9 ①） 因有肺泡通连，故管壁不完整。其上皮不一致，有单层纤毛柱状上皮、单层柱状上皮、单层立方上皮。仅有少量平滑肌和结缔组织围绕其周围。有时可见细支气管、终末细支气管、呼吸性细支气管、肺泡管、肺泡囊和肺泡因纵切

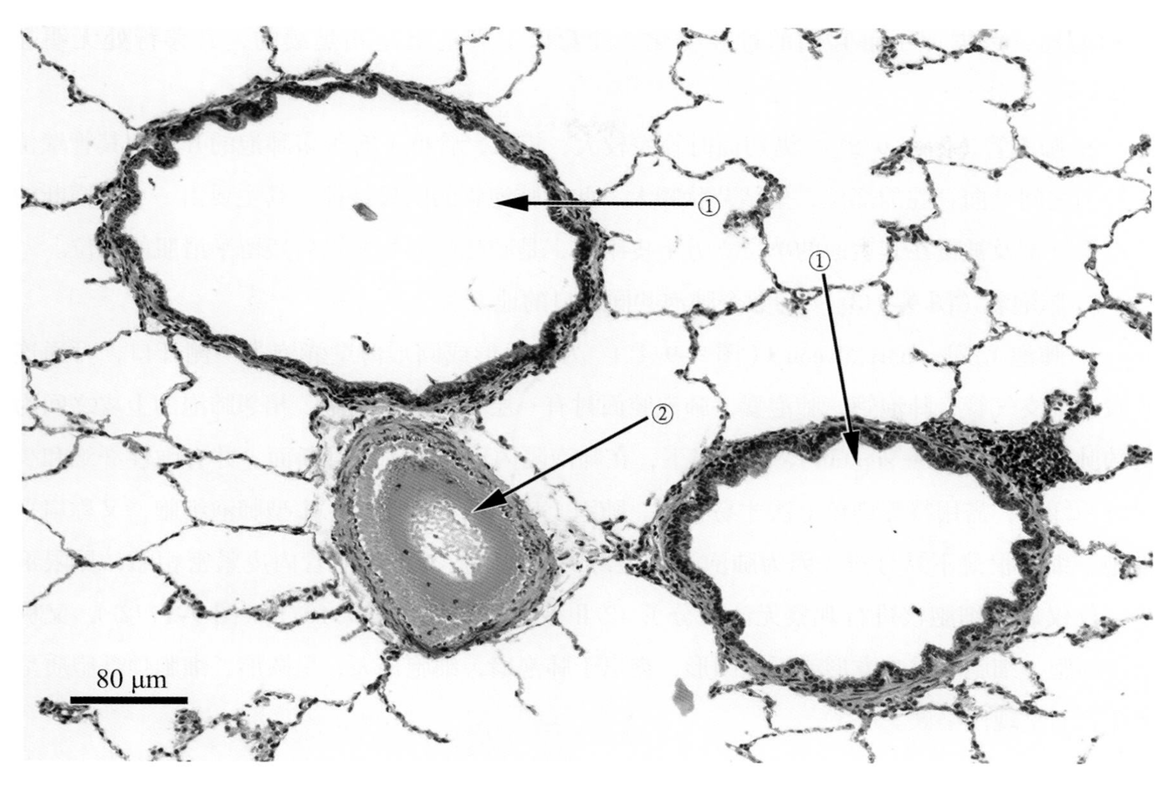

图 9-8 终末细支气管
①终末细支气管 ②血管

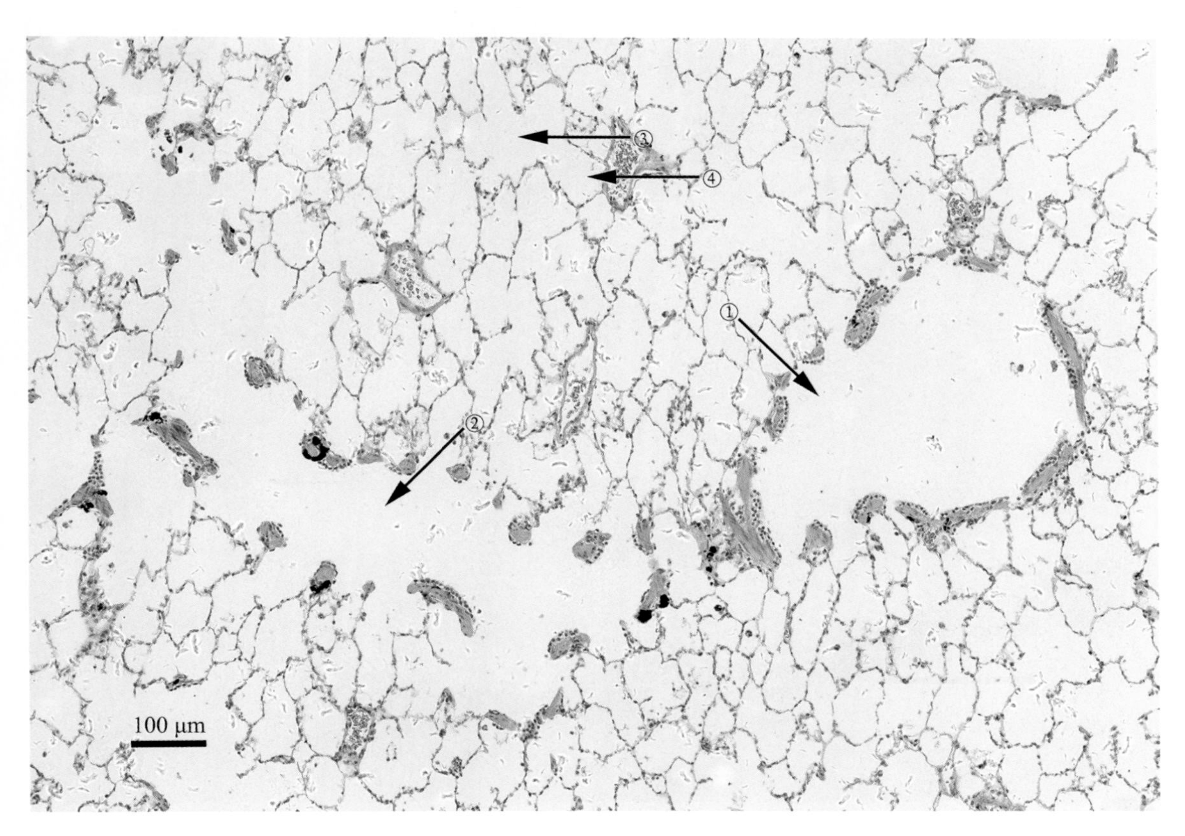

图 9-9 肺呼吸部
①呼吸性细支气管 ②肺泡管 ③肺泡囊 ④肺泡

而相通连，可据此了解它们的过渡变化。注意以上管道都是相延续的，其移行处无明显界限。

2. 肺泡管（图 9–9 ②） 纵切面时管腔较大、较长，管壁上有很多肺泡的开口，其管壁位于肺泡之间突向管腔的部位，呈结节状膨大，此为肺泡管的明显特征，其主要由一小束横断的平滑肌纤维及被覆在其表面的单层立方上皮组成，是肺呼吸部管壁最后残留平滑肌的部位。

3. 肺泡囊（图 9–9 ③） 为数个肺泡共同开口的地方。

4. 肺泡（pulmonary alveoli）（图 9–9 ④） 为多边形或圆形薄壁囊泡，一侧开口，可通连呼吸性细支气管、肺泡管、肺泡囊。肺泡腔面衬有一层肺泡上皮细胞，相邻肺泡的上皮之间为薄的肺泡隔（alveolar septum）。高倍镜下，在肺泡隔内可见毛细血管断面，并有弹性纤维和少量胶原纤维，需用特殊染色方法才易看清。肺泡上皮有两种细胞：①Ⅰ型肺泡细胞，又称扁平细胞，细胞很薄不易分辨（因为肺泡隔也很薄，肺泡上皮与毛细血管内皮紧密相贴，界限不清，仅仅通过细胞核进行观察无法区分）；②Ⅱ型肺泡细胞（图 9–10 ①；图 9–11 ②），又称分泌细胞，细胞略呈立方形或近似圆形，突出于肺泡壁，细胞核大、呈圆形，细胞顶部胞质呈泡沫状而呈现浅染区。

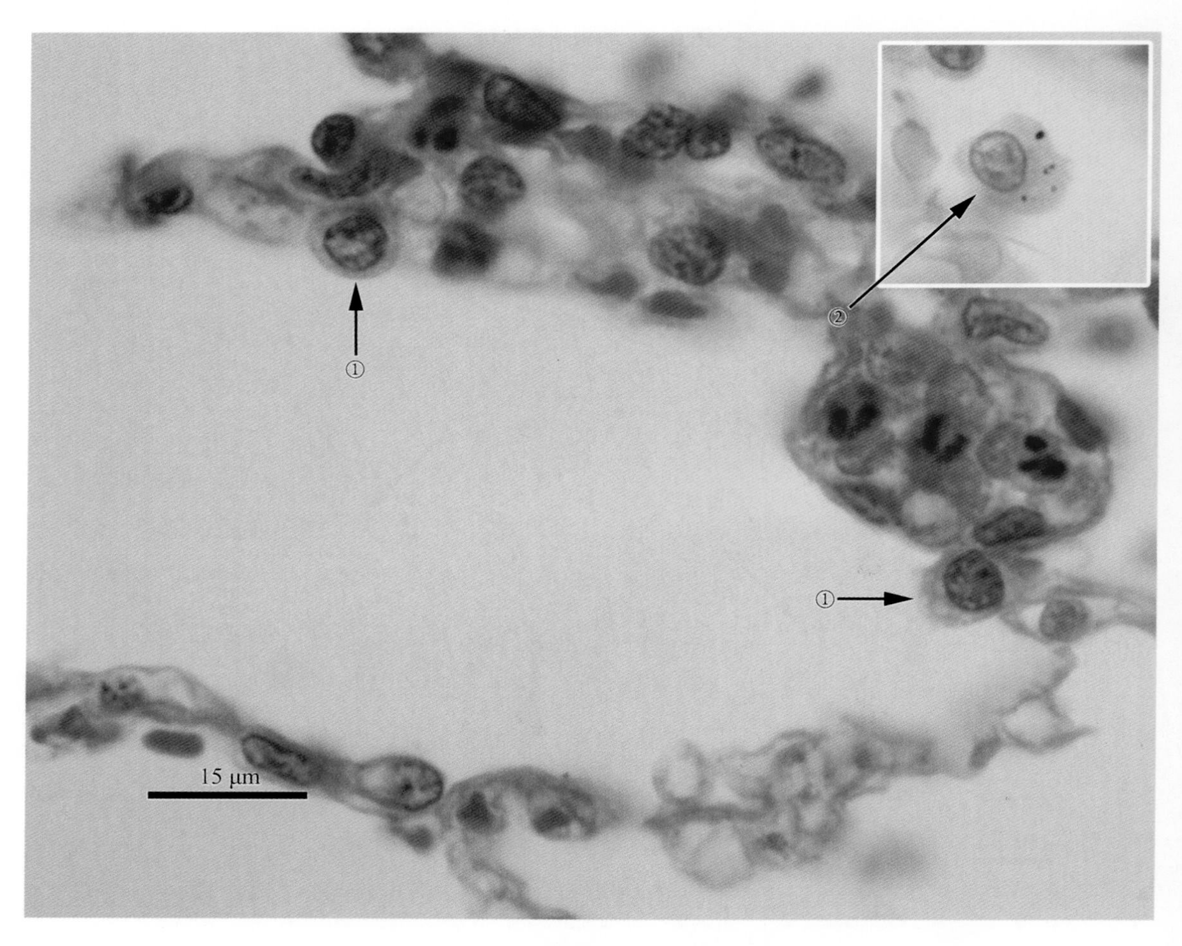

图 9–10 肺Ⅱ型肺泡细胞和尘细胞

①Ⅱ型肺泡细胞 ②尘细胞

在肺泡腔或肺间质内，还可见到尘细胞（dust cell）（图 9–10 ②；图 9–11 ①），为吞噬尘埃颗粒的肺内巨噬细胞，细胞呈椭圆形或不规则形，胞质内含有棕黑色颗粒，即为所吞噬的尘埃颗粒。肺泡腔内的尘细胞含颗粒较少，而在肺间质内的尘细胞含颗粒多，细胞核有时被颗粒遮盖以至不能见到。注意区分位于肺泡腔内的尘细胞与Ⅱ型肺泡细胞，尘细胞内有少量棕黑色颗粒，而Ⅱ型肺泡细胞核周围有浅染区。

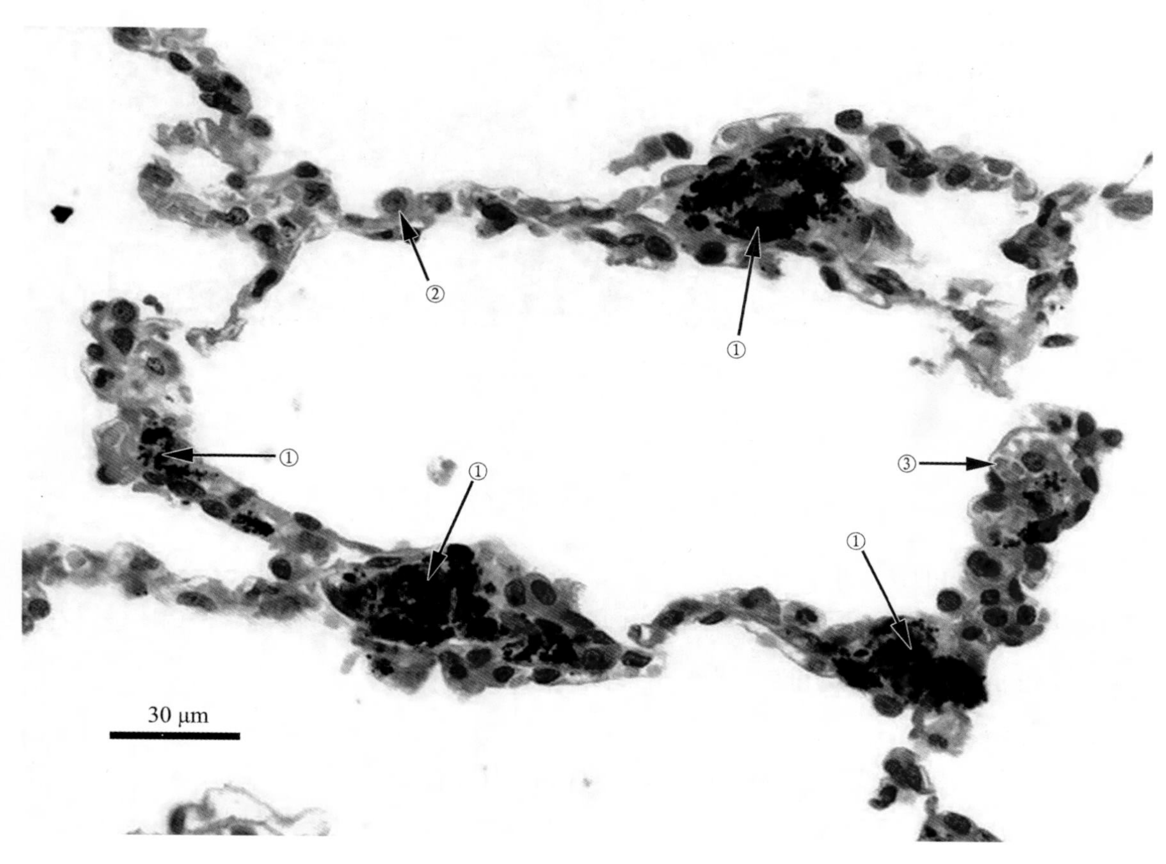

图 9–11 肺尘细胞
①尘细胞 ②Ⅱ型肺泡细胞 ③毛细血管

示教 1 肺血管注射

观察肺内血液循环管道的分布。

将墨汁注射到家兔肺血管内，以显示血管分布。用 Susa 液固定，石蜡包埋，切片，制成厚度为 12~15 μm 的切片，用番红花红复染。

低倍镜观察

由于肺的血管内已注射墨汁，故填充均匀黑色的部位为血管所在。各种细胞的细胞核均呈红色，细胞质浅红色。

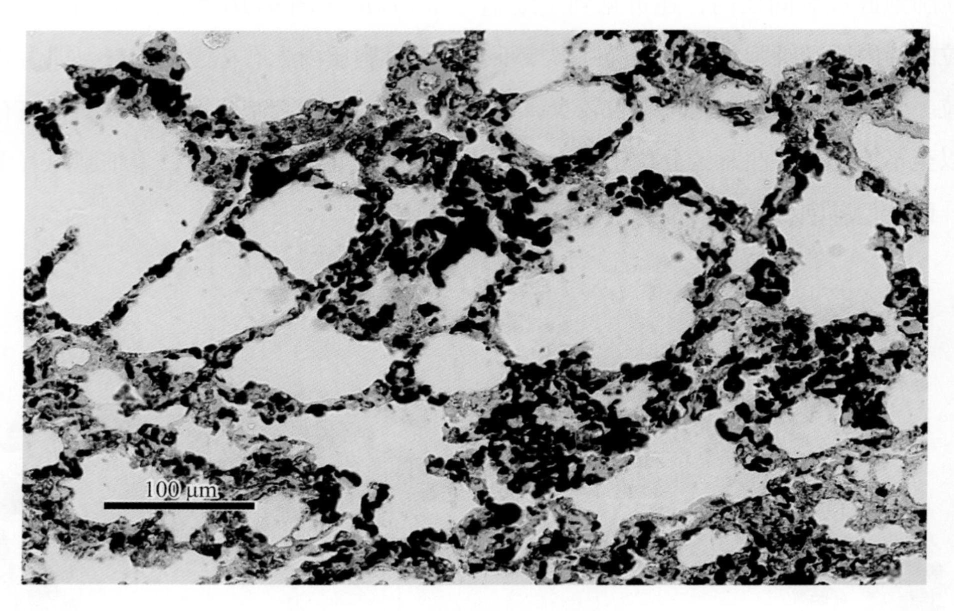

图 9-12　肺血管墨汁注射标本

示教 2　肺弹性纤维

观察肺泡壁内的弹性纤维。

处死家兔，将 Susa 固定液自兔气管注射入肺内，将肺取下并浸泡在 Susa 液内固定。石蜡包埋，切 12 μm 厚的切片。用醛品红染弹性纤维。

低倍镜观察

在此厚片中可见到蜂窝状的肺泡壁，并可见染成蓝色的弹性纤维错综排列在肺泡隔内，围绕在肺泡周围。

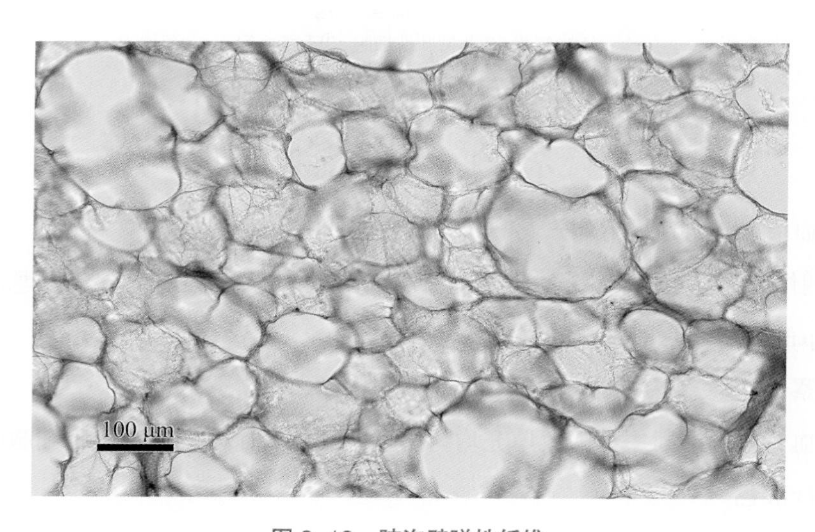

图 9-13　肺泡壁弹性纤维

【思考与讨论】

1. 光镜下如何区分肺导气部的小支气管、细支气管和终末细支气管?
2. 光镜下如何区分肺呼吸部的各段结构?

【实验小结】

1. 列表比较肺内导气部各部分的结构。

	小支气管	细支气管	终末细支气管
上皮	假复层纤毛柱状上皮	假复层或单层纤毛柱状上皮	单层纤毛柱状
杯状细胞	较多	少或无	无
软骨片	较大，较多	小、少或无	无
腺体	较多	少或无	无
平滑肌	不连续	逐渐连续成层	完整环行成层

2. 列表比较呼吸性细支气管、肺泡管、肺泡囊的结构变化。

	呼吸性细支气管	肺泡管	肺泡囊
管壁	大段管壁	结节状	基本无（仅剩肺泡隔游离端）
肺泡开口	少量	大量	全部

（迟晓春）

实验十

泌尿系统

【实验目的】

1. 观察肾的结构，掌握肾小体（renal corpuscle）、肾小管各段、集合小管的形态特征及其相互间的关系。

2. 了解膀胱的组织结构。

3. 了解输尿管的组织结构。

【实验材料】

1. 人或狗的肾，Helly 液固定，石蜡包埋，切片，H.E 染色。

2. 兔收缩及扩张状态的膀胱，Helly 液固定，石蜡包埋，切片，H.E 染色。

3. 人的输尿管，Susa 液固定，石蜡包埋，横断面切片，H.E 染色。

【实验观察】

标本 67　肾

肉眼观察

切片为梯形，染色深浅不同，梯形长边染色较深的边缘部为皮质，其深部即梯形短边染色较浅者为肾锥体（图 10–1）。有的标本在肾锥体旁可见染色深的肾柱，为伸入锥体之间的皮质部分。

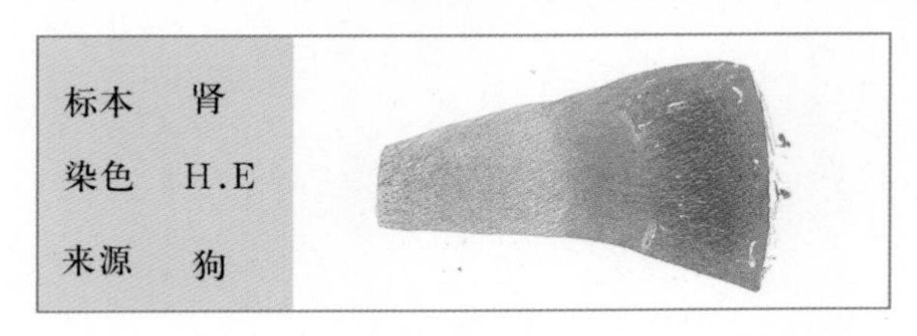

图 10–1　肾

低倍镜观察

1. 被膜（图 10–2 ①） 被覆在肾的表面，是由致密结缔组织构成的纤维膜。

2. 皮质 在被膜以下，可见大小不等、形状不一的小管断面和分布在其中的呈球形的肾小体（图 10–2 ②）。

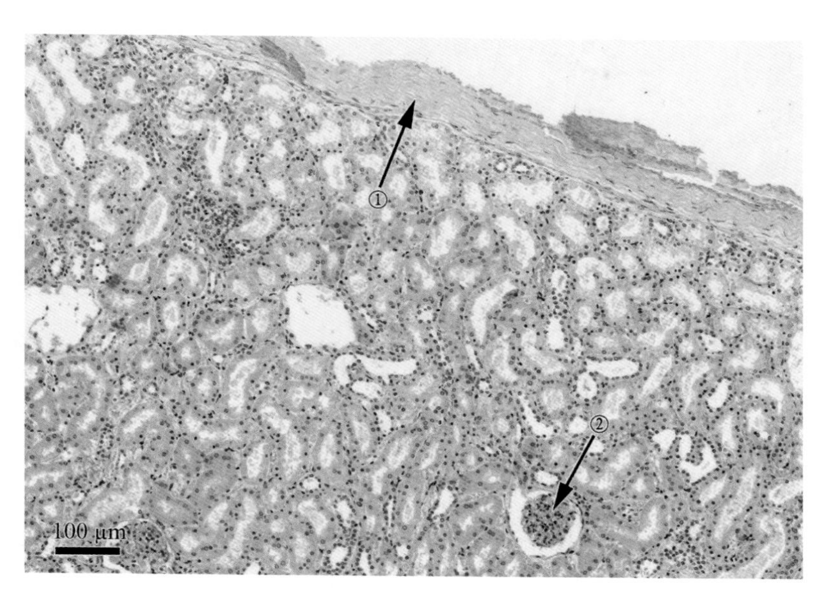

图 10–2 肾被膜及被膜下皮质
①被膜 ②肾小体

皮质分为皮质迷路和髓放线（图 10–3）。

（1）皮质迷路（图 10–4）：由肾小体（图 10–4）和肾近端小管曲部（图 10–4 ①）、远端小管曲部（图 10–4 ②）构成。肾小体呈圆球状，由血管球（毛细血管网）（图 10–4 ③）和肾小囊（图 10–4 ④）组成。肾小体的周围为肾小管的断面，呈圆形、弧形等形状。

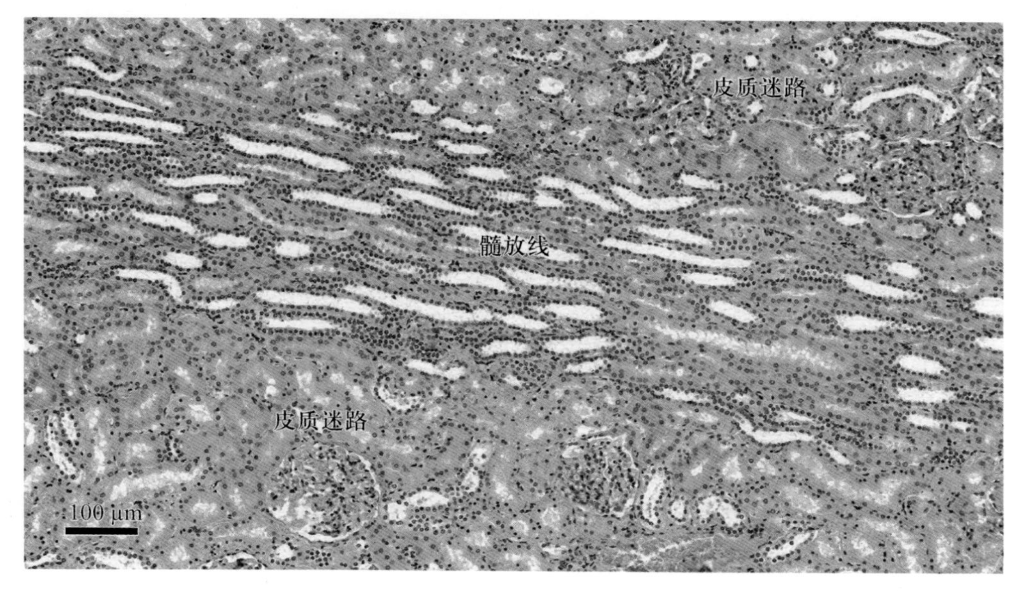

图 10–3 肾皮质迷路和髓放线

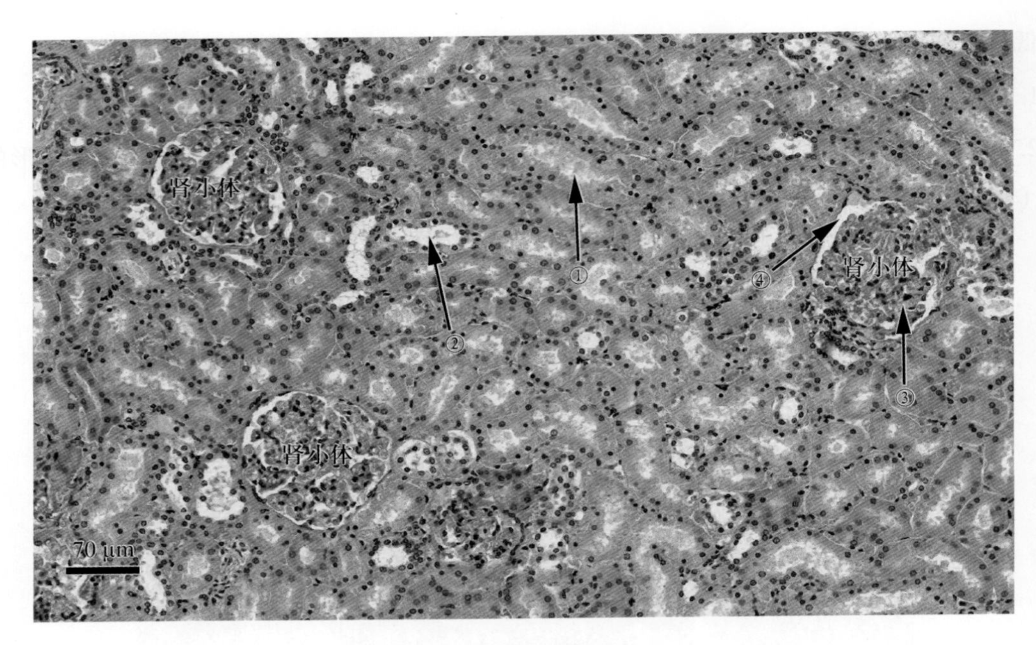

图 10–4 肾皮质迷路

①近端小管曲部 ②远端小管曲部 ③血管球 ④肾小囊腔

（2）髓放线（图 10–5）：由一些平行排列的直管聚集而成，位于皮质迷路之间，包括肾近端小管直部（图 10–5 ①）、远端小管直部（图 10–5 ②）和集合小管，向外不达皮质表面，向内伸入髓质并构成肾锥体。

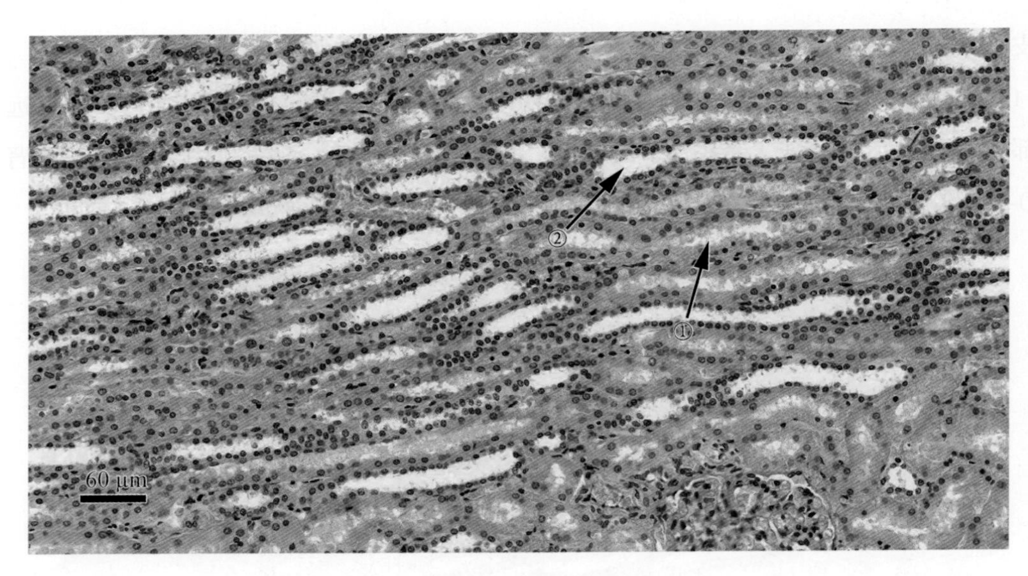

图 10–5 肾髓放线

①近端小管直部 ②远端小管直部

在皮质内有小动、静脉的断面。低倍镜下可见皮质和髓质的交界处（图 10–6）。

3. 髓质 主要由肾锥体组成，可见平行的直管自肾锥体底部伸向肾乳头，包括髓袢和集合小管。细段之间有细小的血管为直小血管（图 10–7）。

在皮质与肾锥体之间可见较大的血管为弓形血管的断面。

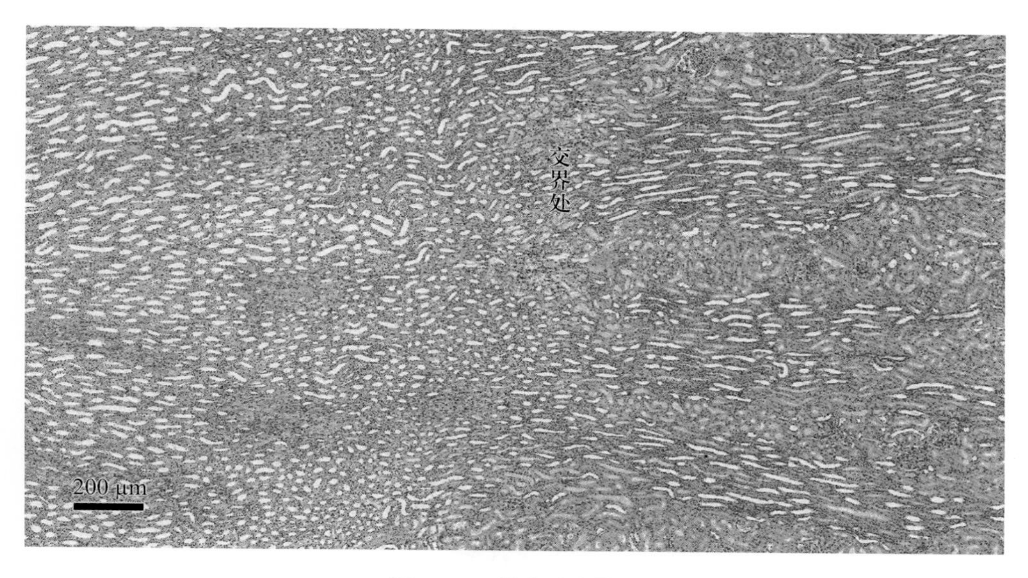

图 10-6 肾皮髓交界处

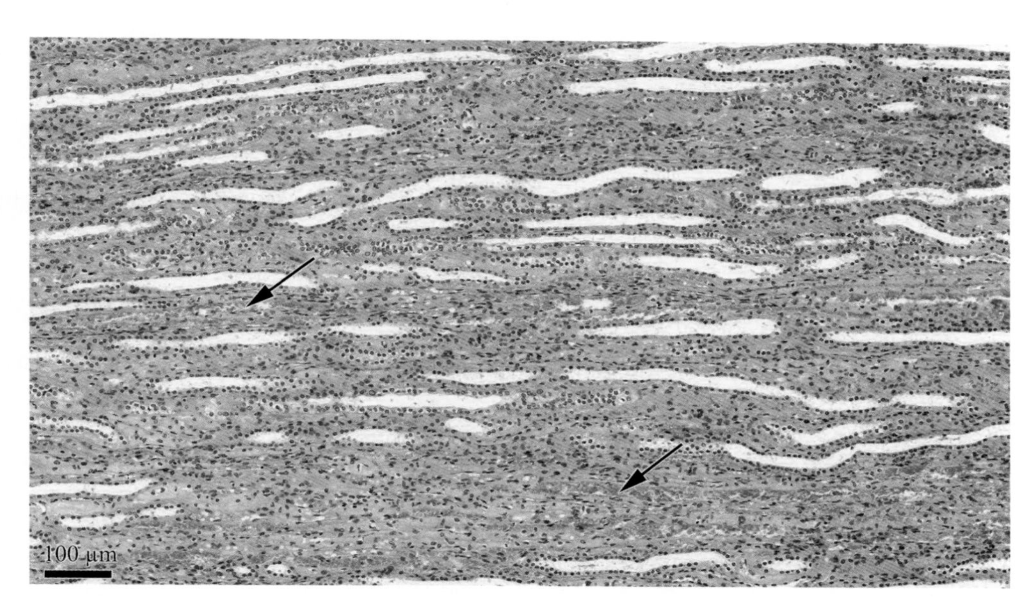

图 10-7 肾锥体
箭头示直小血管

若标本切到肾柱，则可在肾锥体之间观察到构造与皮质相同的肾柱结构。

高倍镜观察

1. 皮质迷路

（1）肾小体：断面呈圆形，由血管球和肾小囊组成。偶见有入球、出球微动脉出入的血管极，或与近端小管曲部相连的尿极。

1）血管球（图 10–8）：为一团毛细血管网。内皮、肾小囊脏层及球内系膜细胞不易分辨。

2）肾小囊：分壁层和脏层。壁层（图 10–8 ②）为单层扁平上皮。脏层紧贴在血管球的毛细血管外面，为足细胞，与内皮细胞不易区分。脏、壁两层细胞之间为一腔隙，即肾小囊腔（图 10–8 ③），容纳滤过的原尿。在肾小体附近，有时可见到入球微动脉或出球微动脉的断

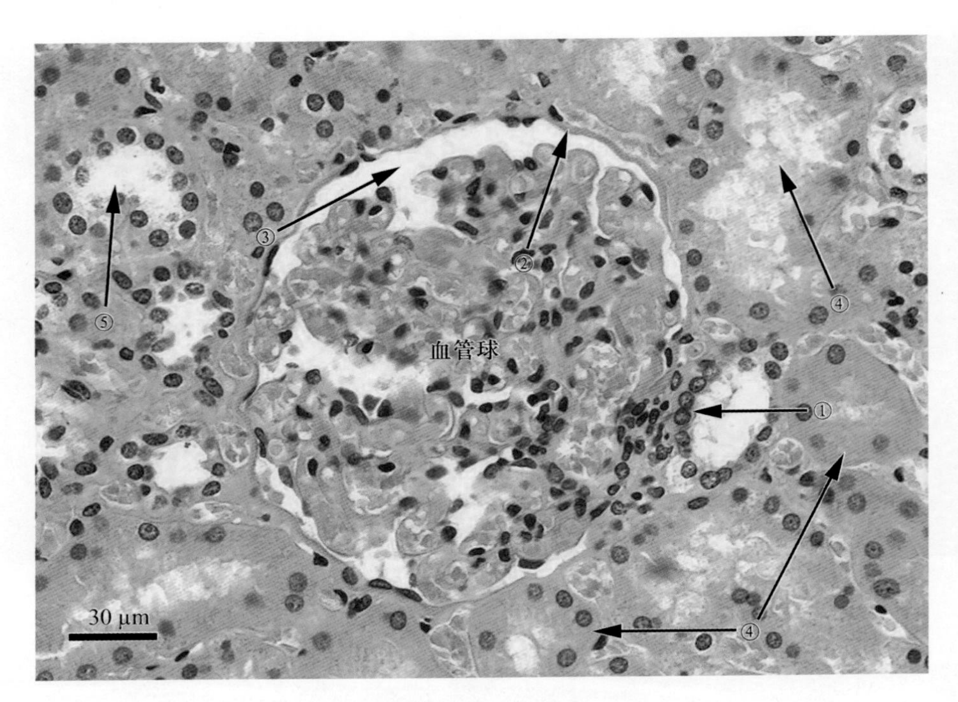

图 10-8 肾皮质迷路

①致密斑 ②肾小囊壁层 ③肾小囊腔 ④近端小管曲部 ⑤远端小管曲部

面。但是，只有在血管极处同时切到入球微动脉和出球微动脉时才能区分这两种血管（请同学们思考其原因）。

（2）近端小管曲部（近曲小管，proximal convoluted tubule）（图 10-9）：断面数目较多，管径较粗，管腔较小，腔面凹凸不平。上皮细胞呈锥体形，细胞界限不清，细胞核圆形，细胞质嗜酸性强，细胞基部有纵纹，细胞游离面有刷状缘（因制片关系往往不易看清）。

（3）远端小管曲部（远曲小管，distal convoluted tubule）（图 10-9）：与近曲小管相比较，

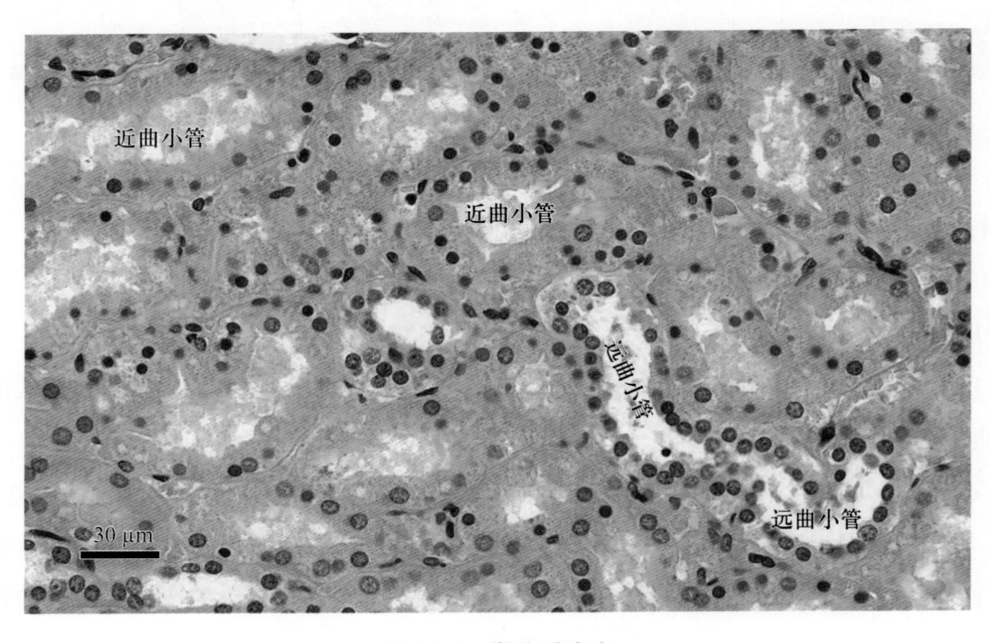

图 10-9 肾皮质迷路

断面数目较少，管径较小，管腔较大，细胞较矮，细胞核圆形，细胞质嗜酸性较弱，细胞基部也有纵纹，但无刷状缘。

2. 髓放线

（1）近端小管直部（图 10–10）：位于髓放线者为髓袢降支之粗段，构造与近曲小管相似。细胞界限不清楚，细胞呈立方或锥体形，胞质嗜酸性。腔面呈不规则状，有时呈一个窄缝。

（2）远端小管直部（图 10–10）：位于髓放线者为髓袢升支之粗段，与近端小管直部相比较，管腔较大，细胞较矮小，胞质嗜酸性弱，细胞核靠近腔面。

（3）集合小管（图 10–10）：细胞立方形或柱状，细胞核位于中央，细胞界限清楚，胞质清明。在髓放线处集合小管不易辨认，可在髓质接近肾乳头处辨认。

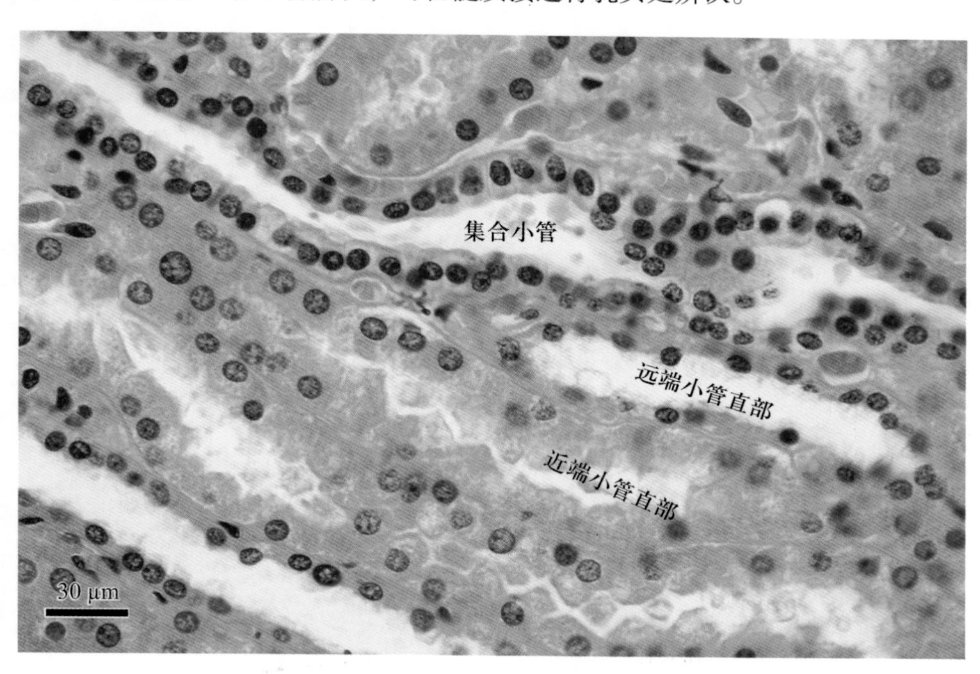

图 10–10 肾髓放线

3. 致密斑（macula densa）（图 10–8 ①） 在皮质迷路寻找有血管极的肾小体，在此处可见靠近入球微动脉或出球微动脉的远曲小管，其靠近血管极一侧的上皮细胞变高、变窄，排列整齐，细胞核密集，且靠近腔面，即为致密斑。

4. 肾锥体 由近端小管直部、细段、远端小管直部和集合小管组成。

（1）细段（图 10–11 ①、图 10–12 ①）：细段大部分位于髓袢降支，少部分位于髓袢升支。选择靠近肾乳头部的细段，更易观察。细段管径小，管壁为单层扁平上皮，细胞核突向管腔，细胞质染色浅，无刷状缘，细胞界限不清。观察时应注意与毛细血管的区别（图 10–11 ②、图 10–12 ②）。

（2）近端小管直部及远端小管直部：与髓放线中所见相同。

（3）集合小管（图 10–10，图 10–11）：上皮细胞由立方形变为柱状，至肾乳头时细胞呈高柱状称为乳头管（图 10–12），开口于肾锥体顶端，与被覆在肾乳头表面的变移上皮相连。

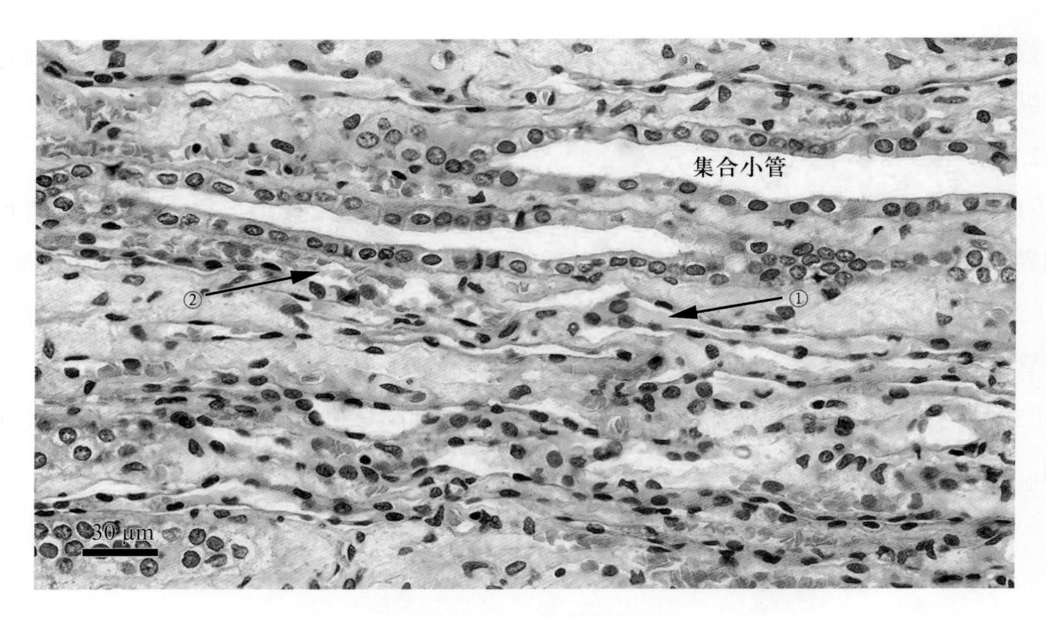

图 10–11 肾锥体
①细段 ②毛细血管

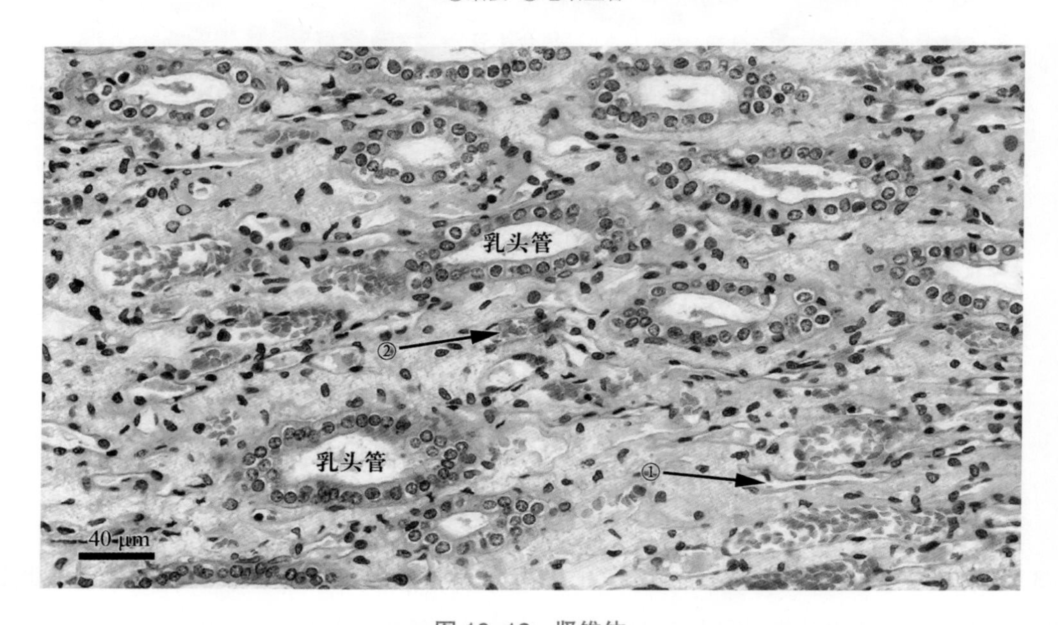

图 10–12 肾锥体
①细段 ②毛细血管

标本 8 膀 胱

肉眼观察

可见收缩和扩张状态膀胱各一块（图 10–13），两者如何区别？

低倍镜观察

1. 扩张状态下的膀胱（图 10–14a）

（1）黏膜：由变移上皮和固有层组成。变移上皮较薄，较平。

（2）肌层：由平滑肌组成，分为内纵、中环、外纵三层。

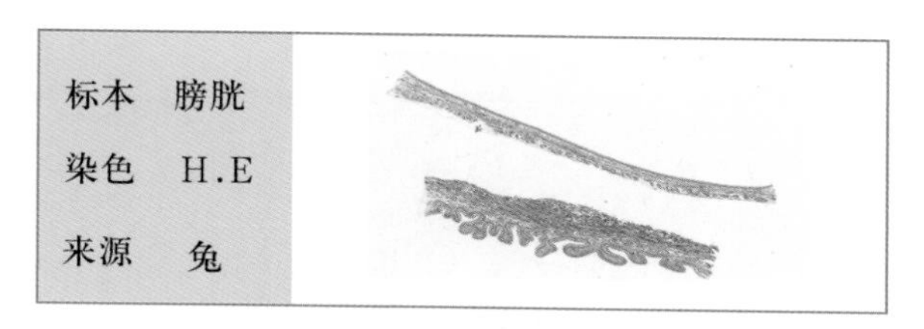

图 10-13 膀胱

（3）外膜：大部分为纤维膜，由结缔组织组成。在膀胱顶部为浆膜，即在结缔组织外面被覆一层间皮。

2. 收缩状态的膀胱（图 10-14b） 与扩张状态的比较，黏膜有皱襞，上皮较厚。肌层变厚，肌纤维方向不清楚，不易分辨出三层，只有外纵平滑肌比较清楚。

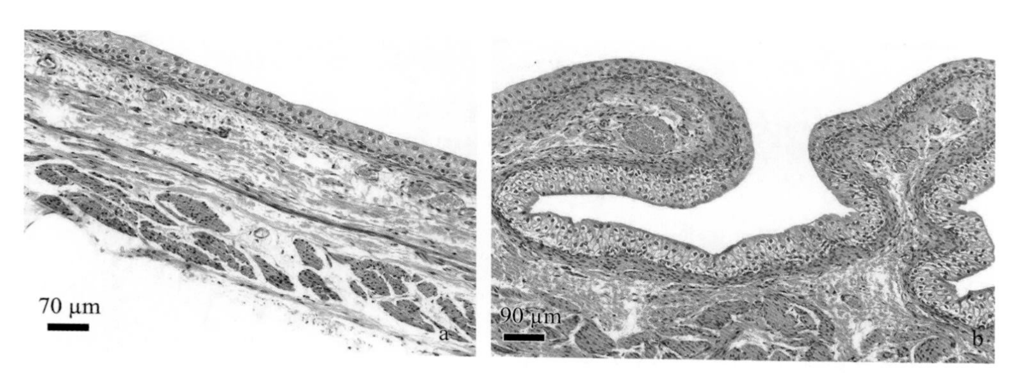

图 10-14 膀胱
a 扩张状态 b 收缩状态

标本 68 输 尿 管

肉眼观察

呈圆形，腔小壁厚，腔面不平整（图 10-15）。

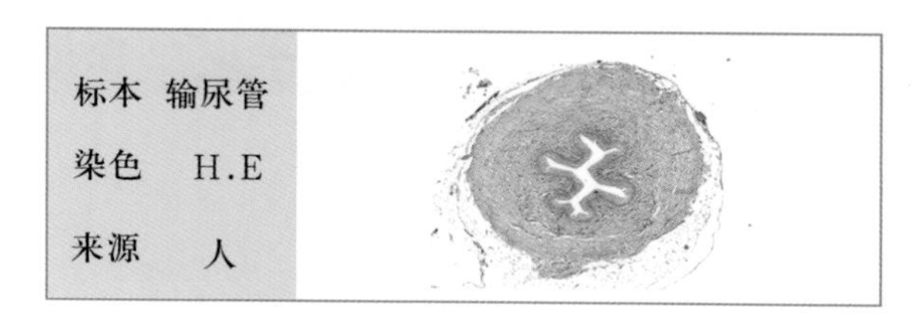

图 10-15 输尿管

低倍镜观察

1. 黏膜（图 10-16 ①） 上皮为变移上皮（图 10-17）。上皮下面是较为致密结缔组织形成的固有层，内含有许多血管。

2. 肌层（图 10-16） 由平滑肌组成，标本若取自输尿管上 1/3，则呈内纵、外环两层；若取自下 2/3，则呈内纵、中环、外纵三层。

3. 外膜（图 10-16 ②） 由结缔组织组成的纤维膜。

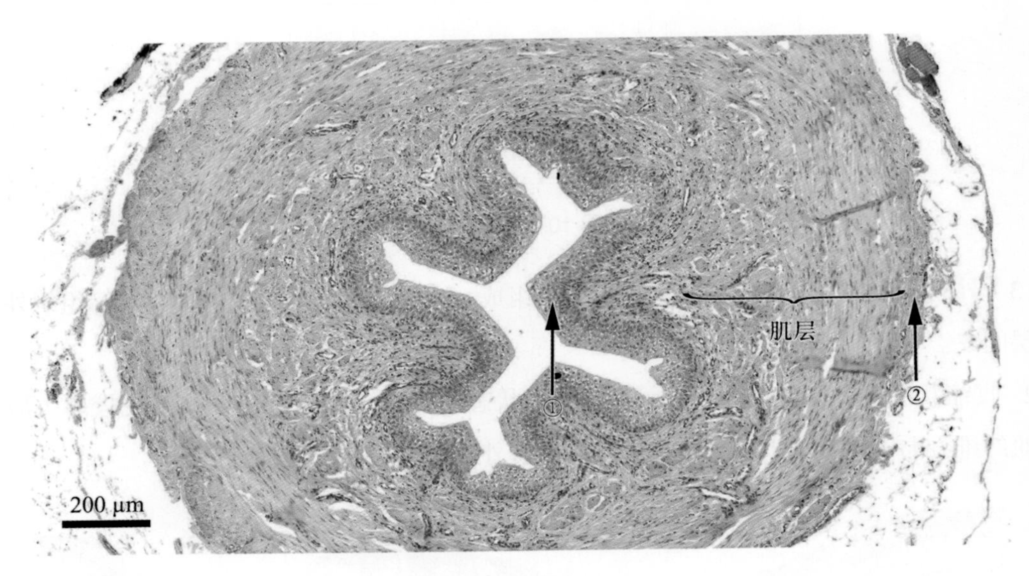

图 10-16 输尿管
①黏膜 ②外膜

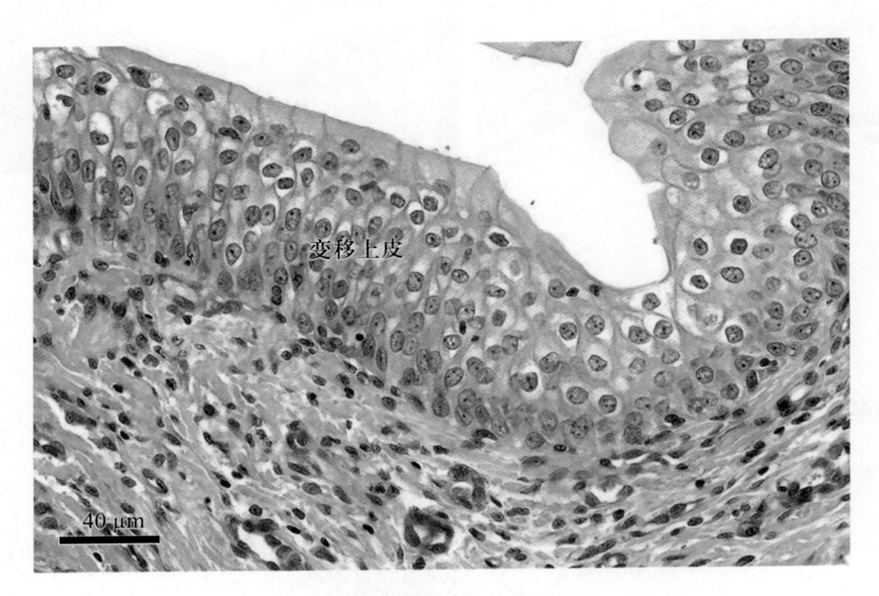

图 10-17 输尿管黏膜

示教 1 球旁细胞

小白鼠的肾，Helly 液固定，以 Bowie 法染色。

高倍镜观察

入球微动脉在靠近血管球处，其中膜平滑肌细胞特化成上皮样细胞，即球旁细胞（图 10-18 箭头）。该细胞胞核呈圆形或椭圆形。胞质较多，内含大量蓝紫色颗粒（请思考颗粒内含什么物质，起什么作用）。

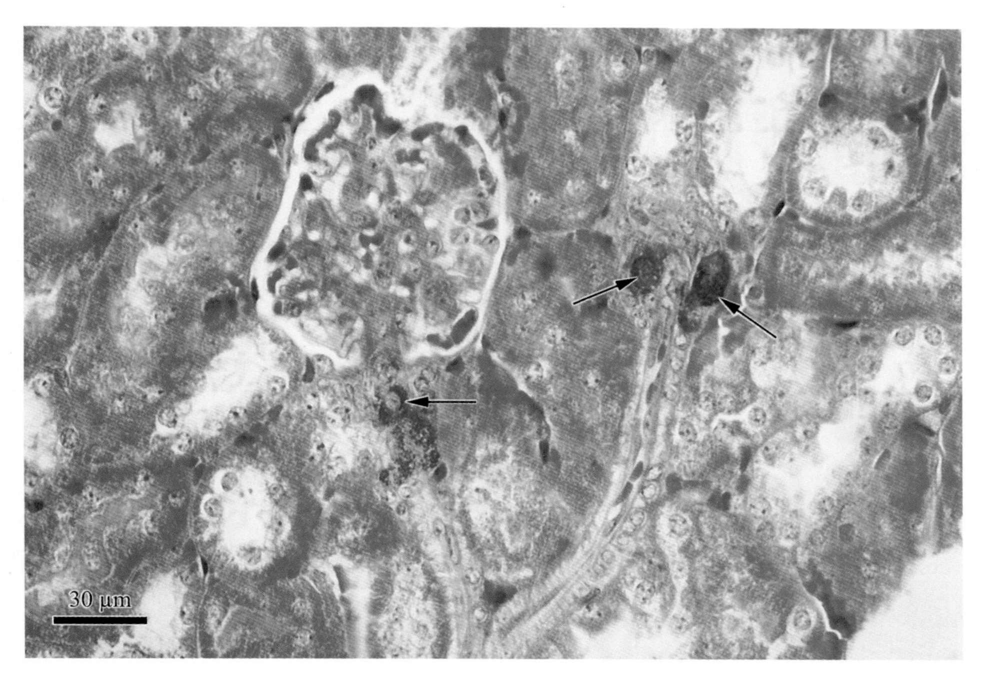

图 10-18 肾皮质迷路
箭头示球旁细胞

示教 2 肾血管墨汁注射标本

动物肾，经肾动脉向肾内灌注墨汁，然后取下肾做成厚切片。

镜下观察（图 10-19）

可见肾的血管腔内均匀填充以墨汁，据此可了解肾的血管分布。血管球为一团丝球状的毛

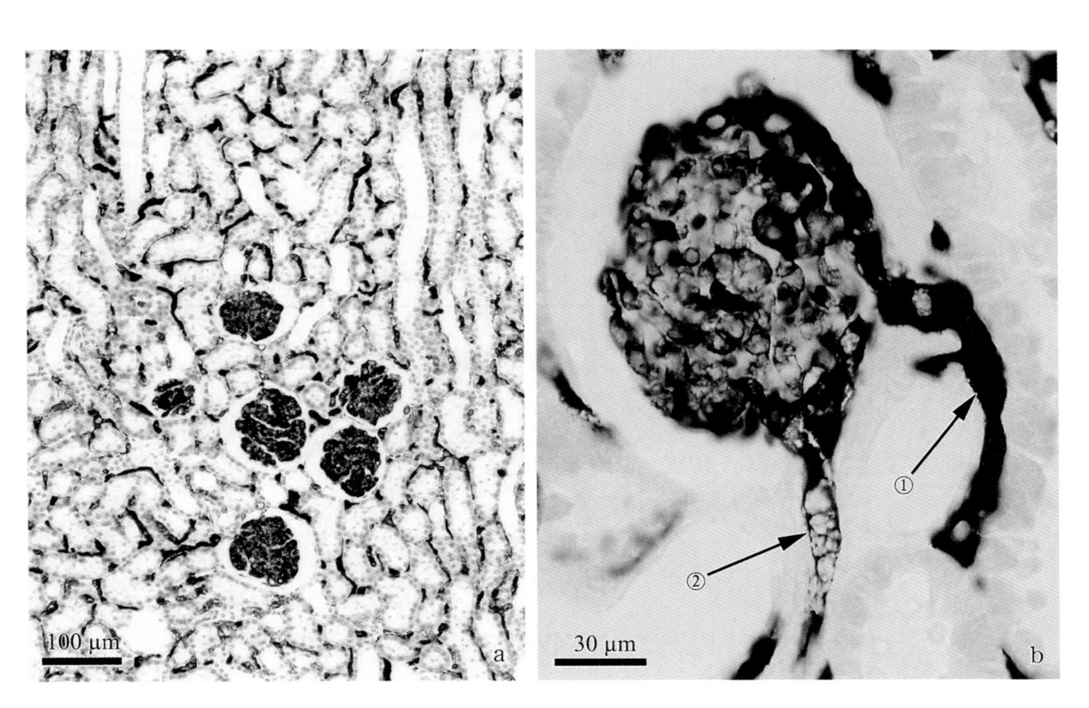

图 10-19 肾皮质
a 低倍镜观察 b 高倍镜观察 ①入球微动脉 ②出球微动脉

细血管，与入球微动脉（图 10-19b ①）和出球微动脉（图 10-19b ②）相连。

【思考与讨论】

1. 光镜下如何区分近曲小管和远曲小管?
2. 光镜下如何辨认致密斑?

【实验小结】

1. 本章难点是掌握泌尿小管各段的结构及位置。

（1）注意泌尿小管在肾实质内的走行规律，肾皮质、髓质的界限，分别由泌尿小管的哪些部分构成。

（2）列表比较近端小管与远端小管的特点。

<table>
<tr><th colspan="2" rowspan="2"></th><th colspan="2">近端小管</th><th colspan="2">远端小管</th></tr>
<tr><th>曲部</th><th>直部</th><th>直部</th><th>曲部</th></tr>
<tr><td colspan="2">位置</td><td>皮质迷路、肾柱</td><td>髓放线、肾锥体</td><td>髓放线、肾锥体</td><td>皮质迷路、肾柱</td></tr>
<tr><td colspan="2">管径</td><td>粗</td><td>粗</td><td>细</td><td>细</td></tr>
<tr><td colspan="2">管腔</td><td>小</td><td>小</td><td>大</td><td>大</td></tr>
<tr><td rowspan="5">上皮细胞</td><td>形状</td><td>锥体形</td><td rowspan="3">同曲部</td><td>立方形</td><td rowspan="3">同直部</td></tr>
<tr><td>核</td><td>近基底部</td><td>近腔面</td></tr>
<tr><td>胞质</td><td>强嗜酸性</td><td>弱嗜酸性</td></tr>
<tr><td>刷状缘</td><td>发达</td><td rowspan="2">不如曲部发达</td><td>无</td><td>无</td></tr>
<tr><td>基底纵纹</td><td>发达</td><td>发达</td><td>不如直部发达</td></tr>
<tr><td colspan="2">与尿液生成的关系</td><td colspan="2">① 原尿重吸收的主要场所
② 排出代谢废物及药物</td><td>主动向间质内转运 Na^+ 水分不能透过</td><td>重吸收水、Na^+
排出 K^+、H^+ 和 NH_3</td></tr>
</table>

（3）掌握球旁复合体的组成、功能，要求能够分辨致密斑。

（4）掌握滤过屏障的组成、功能。

2. 掌握排尿管道（输尿管、膀胱）的管壁结构：黏膜、肌层、外膜。

（吴 俊）

实验十一

内分泌系统

【实验目的】

1. 掌握垂体的组织结构特点。
2. 观察甲状腺的组织结构特点：掌握甲状腺滤泡、上皮细胞、滤泡旁细胞的形态结构特点。
3. 了解甲状旁腺的组织结构特点。
4. 掌握肾上腺的组织结构特点。

【实验材料】

1. 人的垂体，Helly 液固定，石蜡包埋，切片，曼氏（Mann）染色。
2. 狗的甲状腺和甲状旁腺，Helly 液固定，石蜡包埋，切片，H.E 染色。
3. 人或猴的肾上腺，Helly 液固定，石蜡包埋，切片，H.E 染色。

【实验观察】

标本 78　垂　　体

肉眼观察

切片呈椭圆形，染色深的部位是垂体远侧部，染色浅的部位是神经部，二者之间为中间部（图 11–1）。

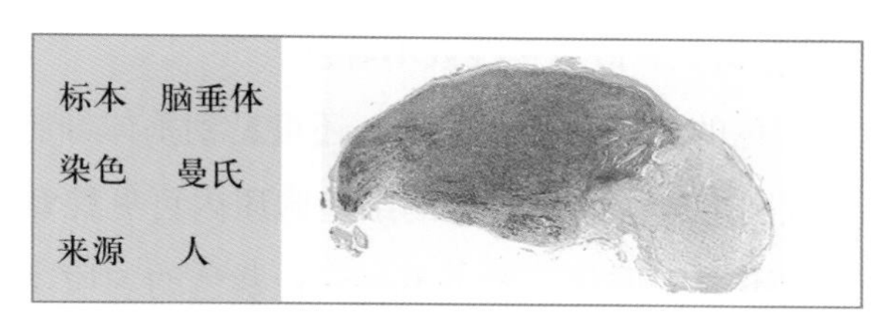

图 11–1　垂体

低倍镜观察

被膜位于垂体的表面，由结缔组织组成。

分别观察各部结构（图 11-2）：

1. 远侧部　细胞排列成团、索状，互相连接成网。网眼之间有丰富的毛细血管。

2. 神经部　可见大量浅粉红色的纤维为无髓神经纤维。

3. 中间部　位于神经部和远侧部之间。细胞排列成滤泡状，滤泡腔中含有红色或蓝紫色胶状物。此外也有一些排列成团或成索的细胞。由于制片的原因，中间部滤泡可呈不规则形。

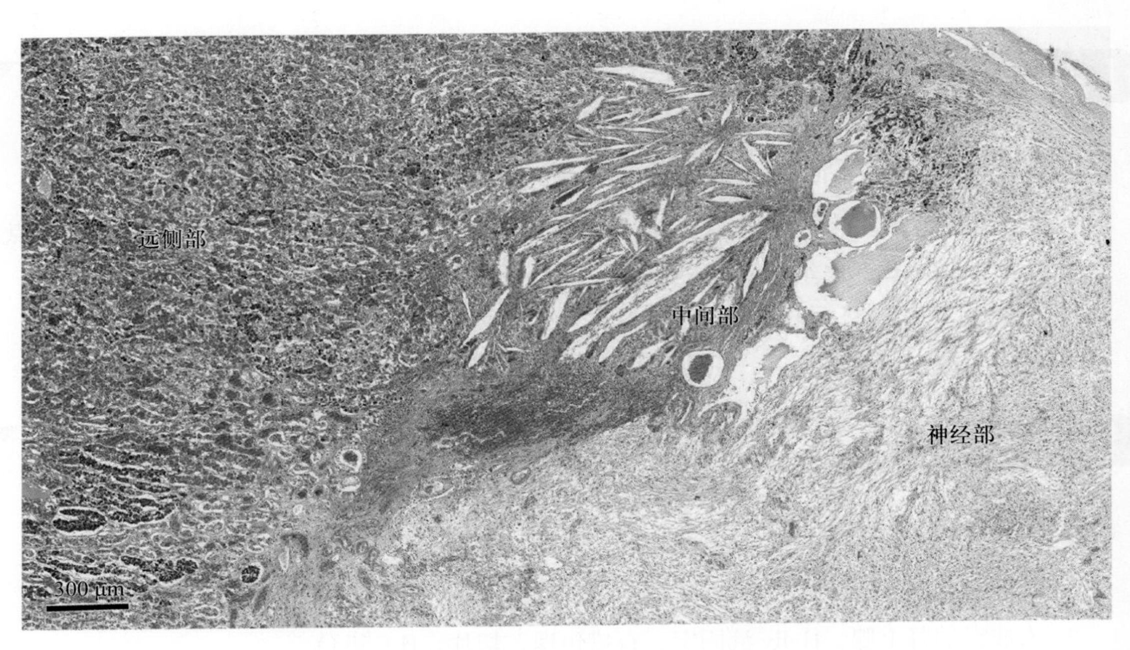

图 11-2　垂体

高倍镜观察

1. 远侧部

（1）嗜酸性细胞（图 11-3 ②）：体积较大，数目较多。胞质内含有粗大的嗜酸性颗粒（颗粒分界不清），细胞核呈圆形或椭圆形，染色浅或不着色。

（2）嗜碱性细胞（图 11-3 ①）：体积最大，数目较少，胞质内含有嗜碱性颗粒（颗粒分界不清）。细胞核呈圆形或椭圆形，位于一侧，染色浅或不着色。

（3）嫌色细胞（图 11-3 ③）：体积最小，数目最多。细胞排列成团。细胞界限不明显，细胞核呈圆形，细胞质中无特殊颗粒，故着色浅或不着色。

2. 神经部　除大量浅粉色的无髓神经纤维外，还可见到垂体细胞（图 11-4 ②）。垂体细胞呈梭形或多突状，细胞核圆形或椭圆形。有的细胞胞质内可见棕黄色色素颗粒。此外，还可见到一种圆形、椭圆形或不规则形状，大小不一、粉紫色的匀质团块，为赫令体（Herring body，图 11-4 ①）。

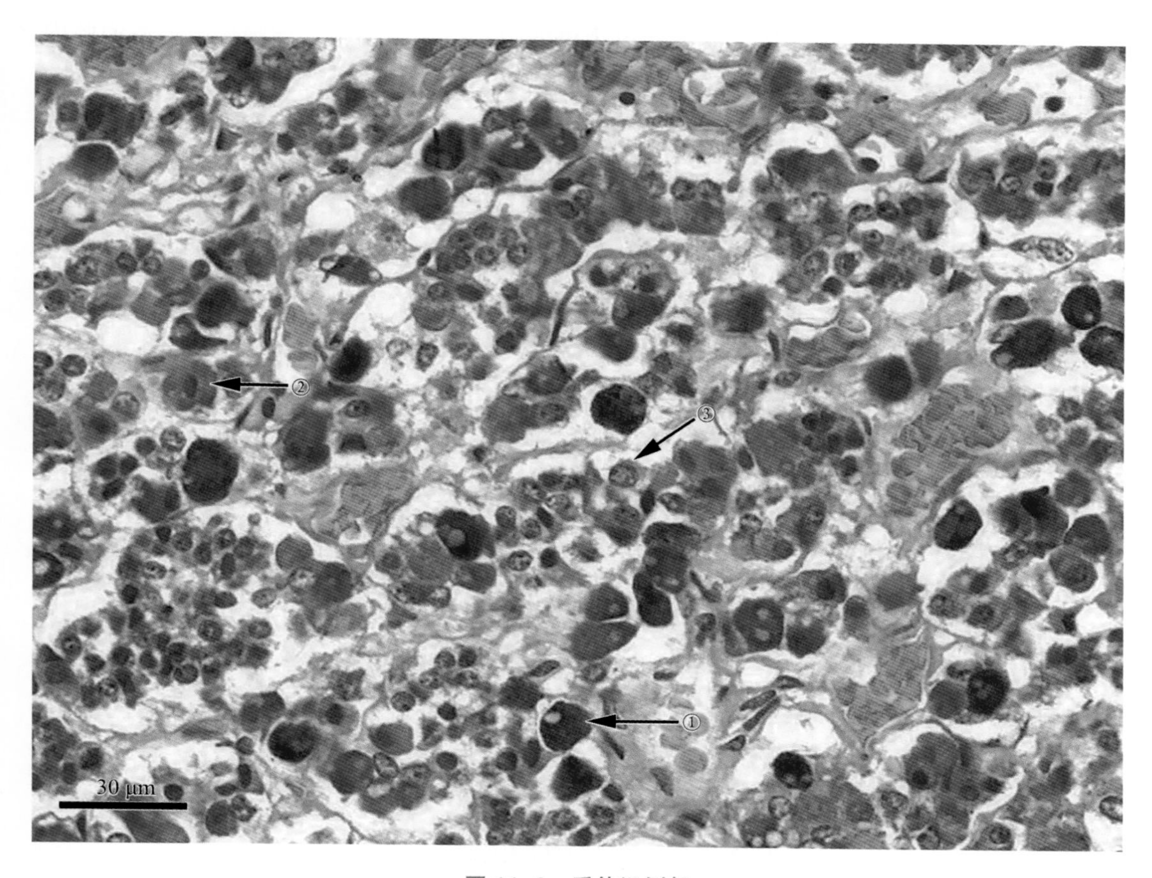

图 11-3 垂体远侧部
①嗜碱性细胞 ②嗜酸性细胞 ③嫌色细胞

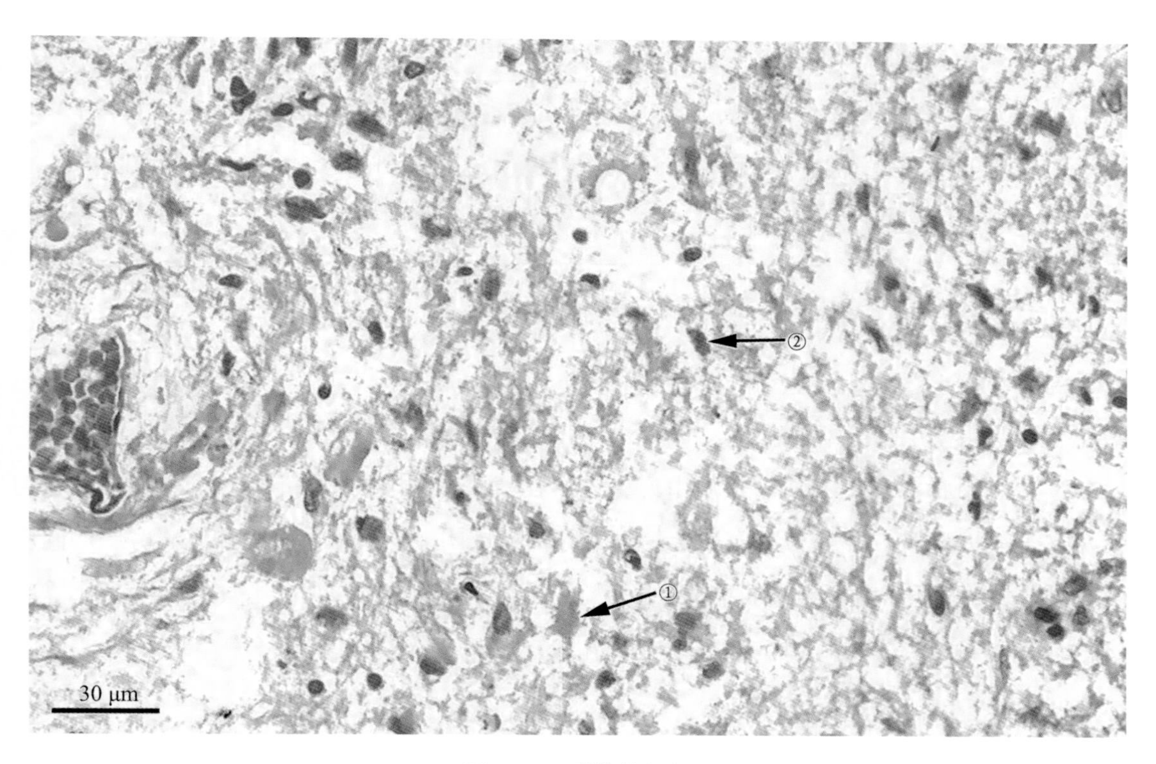

图 11-4 垂体神经部
①赫令体 ②垂体细胞

3. 中间部　主要由滤泡构成。滤泡壁由嫌色细胞、嗜碱性细胞等细胞构成；滤泡腔内含有红色或蓝紫色胶状物（图 11–5）。

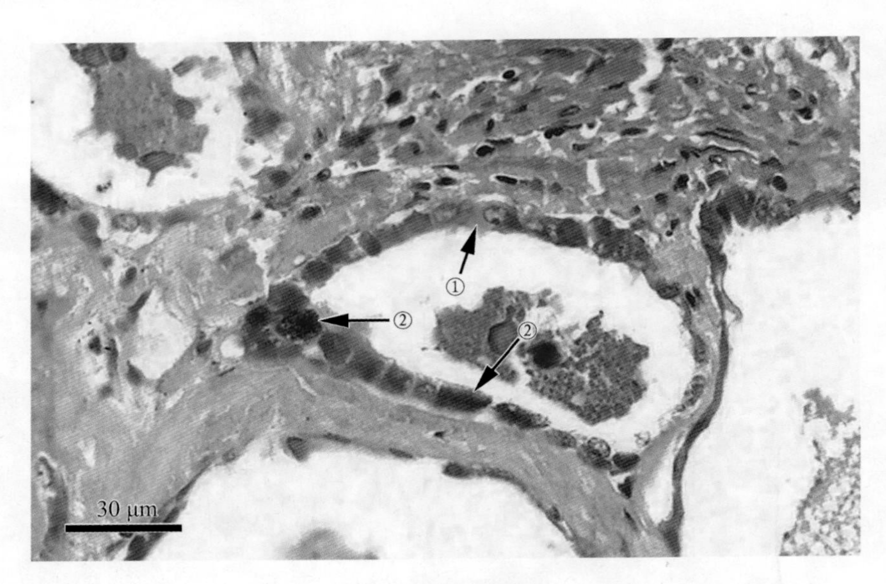

图 11–5　垂体中间部
①嫌色细胞 ②嗜碱性细胞

标本 79　甲状腺和甲状旁腺

肉眼观察

染成粉红色的大块组织为甲状腺；染成蓝紫色的小块组织为甲状旁腺（图 11–6）。

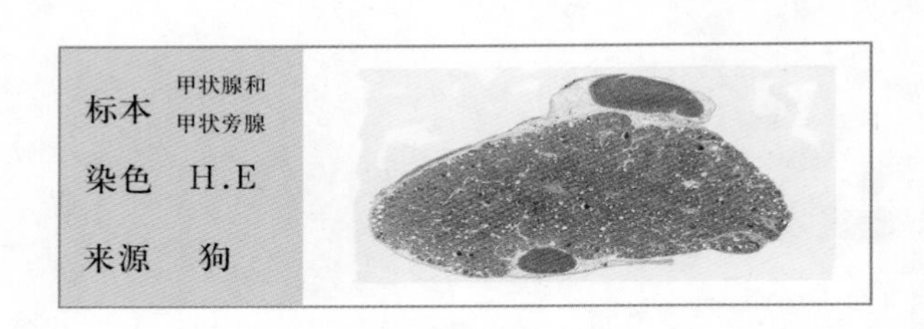

图 11–6　甲状腺和甲状旁腺

低倍镜观察

1. 被膜　由薄层结缔组织组成。

2. 实质　甲状腺（图 11–7）实质由许多大小不等的滤泡构成，滤泡腔内充满了粉红色匀质胶状物。甲状旁腺（图 11–7）实质中的腺细胞排列成团、索状。甲状腺和甲状旁腺的间质由结缔组织组成，其中含有丰富的毛细血管。

（一）甲状腺

高倍镜观察

1. 滤泡　滤泡壁为单层滤泡上皮细胞（图 11–8 ①），一般呈低柱状或立方状（随功能状态不同而有高低形态变化），细胞质着浅色，细胞核呈圆形。滤泡腔内充满了粉红色匀质胶状

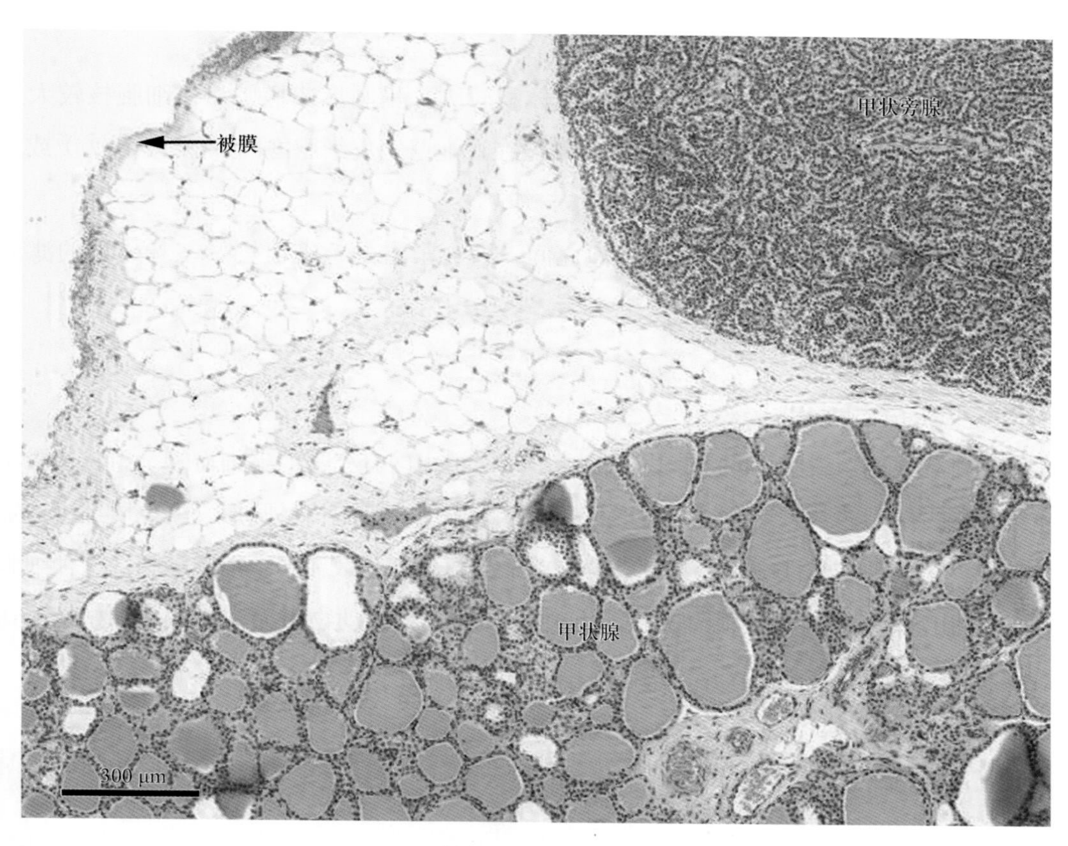

图 11-7 甲状腺和甲状旁腺

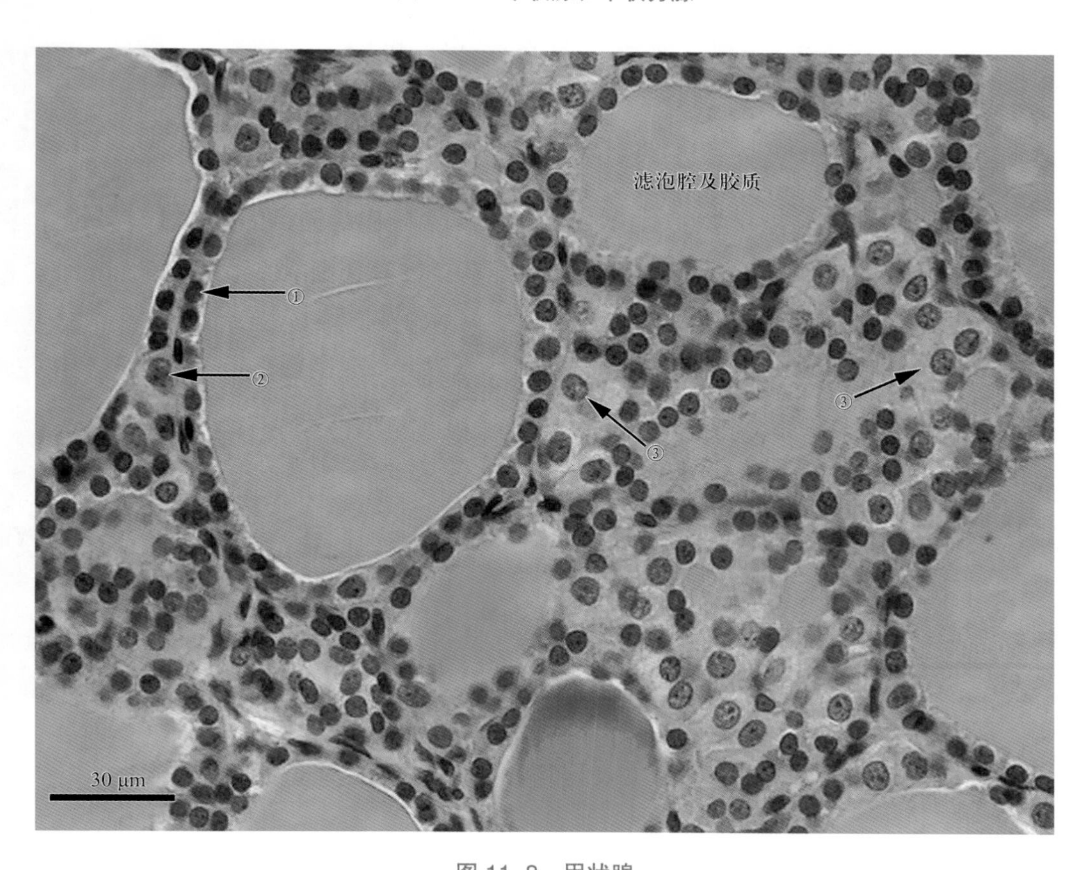

图 11-8 甲状腺

①滤泡上皮细胞 ②嵌在滤泡上皮细胞之间的滤泡旁细胞 ③滤泡间的滤泡旁细胞

物，为碘化甲状腺球蛋白。

2. 滤泡旁细胞（parafollicular cell） 细胞体积较大，呈圆形或椭圆形；细胞核较大呈圆形，着色浅；细胞质染色也较浅。细胞分散镶嵌在滤泡壁上皮细胞之间（图 11–8 ②）或成团分布于滤泡之间的结缔组织中（图 11–8 ③）。

3. 间质 由结缔组织组成，位于滤泡之间，内含丰富的毛细血管及三五成群的滤泡旁细胞。

（二）甲状旁腺

高倍镜观察（图 11–9）

腺细胞排列成团、索状。团、索之间的少量结缔组织内有丰富的毛细血管。甲状旁腺实质内有主细胞，占绝大多数。细胞呈多边形，界限不易分清；细胞核呈圆形，染色质细密；细胞质染色较浅。另一种嗜酸性细胞，数量较少，单个或数个细胞散在于主细胞之间。这种细胞在人 10 岁后才出现；猴的甲状旁腺中可见此细胞，但猫、狗等动物中无，故本标本中见不到此细胞。

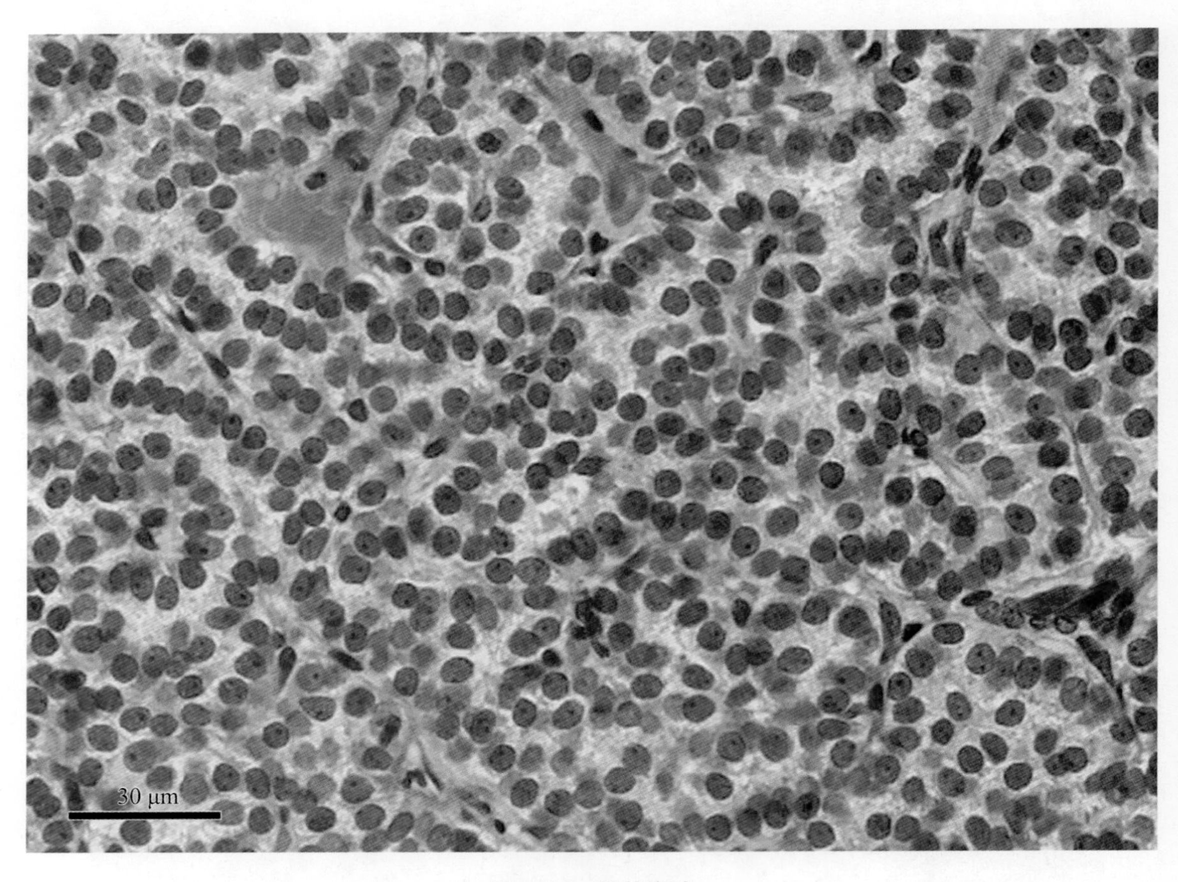

图 11–9 甲状旁腺

标本80 肾 上 腺

肉眼观察

周边染色较浅的是皮质，中间棕黄色染色区域为髓质（图11–10）。

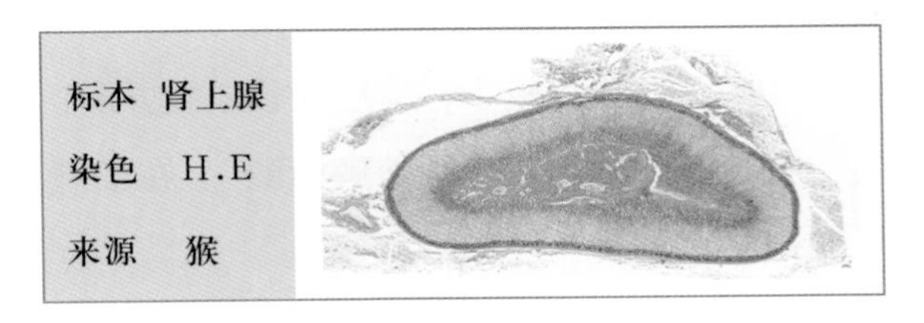

图11–10 肾上腺

低倍镜观察

1. 被膜 位于表面，由结缔组织组成。被膜外附有少量脂肪组织。

2. 实质

（1）皮质（图11–11）：位于被膜下方，由于细胞排列和染色不同依次分为三带：

1）球状带（zona glomeruloa，图11–11）：位于被膜之下，较薄，细胞排列成球团状。

2）束状带（zona faciculata，图11–11）：位于球状带的内方，最厚，细胞排列成条索状。

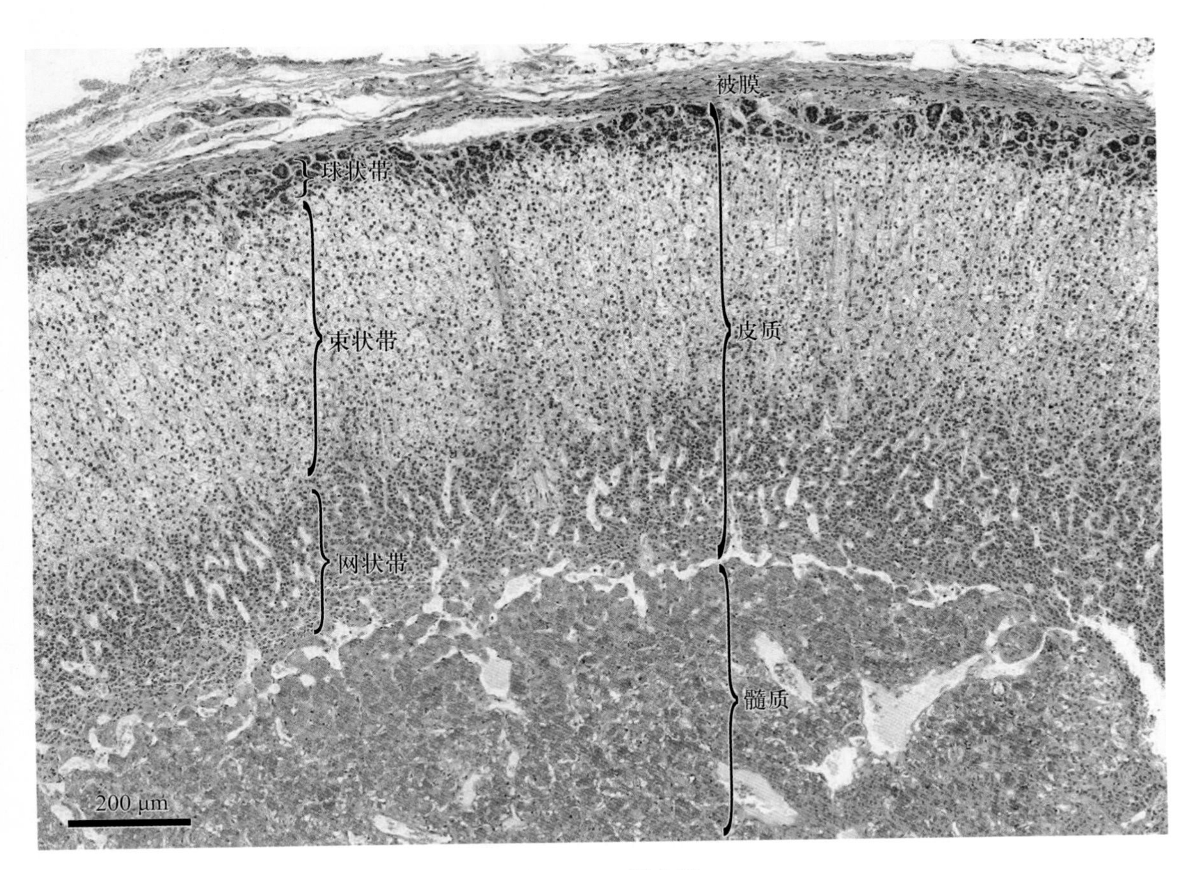

图11–11 肾上腺

3）网状带（zona reticulari，图 11–11）：紧靠髓质，较薄，细胞排列呈网状。

（2）髓质（图 11–11）：位于腺体中央，较薄，染成浅棕黄色的细胞为嗜铬细胞，细胞排列成团、索状，在髓质中央还可见到中央静脉。

高倍镜观察

1. 皮质

（1）球状带细胞（图 11–12 ①）：体积较小，呈矮柱状或立方形，细胞核圆形着色深，细胞质弱嗜碱性或弱嗜酸性，含少量空泡（脂滴被溶解所致）。在细胞团之间有窦样毛细血管（图 11–12 ②）及少量结缔组织。

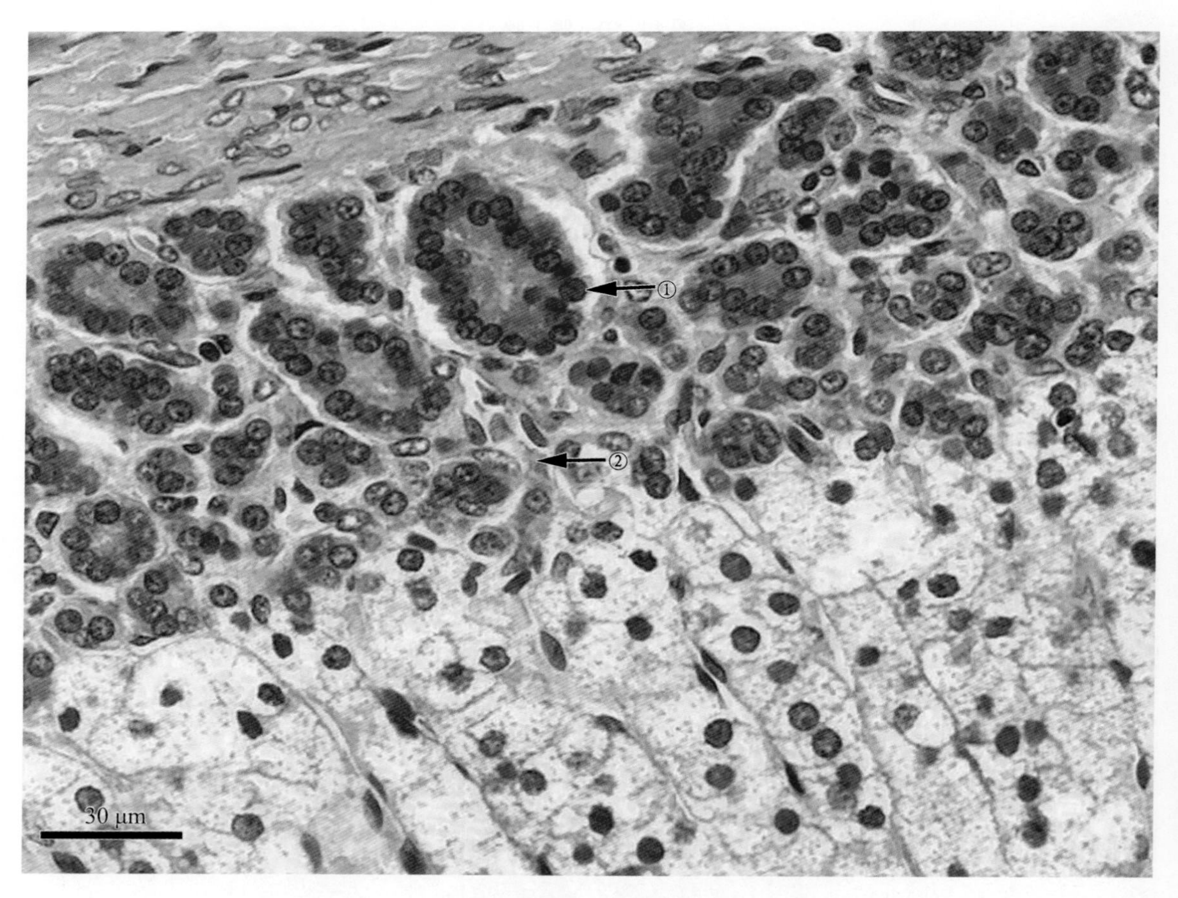

图 11–12 肾上腺皮质球状带

①球状带细胞 ②窦样毛细血管

（2）束状带细胞（图 11–13 ①）：体积较大，呈多边形或立方形，细胞核圆形，较大，色浅位于中央，可见双核，细胞质弱嗜酸性，着色浅，含有大量空泡（脂滴被溶解所致）。在细胞束之间有窦样毛细血管（图 11–13 ②）及少量结缔组织。

（3）网状带细胞（图 11–14 ①）：体积较束状带细胞小，呈圆形或立方形，有些细胞核固缩，染色较深，细胞质中含有少量脂滴和脂褐素颗粒，细胞索吻合成网状，网眼中有窦样毛细血管（图 11–14 ②）及少量结缔组织。

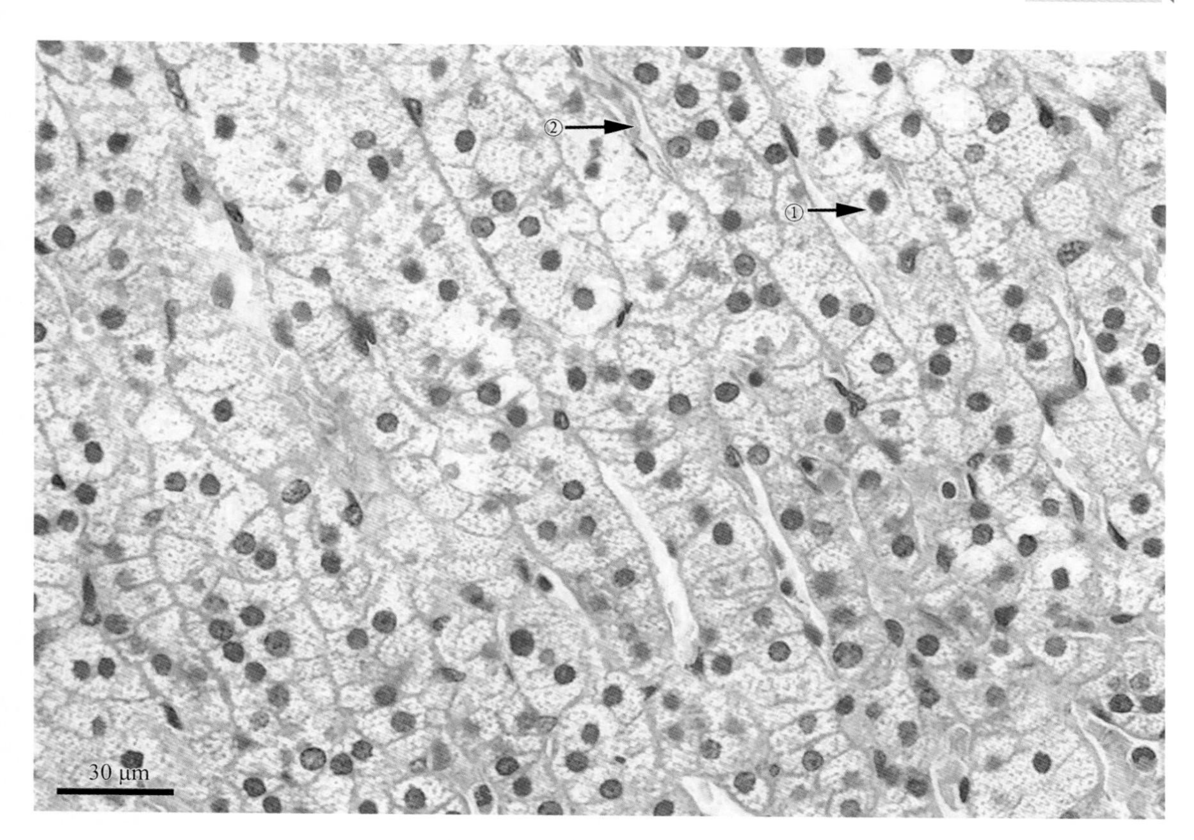

图 11-13 肾上腺皮质束状带
①束状带细胞 ②窦样毛细血管

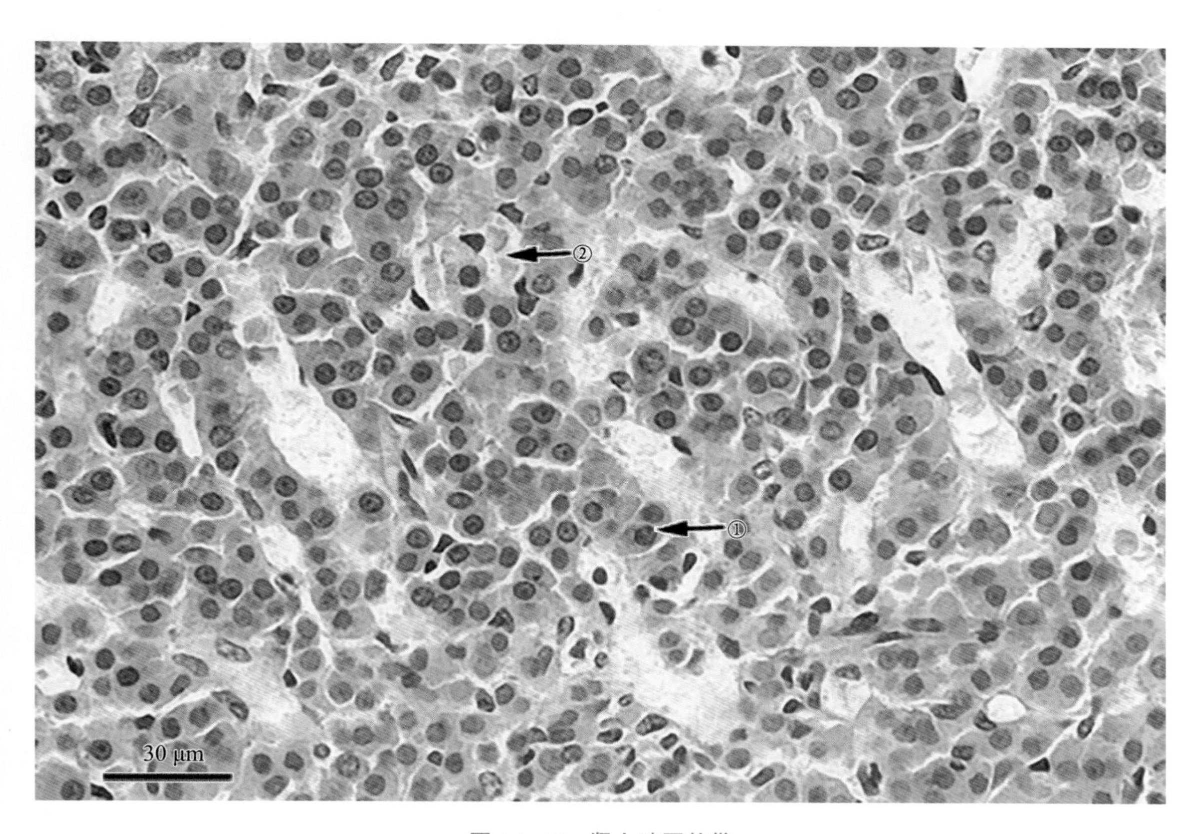

图 11-14 肾上腺网状带
①网状带细胞 ②窦样毛细血管

2. 髓质

（1）嗜铬细胞（图 11–15 ②）：体积较大，呈多边形，细胞界限不清；细胞核圆形，较大，染色浅；细胞质中含有棕黄色嗜铬颗粒。细胞成团、索状排列，其间夹有少量结缔组织及窦样毛细血管。

（2）交感神经节细胞（图 11–15 ①）：如在合适的切片部位，可见散在或成群存在的、体积较大的交感神经节细胞，细胞质中含有细颗粒状的尼氏体，细胞核大、圆形、呈泡状，核仁清楚。

（3）中央静脉：管壁厚薄不匀，在较厚处可见纵行的平滑肌束。

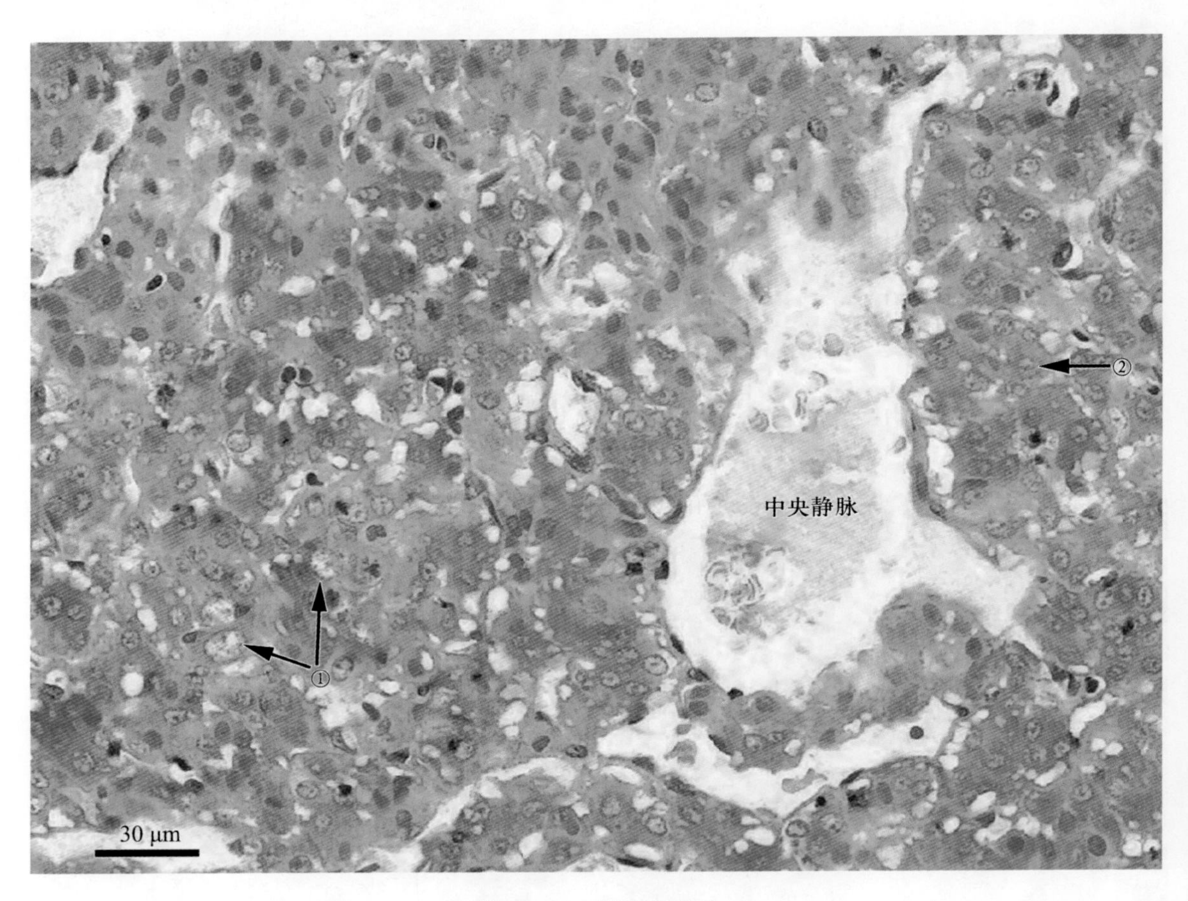

图 11–15 肾上腺髓质
①交感神经节细胞 ②嗜铬细胞

示教 1 甲状腺滤泡旁细胞

取小狗甲状腺，在 Buoin 液中固定，经石蜡包埋和切片，最后通过 Grimelius 镀银法进行染色。

低倍镜结合高倍镜观察（图 11–16）

甲状腺滤泡被染成浅黄色，甲状腺滤泡旁细胞位于甲状腺滤泡上皮细胞之间或三五成群地分散在滤泡之间。滤泡旁细胞呈深棕黄色，椭圆形，胞质中含有粗大棕黄色嗜银颗粒，中央不着色的圆形区域为细胞核。

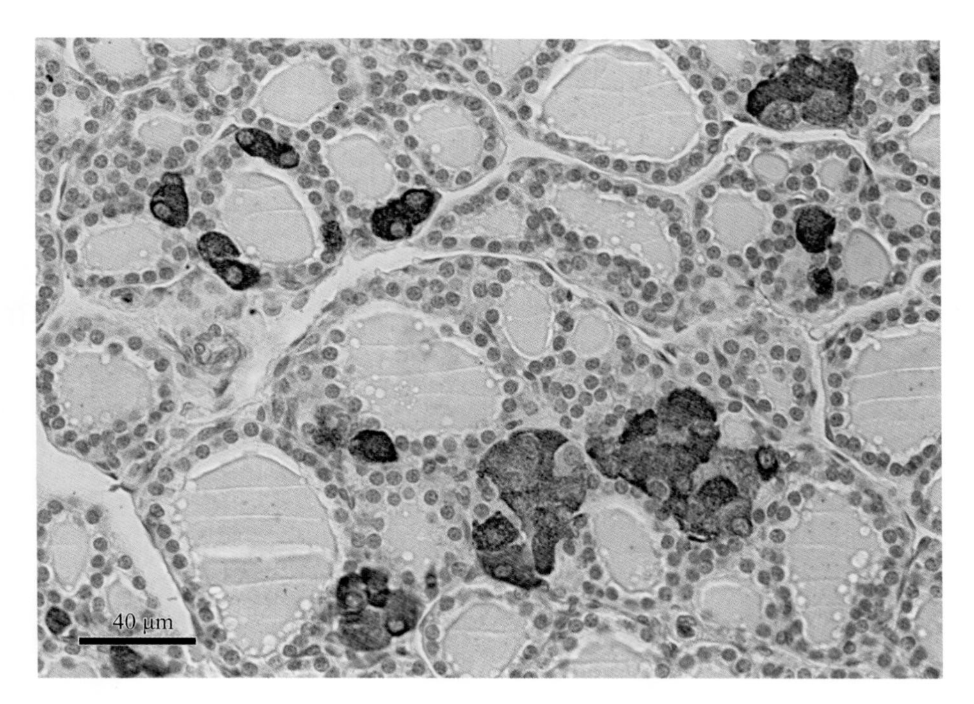

图 11-16 甲状腺滤泡旁细胞

示教 3 下丘脑神经内分泌细胞

取兔的下丘脑，用甲醛或 Baker 液固定，经石蜡包埋和切片，最后进行过甲酸 - 醛品红染色。

低倍镜结合高倍镜观察（图 11-17）

在室旁核和视上核区域中可见染成蓝紫色的细胞群为神经核团。神经元的胞体及突起内均

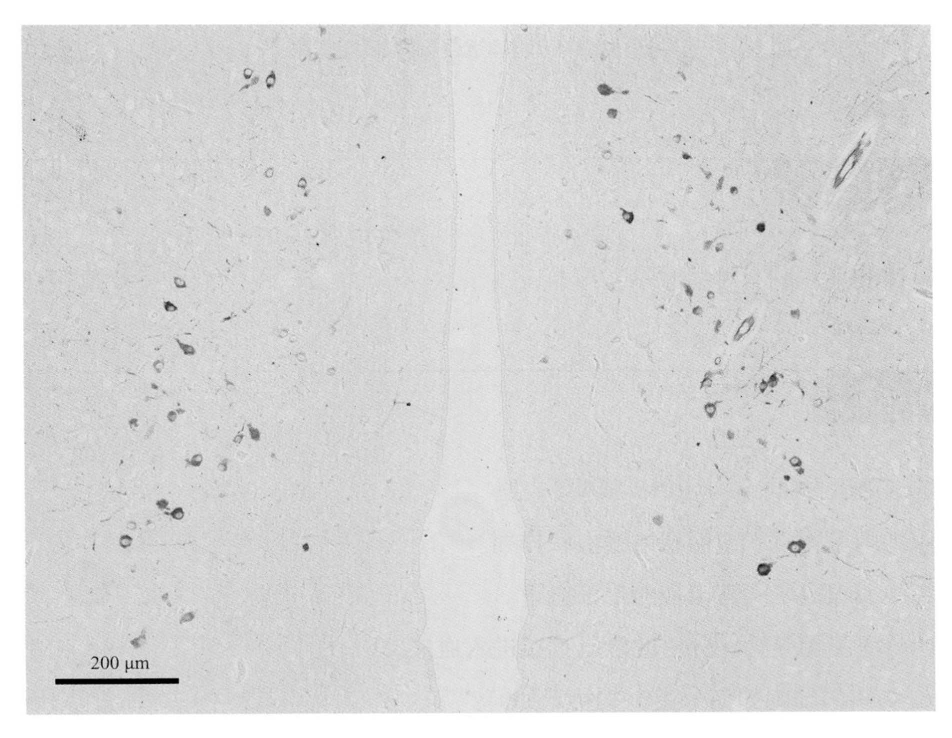

图 11-17 下丘脑神经内分泌细胞

充满了蓝紫色的分泌颗粒，胞体中央未着色的圆形区为细胞核。

示教 2 脑垂体远侧部 ACTH 细胞

人的垂体，甲醛固定，石蜡包埋切片，免疫组化染色，苏木精复染核。

低倍镜结合高倍镜观察（图 11–18）：

垂体远侧部细胞核染成蓝色，ACTH 细胞胞质呈深棕黄色，三五成群或单个分散存在。

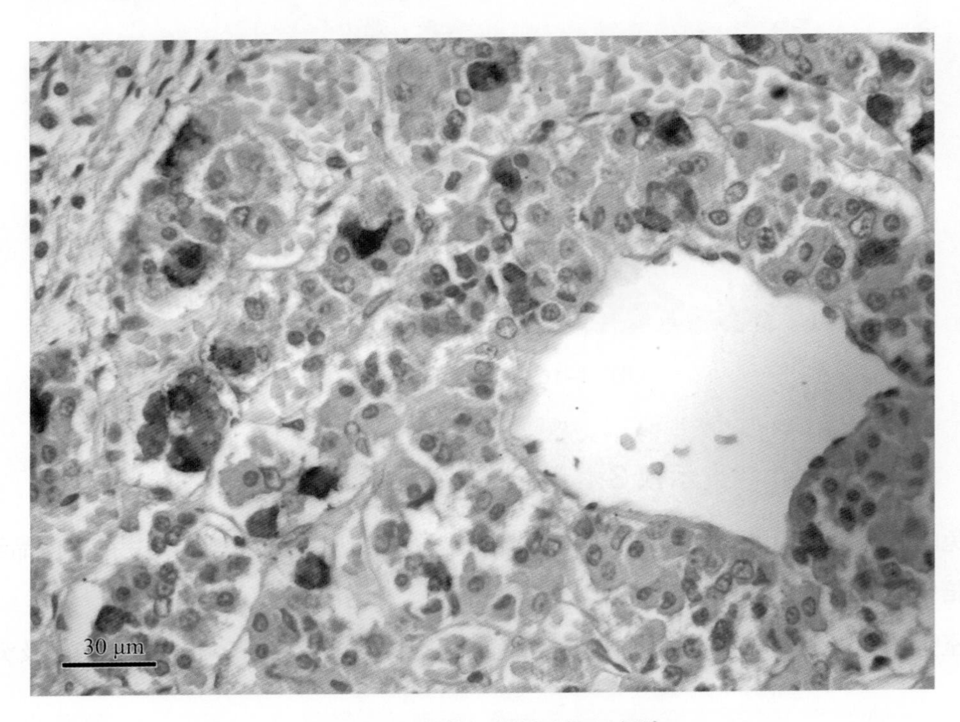

图 11–18 垂体远侧部 ACTH 细胞

【思考与讨论】

神经垂体和下丘脑有哪些联系？

【实验小结】

1. 内分泌腺的共同结构特点有哪些？

（1）腺细胞呈团索状或网状或滤泡状排列。

（2）细胞或腺泡之间有丰富的毛细血管。

（3）内分泌腺无导管，分泌的激素直接进入血液。

2. 内分泌腺的细胞如何分类？其特点如何？

内分泌腺的细胞按分泌激素的化学性质不同，电镜下可分两类，即含氮类激素细胞、类固醇激素细胞。

含氮类激素细胞的电镜结构特点：有丰富的粗面内质网、发达的高尔基复合体、膜包被颗粒。

类固醇类激素细胞的电镜结构特点：有丰富的滑面内质网、管泡状嵴线粒体、较多脂滴。

（徐　健）

实验十二

生殖系统

一、男性生殖系统

【实验目的】

1. 掌握睾丸的组织结构和精子发生，掌握生精细胞、睾丸支持细胞及睾丸间质细胞的形态特点。

2. 了解附睾的组织结构。

3. 了解输精管的构造特点。

4. 区别输精管和输尿管。

5. 了解前列腺的组织结构特点。

【实验材料】

1. 人的睾丸和附睾，Susa 液固定，横断石蜡切片，H.E 染色。

2. 人的输精管，Helly 液固定，横断石蜡切片，H.E 染色。

3. 人的前列腺，Susa 液固定，石蜡切片，H.E 染色。

【实验观察】

标本 69　睾　　丸

肉眼观察

可见一个大的半圆形断面，是睾丸的切片（图 12–1）；在其一侧是附睾的切片。睾丸外表面包有一层染成红色的白膜。如切片的部位适宜，则可见此膜在睾丸与附睾相接部位增厚，为睾丸纵隔。睾丸纵隔内可见一些不规则的细长裂隙即睾丸网。在附睾附近或许见到单独的小圆

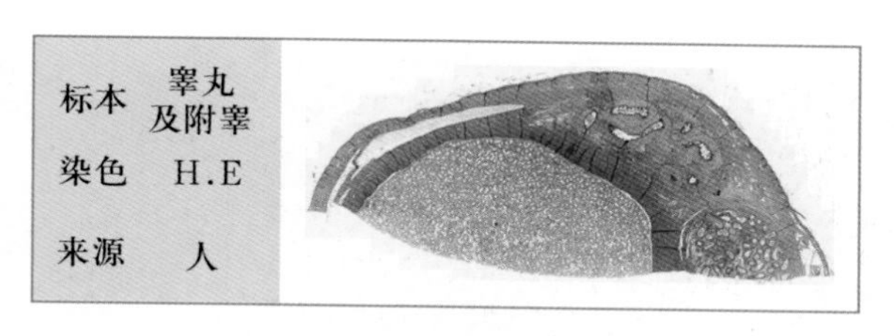

图 12–1 睾丸

形管道断面，为输精管的起始端。

（一）睾丸

低倍镜观察

1. 睾丸的被膜 由外向内可见。

（1）鞘膜脏层（图 12–2）：由单层扁平上皮和少量结缔组织组成。

（2）白膜（图 12–2）：很厚，由致密结缔组织组成，其内侧含有血管。白膜下可见大量生精小管断面。部分标本可见鞘膜腔（图 12–2）。

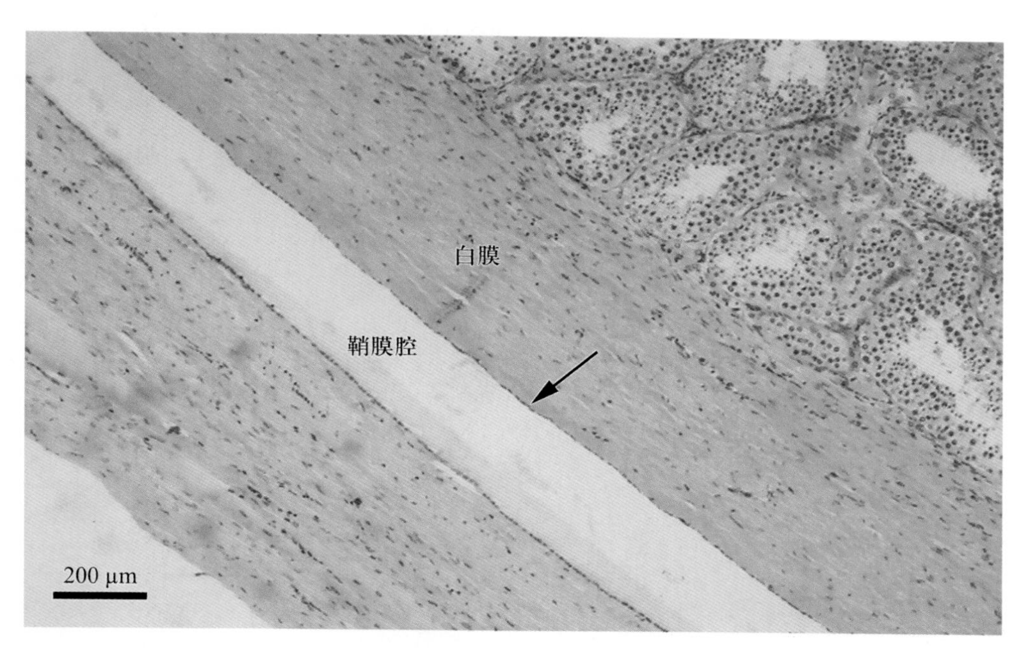

图 12–2 睾丸被膜

箭头所示为鞘膜脏层

2. 睾丸的实质 小叶与小叶间隔不易辨出，可见随小叶间隔进到实质内的较大血管和许多生精小管（seminiferous tubule）的断面（图 12–3）。在生精小管之间有结缔组织。若标本切到睾丸纵隔，在睾丸纵隔内则可见到睾丸网（图 12–4），为一些大小不等、形状不规则的腔隙断面。

高倍镜观察

1. 生精小管 生精小管管壁由特殊的复层上皮即生精上皮构成，生精上皮由支持细胞和生精细胞组成。生精上皮的基底为一层粉红色的基膜（图 12–5 ①），基膜以内为数层大小不等

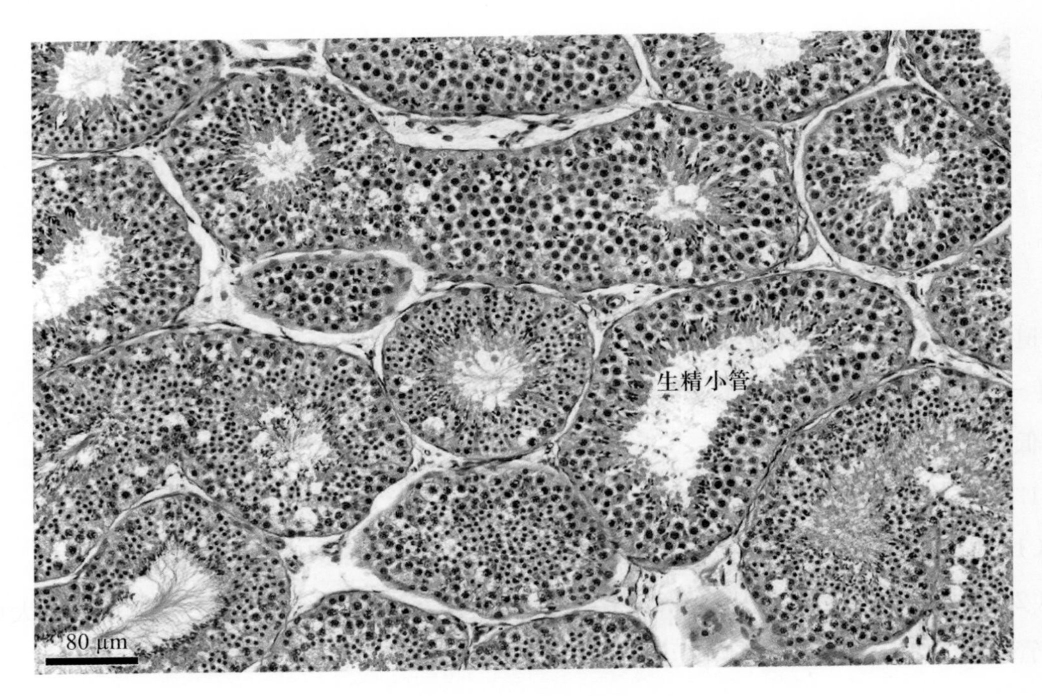

图 12-3 睾丸实质

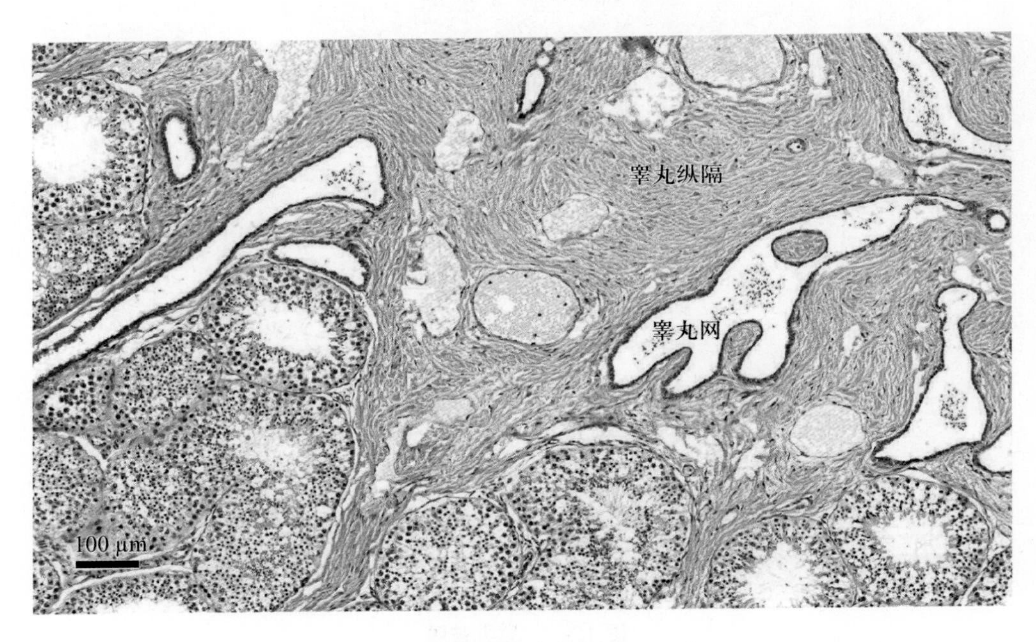

图 12-4 睾丸纵隔

的细胞。紧贴基膜外的梭形细胞，即肌样细胞（图 12-5 ②）。

在生精上皮的不同区域内，精原细胞生成精子的过程是不同步的，故在切片上可见生精小管的不同断面具有不同的生精细胞组合。

（1）生精细胞（permatogenic cell）：从外向内可见：精原细胞、初级精母细胞、次级精母细胞、精子细胞、精子。

1）精原细胞（spermatogonia）（图 12-5 ③）：位于基膜上，体积较小，呈立方形或椭圆形；细胞核呈圆形，着色稍深。有时可见丝状分裂。

2）初级精母细胞（primary spermatocyte）（图 12-5 ④）：有数层细胞，体积较大，呈圆形；细胞核也较大，呈圆形，核内粗大的染色质交织呈球状。

3）次级精母细胞（图 12-5 ⑤）：细胞较小，呈圆形；细胞核也较小，呈圆形，染色较深。由于其存在时间较短，在切片中不易见到。

4）精子细胞（图 12-5 ⑥）：靠近管腔，有多层细胞，体积较小，细胞核圆而小着色很深。

5）精子（spermatozoon）（图 12-5 ⑦）：在切片中可分出头和尾部。精子头呈芝麻粒形，位于管腔的表面，附于支持细胞的顶端。

（2）支持细胞（sertoli cell，sustentacular cell）：位于生精细胞之间，其细胞基底面与基膜相贴，游离面可达腔面，但细胞轮廓不易看清，只能观察到细胞核。该细胞的细胞核（图 12-5 ⑧）较大，形状不规则，多呈三角形或长椭圆形，其长轴与基膜垂直，核内染色质着色浅，而核仁很明显。

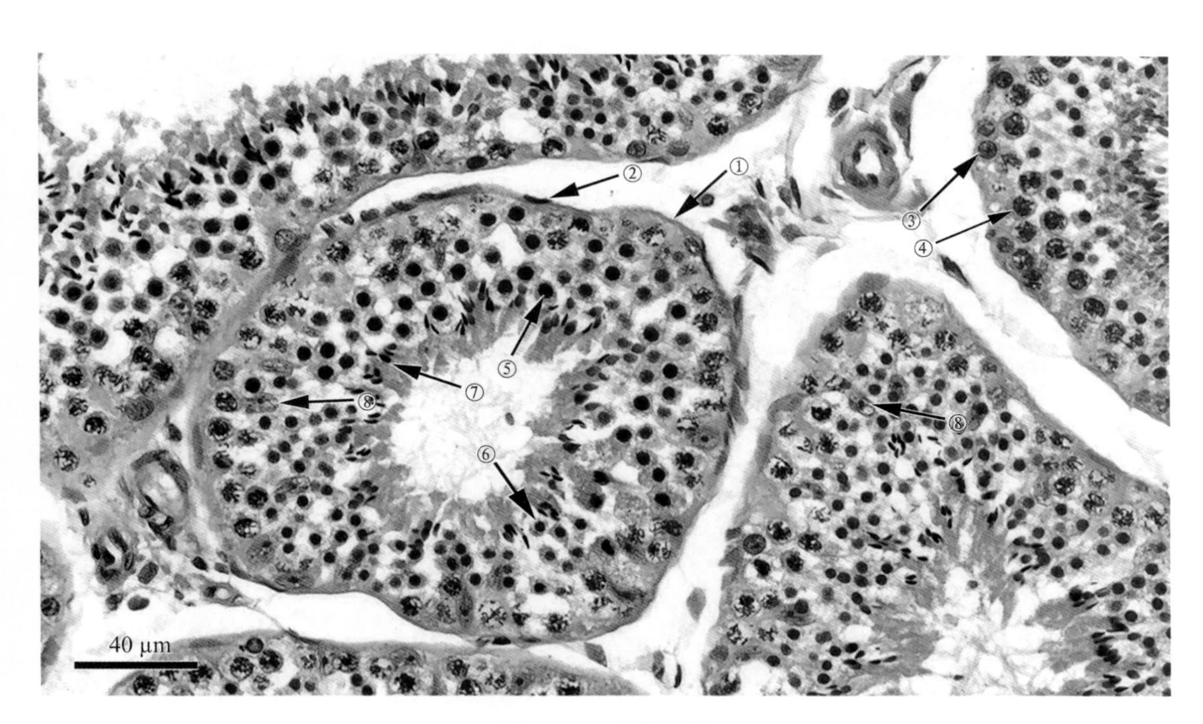

图 12-5 生精小管

①基膜 ②肌样细胞 ③精原细胞 ④初级精母细胞 ⑤次级精母细胞 ⑥精子细胞 ⑦精子 ⑧支持细胞

2. 间质细胞（Leydig cell，interstitial cell） 位于生精小管间的结缔组织内，常三五成群（图 12-6），细胞体积较大，呈圆形或椭圆形。细胞核圆形，多偏于一侧，也可位于中间，着色浅，核仁明显，也偏于一侧或中间。

3. 直精小管 位于小叶与纵隔交界处、生精小管和睾丸网之间。管壁上皮为单层柱状或单层立方形。偶或可见生精小管和直精小管移行处（图 12-7），上皮则由复层变为单层。

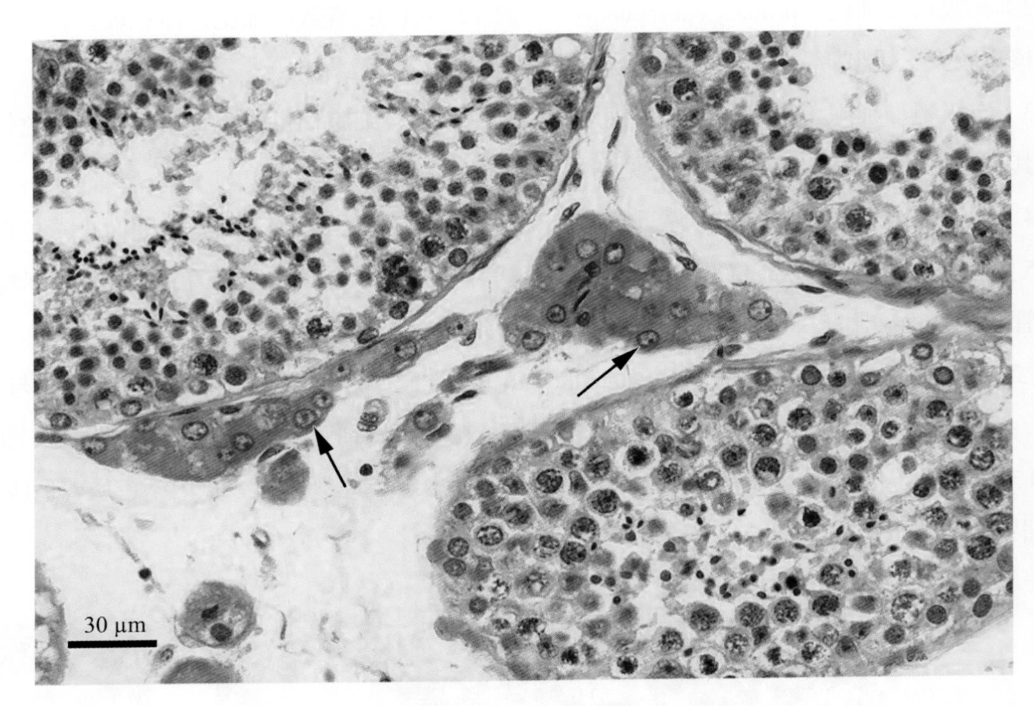

图 12–6 睾丸间质

箭头所示为睾丸间质细胞

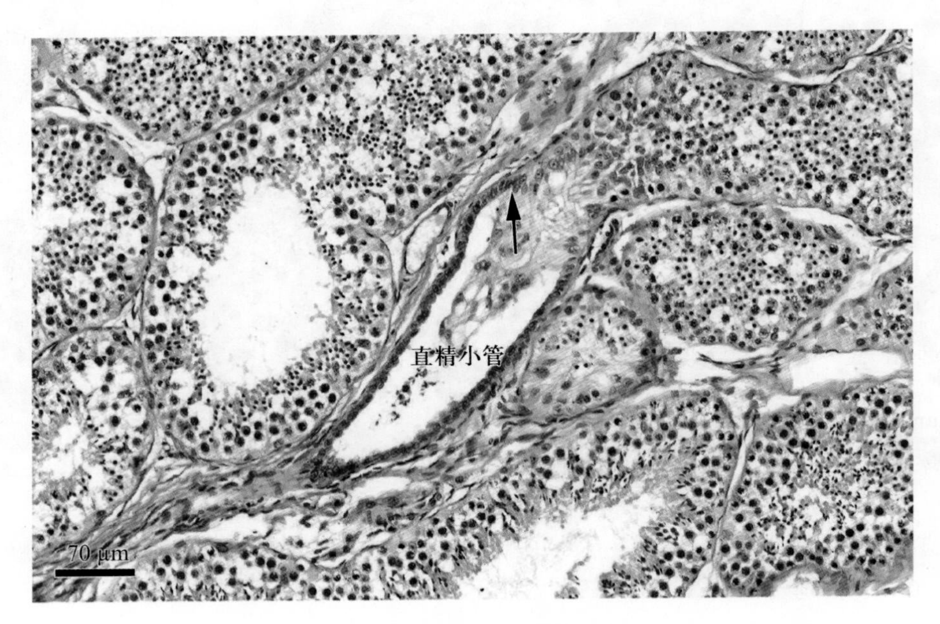

图 12–7 睾丸实质

箭头所示为生精小管和直精小管上皮移行处

（二）附睾

低倍镜观察

大部分切片为附睾尾部，可见许多附睾管（图 12–8）的断面，其特点为管腔平整，管壁为假复层柱状上皮，上皮细胞表面有整齐排列的静纤毛，上皮基膜外有薄层平滑肌。附睾管接近输精管处上皮变矮，管腔变大，上皮外平滑肌增多（图 12–9）。

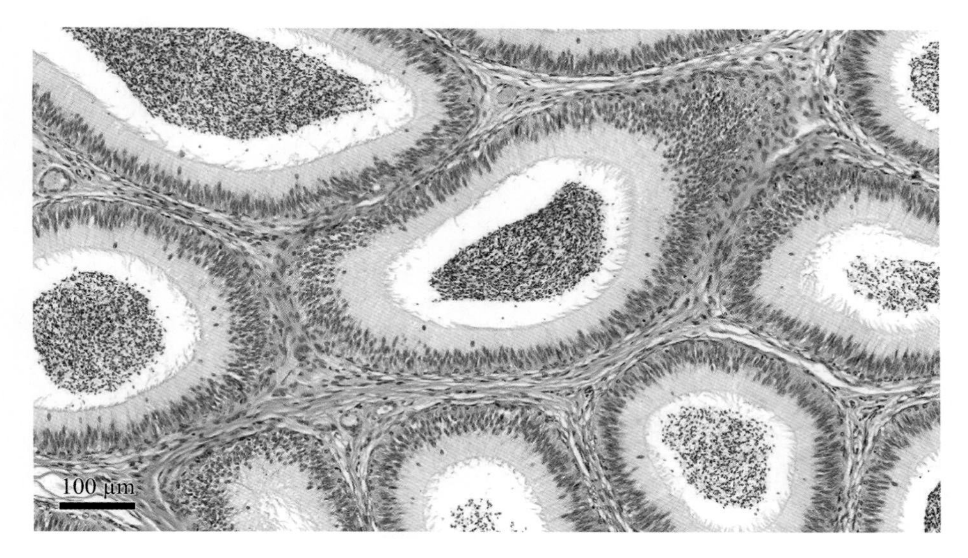

图 12-8 附睾管

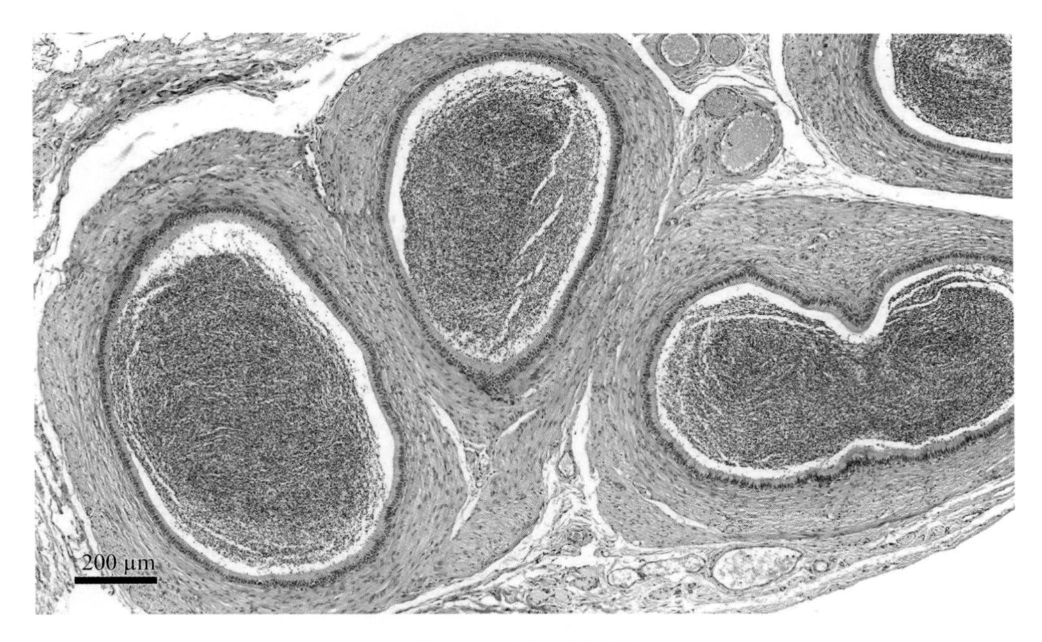

图 12-9 附睾管尾部

标本也可能切到输精管的起始端，其腔大，上皮外平滑肌较厚（图 12-10）。

高倍镜观察

附睾管：管壁上皮为假复层柱状上皮，由两种细胞组成：一种为基细胞（图 12-11 ①），位于基膜上，在标本上只能见到一行排列整齐的小圆形细胞核；另一种是柱状细胞（图 12-11 ②），呈高柱状，细胞核呈椭圆形，色浅，位于基底，细胞顶端有排列整齐的静纤毛。附睾管腔中含有其分泌物及大量精子（图 12-11 ③）。

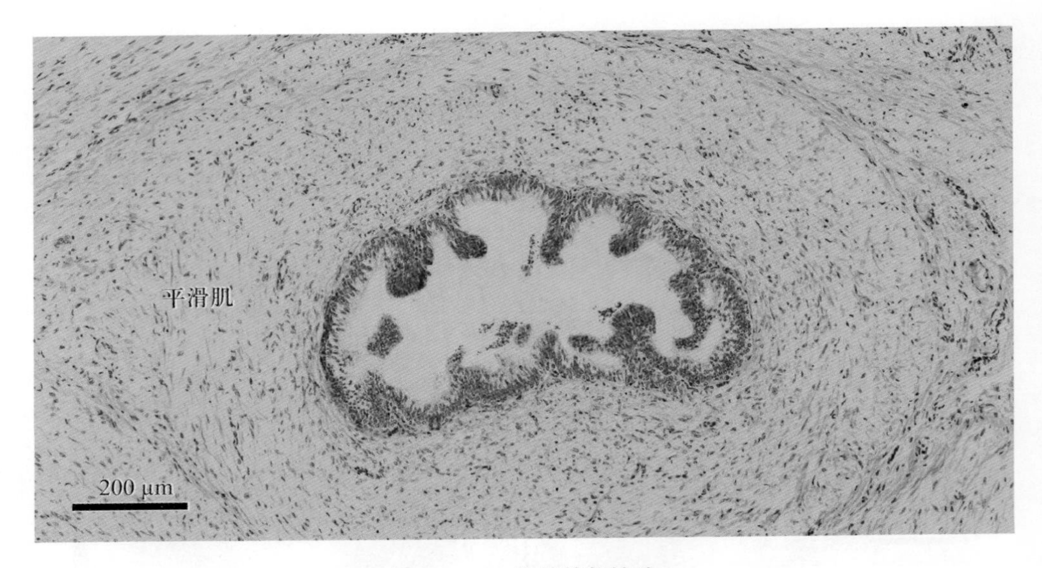

图 12–10 输精管起始端

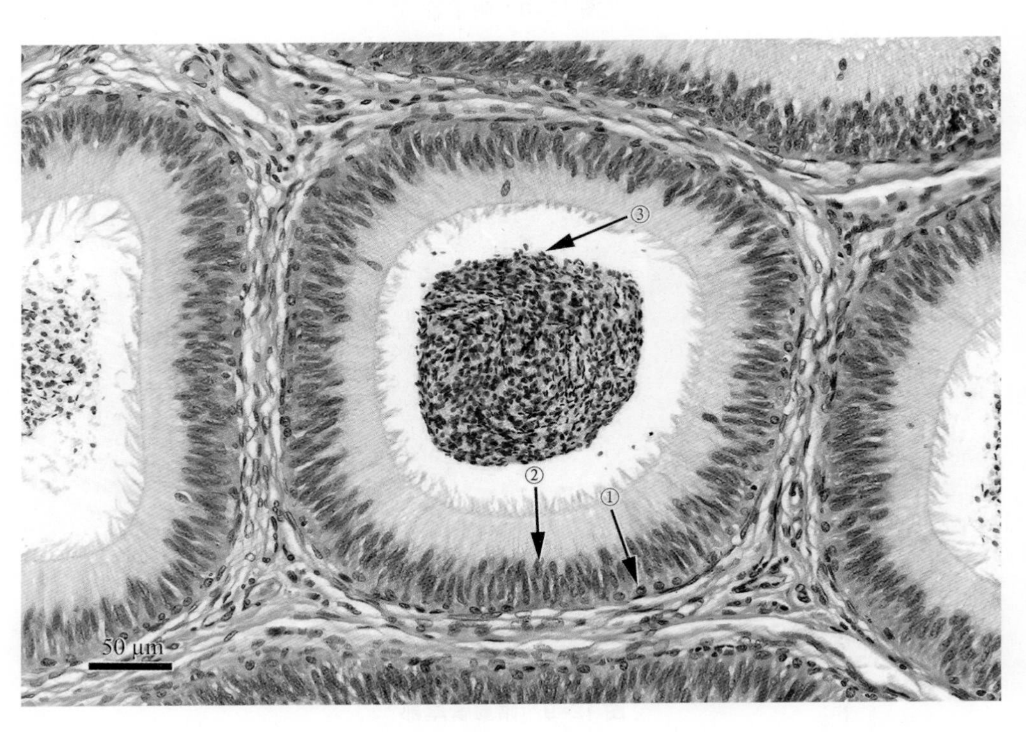

图 12–11 附睾管

①基细胞 ②柱状细胞 ③附睾管腔中的精子

标本 70 输 精 管

肉眼观察

为一圆形断面。管壁甚厚，中央有窄腔，腔面蓝色部分为黏膜上皮（图 12–12）。

低倍镜观察

1. 黏膜（图 12–13 ①） 如切片是壶腹部，皱襞很多。如切片为盆腔部，则皱襞较少。上皮为假复层柱状。固有层很薄。

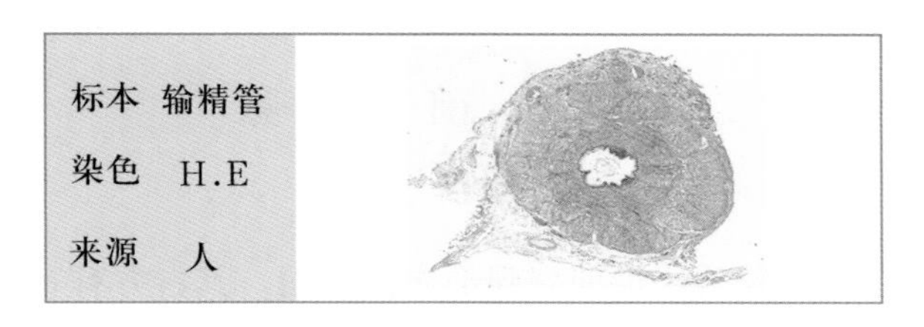

图 12-12 输精管

2. 肌层（图 12-13） 很厚，占管壁厚度的大部分。平滑肌纤维排成三层：内纵、中环、外纵。

3. 外膜（图 12-13 ②） 由疏松结缔组织组成，其内有较多血管。

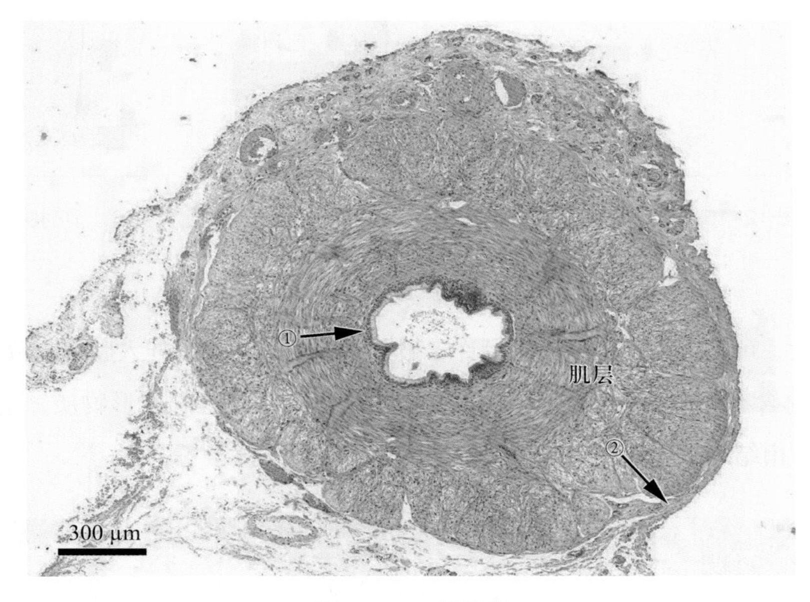

图 12-13 输精管
①黏膜 ②外膜

高倍镜观察

上皮为假复层柱状（图 12-14 箭头），较附睾上皮为矮，细胞表面静止纤毛或有或无。固有层中有较多弹性纤维和血管。

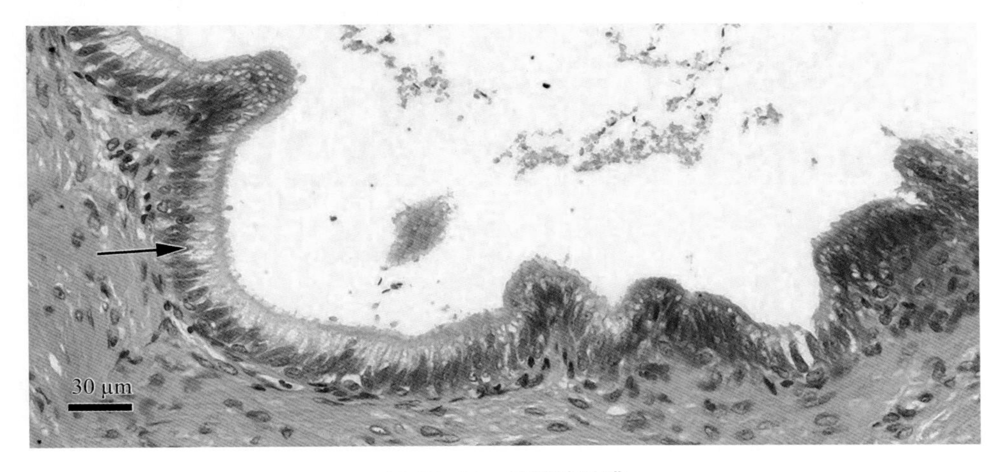

图 12-14 输精管黏膜
箭头所示为输精管假复层柱状上皮

标本 72 前 列 腺

肉眼观察

切片中央可见“<”形裂隙为尿道前列腺部之横断面。其右方有一裂隙是前列腺囊，囊之两侧还可见色深的射精管断面（图 12–15）。部分切片没有“<”形裂隙，可见两个射精管断面（图 12–16）或一个断面。射精管断面周围见有大小不等、形状不一的许多小腔隙，即前列腺腺泡，其余红色部位是结缔组织和平滑肌，统称为隔。

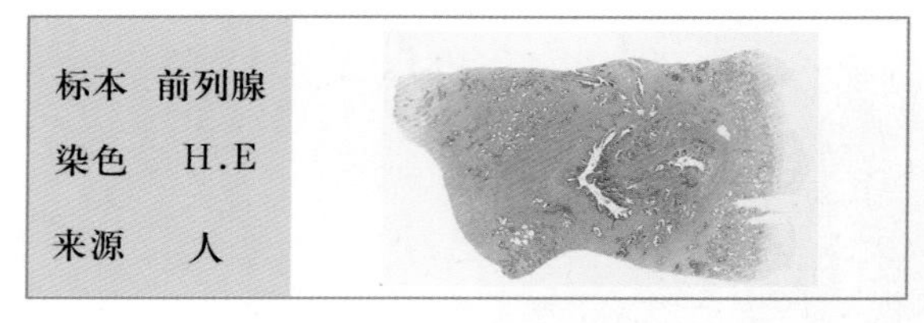

图 12–15 前列腺

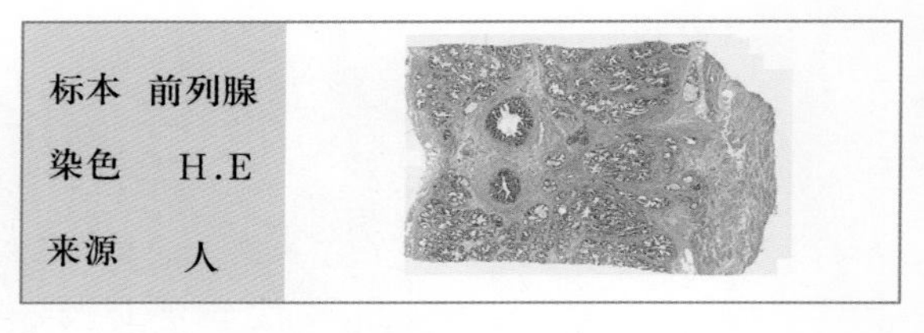

图 12–16 前列腺

低倍镜观察

腺泡腔较大，可见上皮及结缔组织呈许多皱襞（图 12–17 ①）伸入腔内，致使腔面起伏不平。有些腺泡内含有前列腺凝固体（图 12–17 ②），为染成红色的圆形物质，呈同心圆排列。腺泡之间的隔，由结缔组织和平滑肌组成，平滑肌走行不一，含量丰富。

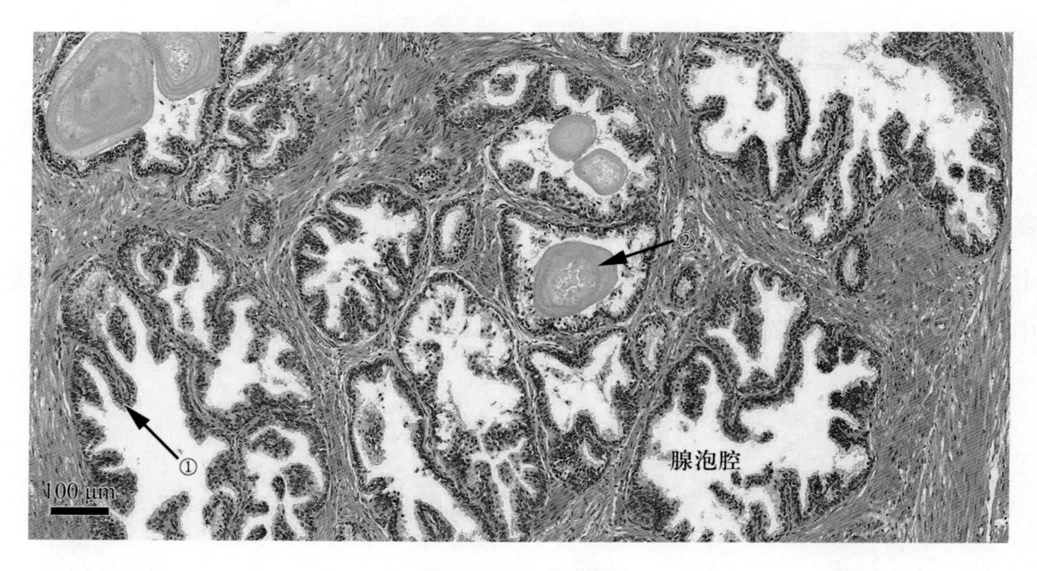

图 12–17 前列腺

①皱襞 ②前列腺凝固体

高倍镜观察

腺泡上皮形态不一，可为假复层柱状上皮、单层柱状上皮或单层立方上皮。部分腺上皮细胞胞质游离端可见有染成红色的分泌小滴（图 12–18）。

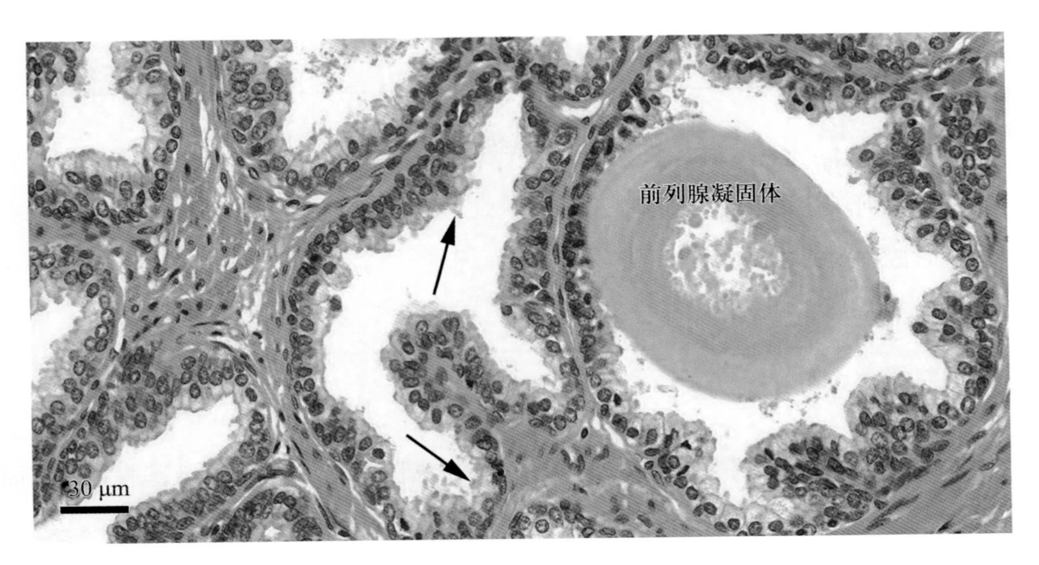

图 12-18 前列腺
箭头所示为分泌小滴

示教 人精液涂片

取人精液涂成薄片，行绍氏染色。

镜下观察

精子头部呈椭圆形，芝麻粒状，染为蓝紫色，顶体部色稍浅；尾部细长，呈蓝色，占精子全长的大部分（图 12-19）。

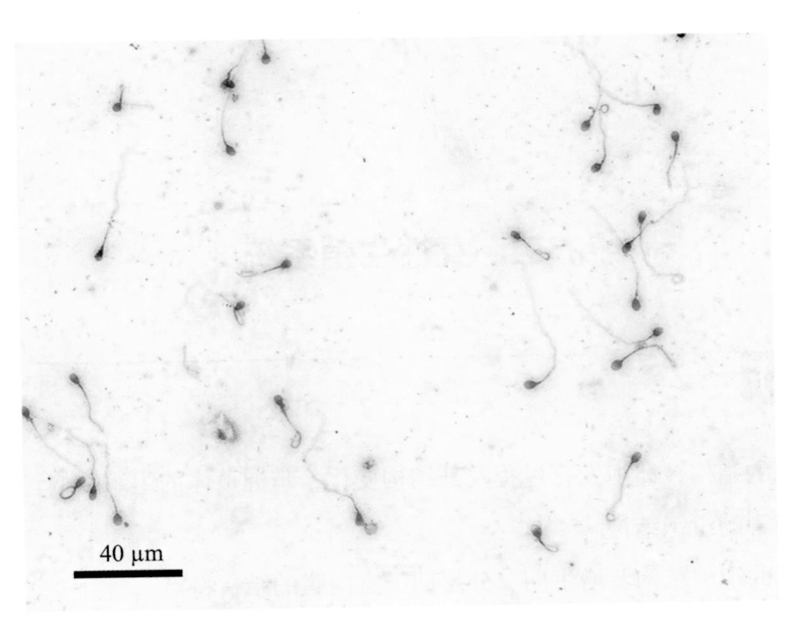

图 12-19 人精子

【思考与讨论】

1. 光镜下如何辨认睾丸支持细胞?
2. 附睾管腔中为何可见大量精子?

【实验小结】

1. 生精上皮中，各级生精细胞的位置关系是按照精子发生的顺序，从基膜到游离面排列的，并且从形态上不难区分。但是，应注意几点:

（1）不同生精小管断面具有不同的生精细胞组合。

（2）生精小管因为切面关系可能出现擦壁而切的断面，没有管腔，只是一团生精细胞，细胞类型依据擦壁切面部位而定，注意与睾丸间质细胞进行区别。

（3）次级精母细胞存在的时间很短，在切片中不容易找到，它的位置是在近腔面，细胞体大小与精原细胞相似，细胞核染色与精子细胞相似。

（4）支持细胞只能看到其细胞核，细胞整体轮廓辨认不清。

2. 另一个主要细胞是睾丸间质细胞，它分布于生精小管之间的结缔组织中，成群存在，体积较大，嗜酸性，主要生成雄激素。

3. 输尿管、输精管、输卵管之间的鉴别也是难点，主要区别见女性生殖系统实验小结。

（吴 俊）

二、女性生殖系统

【实验目的】

1. 掌握卵巢的结构，卵泡发育过程及其结构变化，掌握黄体的组织结构。
2. 了解输卵管的组织结构。
3. 掌握子宫的组织结构及增生期、分泌期子宫内膜的结构特点。
4. 了解妊娠后期乳腺的组织结构。
5. 区别输精管、输尿管和输卵管。

【实验材料】

1. 猫的卵巢，Susa 液固定，石蜡包埋，切片，H.E 染色。
2. 人输卵管的壶腹部，Susa 液固定，石蜡包埋，横断切片，H.E 染色。
3. 人的子宫，Susa 液固定，石蜡包埋，切片，H.E 染色。
4. 兔妊娠后期的乳腺，Susa 液固定，石蜡包埋，切片，H.E 染色。

【实验观察】

标本 1　1a 卵巢

肉眼观察

标本 1：切片略近卵圆形，可见大小不等的空泡样结构，为较大卵泡。切片一侧与卵巢系膜相连处为卵巢门（图 12–20）。

标本 1a：体积较大染成浅红色的圆形结构，是妊娠黄体的切面（图 12–21）。

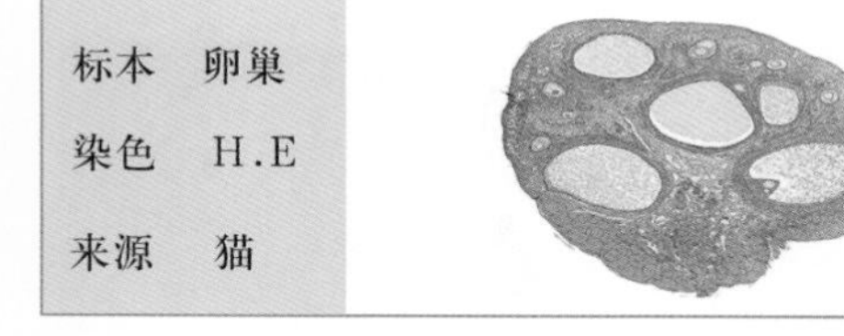

图 12–20　卵巢

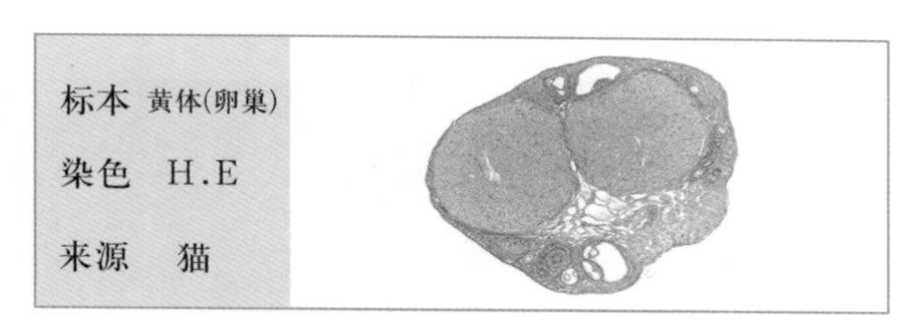

图 12–21　卵巢（内有妊娠黄体）

低倍镜观察

1. 被膜　包围在皮质的外面，从外向内（图 12–22）：

（1）上皮（图 12–22 箭头①）：单层扁平上皮。

（2）白膜（图 12–22 ②）：由薄层致密结缔组织组成，细胞多，纤维少，梭形细胞较整齐地平行排列于卵巢表面。

2. 皮质（图 12–22）　占卵巢结构的大部分，由不同发育阶段的卵泡（图 12–22 箭头③④⑤⑥）、黄体和富于细胞的结缔组织所组成。

3. 髓质　由疏松结缔组织组成，内有许多大小不等的血管，在卵巢门的附近有一些平滑肌。

4. 妊娠黄体（corpus luteum of pregnancy）（图 12–23）　体积很大，其外有结缔组织被膜，与周围组织分界清楚，其内黄体细胞的体积也大，细胞之间有丰富的毛细血管。部分标本内黄体与周围组织无明显界限。

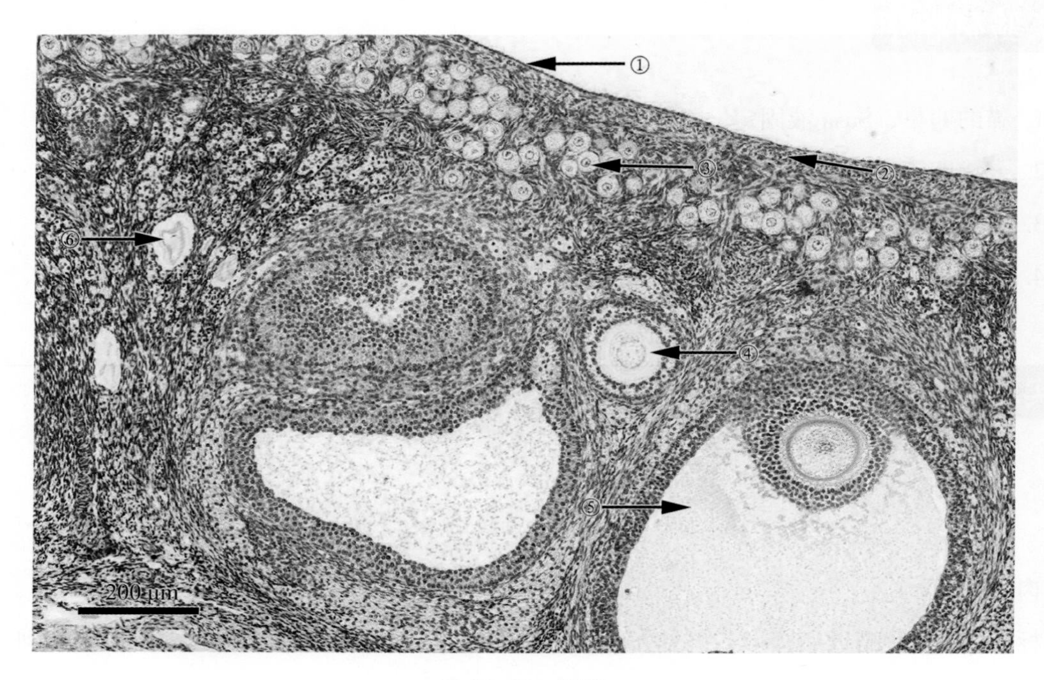

图 12-22 卵巢

①上皮 ②白膜 ③原始卵泡 ④初级卵泡 ⑤次级卵泡 ⑥闭锁卵泡

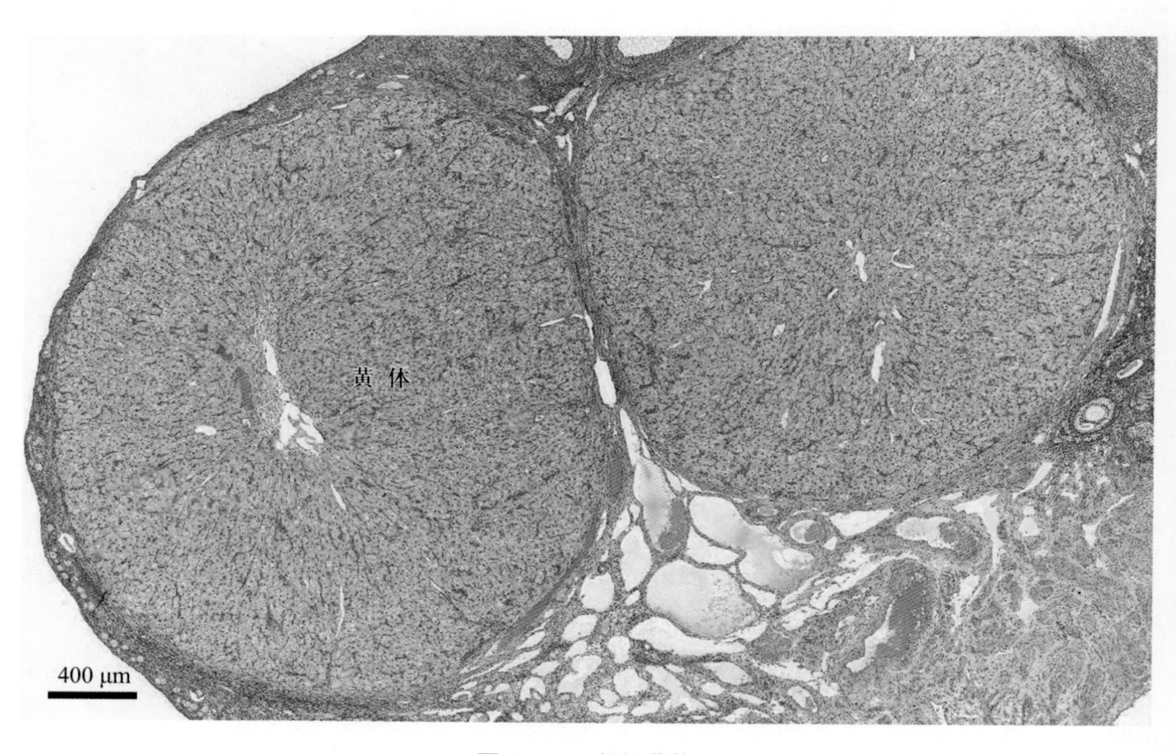

图 12-23 妊娠黄体

高倍镜观察

1. 重点观察各期发育的卵泡

（1）原始卵泡（primordial follicle）（图 12–24）：在皮质外周，数量很多，由一个圆形的初级卵母细胞和一层扁平的卵泡细胞组成。初级卵母细胞（图 12–24 ①）体积大；细胞核大，圆形，呈空泡状，核仁明显。卵泡细胞（图 12–24 ②）呈扁平形，包绕在初级卵母细胞周围，细胞的界限不易分清，只能见到染色较深的梭形细胞核。

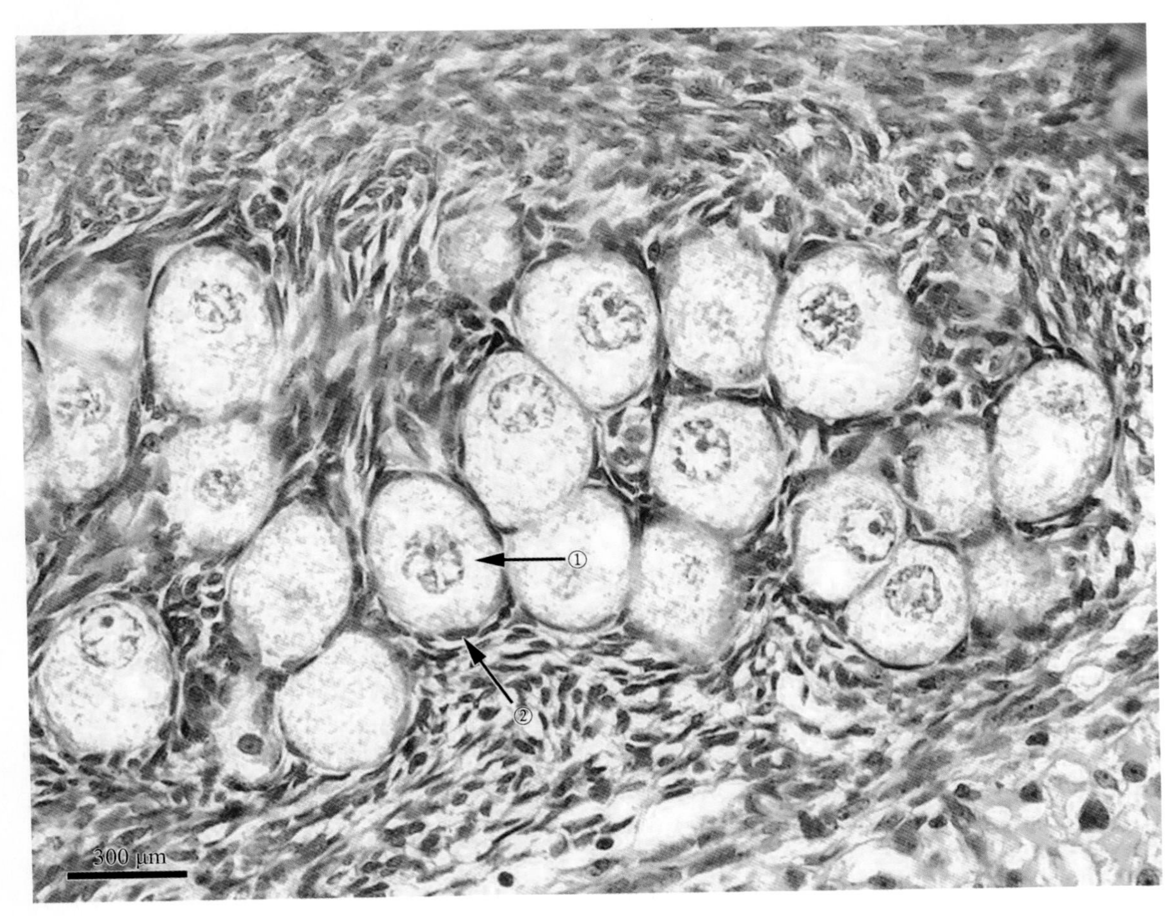

图 12–24 原始卵泡
①初级卵母细胞 ②卵泡细胞

（2）生长卵泡（growing follicle）：位于原始卵泡的下方（皮质稍深处），体积增大，可分为初级卵泡和次级卵泡。

A. 初级卵泡（primary follicle）（图 12–25）：较早期的初级卵泡，其体积较原始卵泡稍大，初级卵母细胞开始增大，卵泡细胞呈单层立方形或单层柱状，透明带（zona pellucida）逐渐形成。稍后期的初级卵泡，其体积增大，初级卵母细胞继续增大，卵泡细胞（图 12–25 ③）呈多层立方细胞，透明带明显（图 12–25 ①）。梭形基质细胞围绕卵泡形成卵泡膜（图 12–25 ②）。

B. 次级卵泡（secondary follicle）（图 12–26）：寻找一个含有卵丘和卵细胞的次级卵泡进行观察，可见：

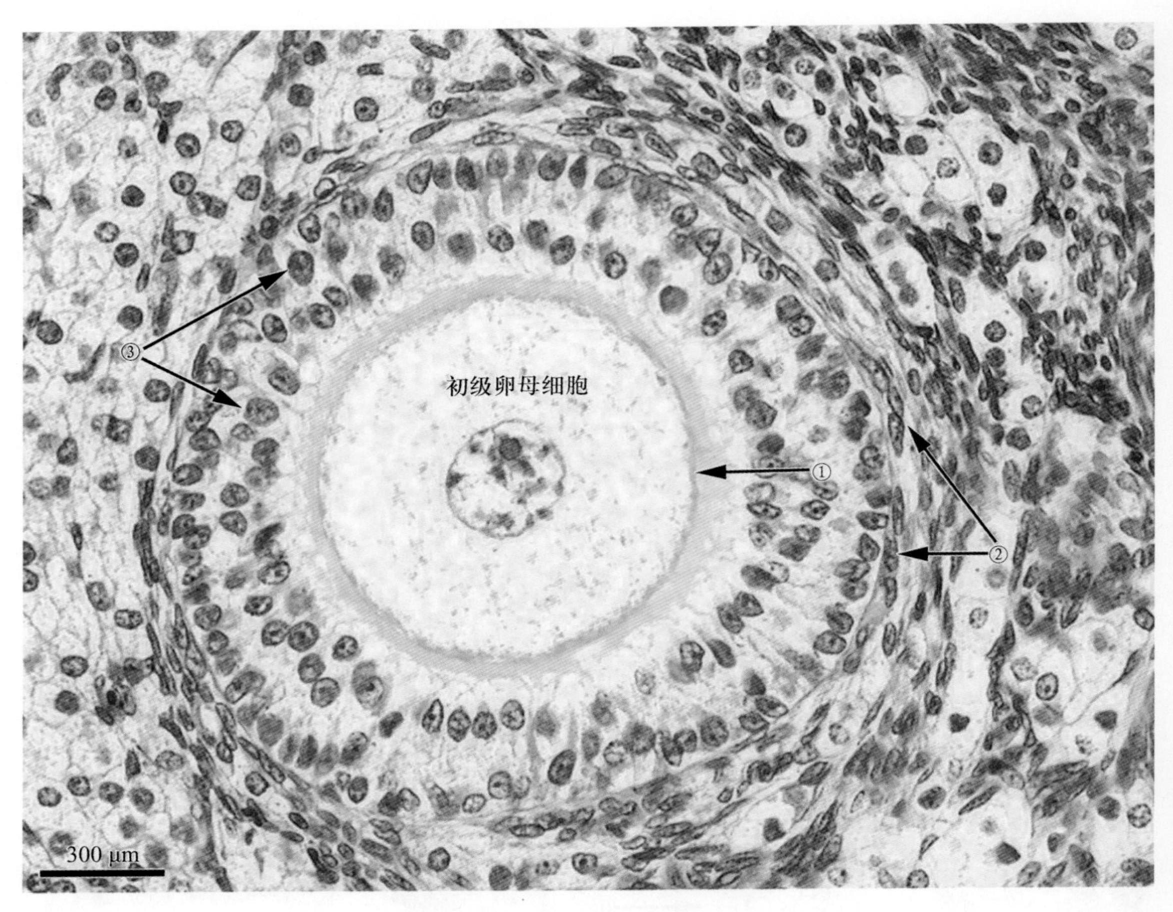

图 12–25 初级卵泡

①透明带 ②卵泡膜 ③卵泡细胞

1）初级卵母细胞（primary oocyte）（图 12–26 ①）：体积比初级卵泡时稍增大。包在初级卵母细胞周围的是透明带（图 12–26 ②），为一层较厚的嗜酸性膜。透明带之外是放射冠（corona radiata）（图 12–26 ③），为一层柱状的卵泡细胞，细胞核位于基底部，细胞质丰富，浅染。

2）卵泡细胞：分裂繁殖成多层，细胞界限不清，只见到密集排列的圆形细胞核，又称颗粒细胞。卵泡细胞之间出现大小数目不等的腔，并由许多小腔融合成一个大腔，即卵泡腔，其内充满卵泡液。卵泡细胞也被分为两部分：形成放射冠的卵泡细胞及相邻的卵泡细胞，它们包围在初级卵母细胞周围，并与之共同突入卵泡腔，形成小丘状的卵丘（图 12–26）。由于切片的原因，卵丘有可能没被切到，而只观察到卵泡腔；另一部分为包围在卵泡腔内表面的数层卵泡细胞，形似颗粒，称为颗粒层（图 12–26 ④）。

3）卵泡膜（theca folliculi）：开始由卵泡周围的结缔组织细胞组成，以后逐渐分化为两层。内膜层（图 12–26 ⑤）位于颗粒层周围，由较大的多边形或梭形细胞组成，称为膜细胞，细胞核呈圆形或卵圆形，其间有较多毛细血管。外膜层（图 12–26 ⑥）位于内膜层之外，仍由梭形基质细胞构成。

（3）成熟卵泡（mature follicle）：标本中不易看到，偶可见近成熟的卵泡。近成熟卵泡位于

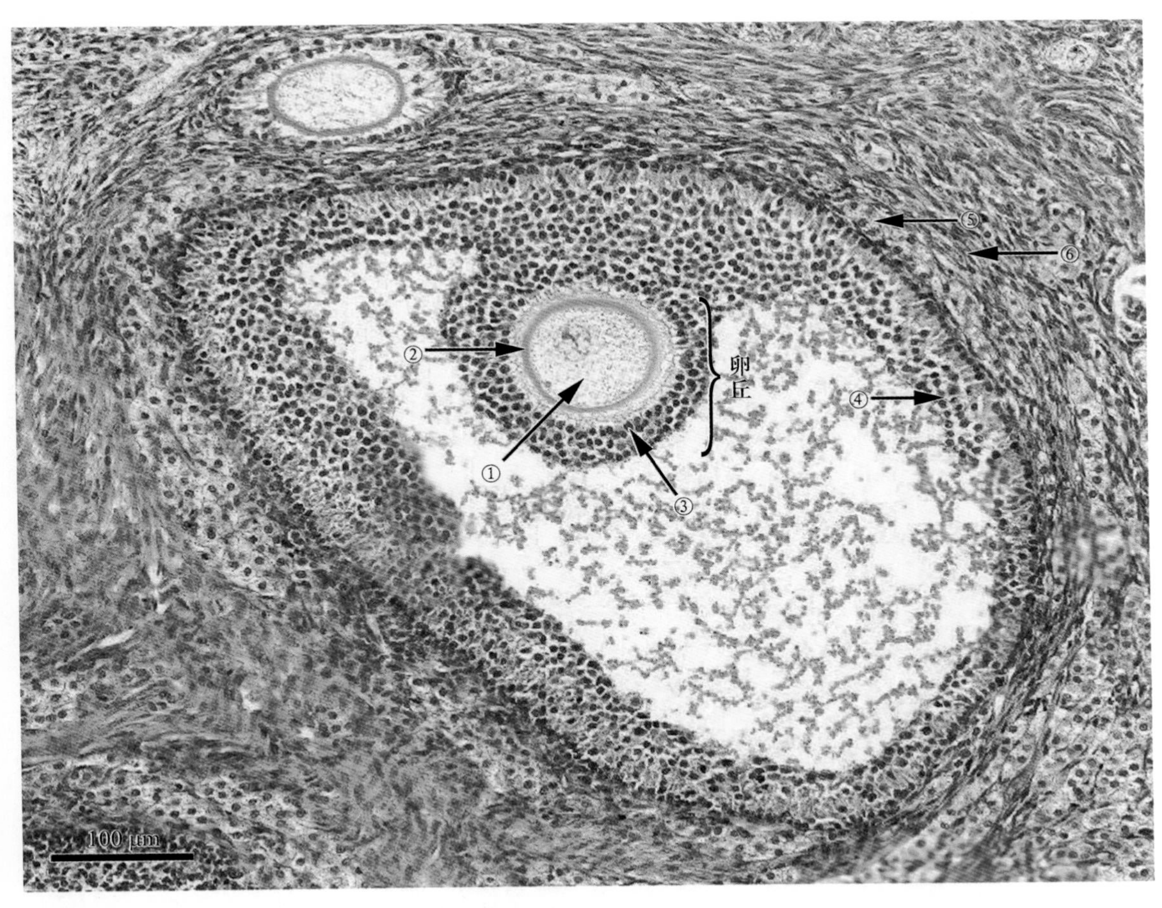

图 12-26 次级卵泡

①初级卵母细胞 ②透明带 ③放射冠 ④颗粒层 ⑤内膜层 ⑥外膜层

卵巢表面，体积更大。可见卵泡腔很大，腔内充满卵泡液，在固定切片上呈粉色的细小颗粒。初级卵母细胞及卵丘被挤到卵泡的一端，透明带和放射冠更明显；卵泡膜发育充分，内膜层细胞内充满小脂滴，毛细血管丰富。

（4）多卵卵泡：卵巢标本取材于猫，有时可见一个卵泡中含有多个卵母细胞。如图所示为双卵卵泡（图 12-27）。

2. 闭锁卵泡（图 12-28） 可发生在发育各期的卵泡。如发生在初级卵泡，则初级卵母细胞萎缩，细胞不再是圆形，细胞核发生变形，卵泡细胞也发生萎缩。如发生在次级卵泡，初级卵母细胞发生萎缩，而周围的透明带则凹陷成一嗜酸性物质，卵泡腔缩小；颗粒细胞分散，细胞核固缩，其外有时可见着色浅、体积较大的细胞环绕周围，是肥大的卵泡膜内膜层细胞。

3. 间质腺（图 12-29） 生长卵泡退化后，其周围肥大的卵泡膜内层细胞成团地分散在结缔组织中，称为间质腺。细胞体积较大，多边形，细胞核圆形，细胞质呈空泡状，着色较浅。

4. 妊娠黄体（corpus luteum of pregnancy）（图 12-30） 黄体细胞的体积大，胞质有空泡，有时含有黄色的脂色素。细胞之间有丰富的毛细血管。

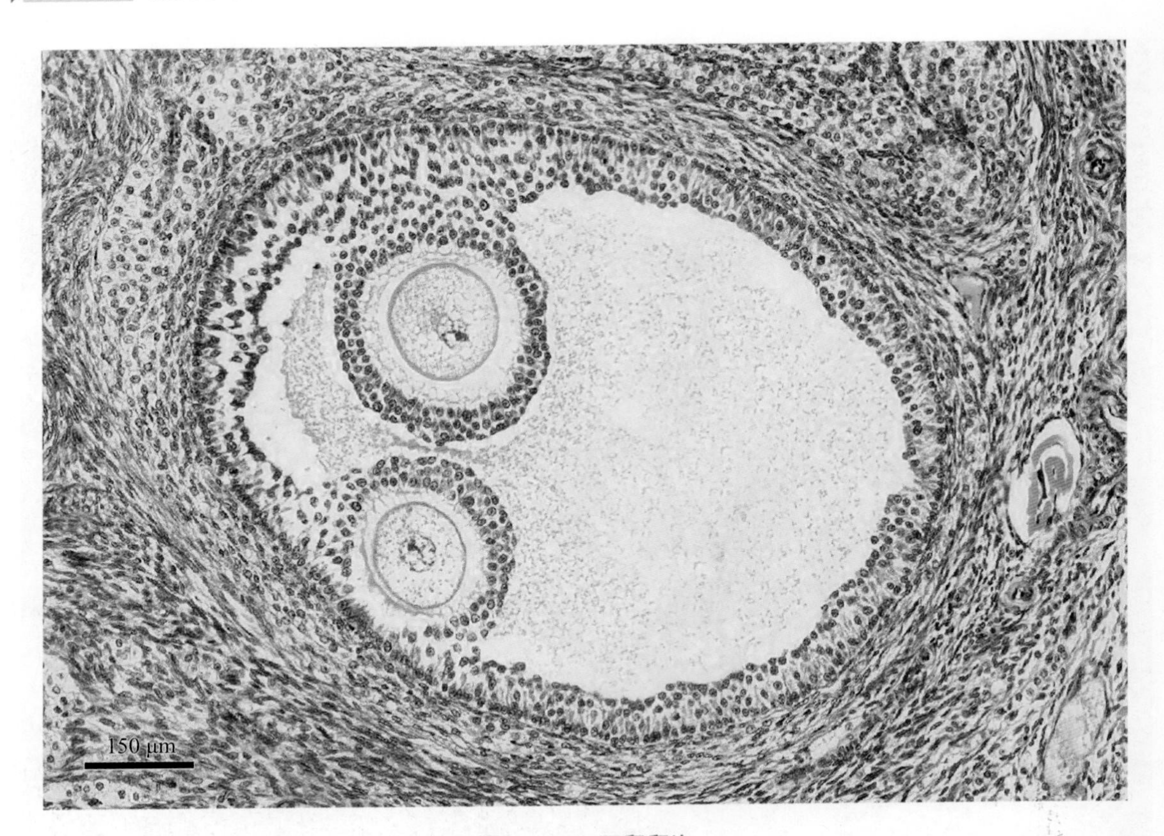

图 12-27 双卵卵泡

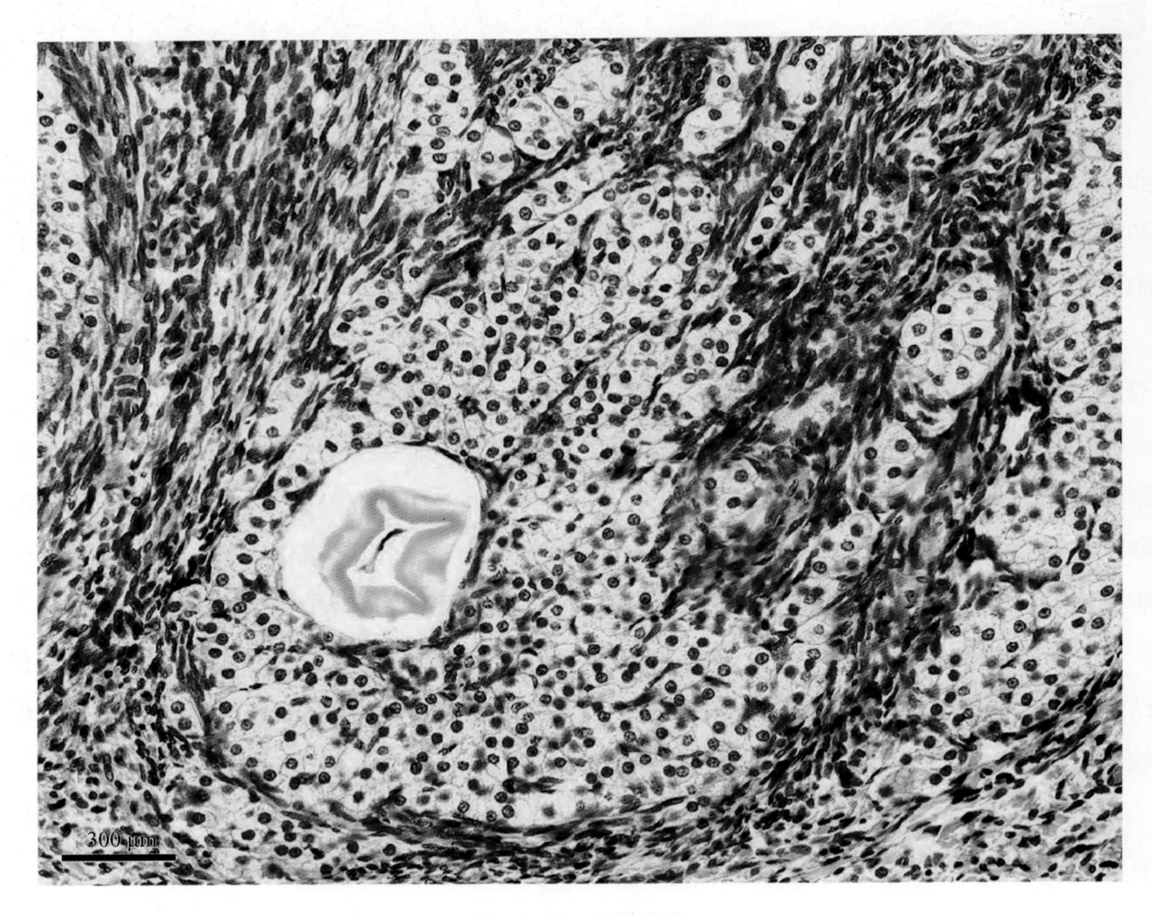

图 12-28 闭锁卵泡

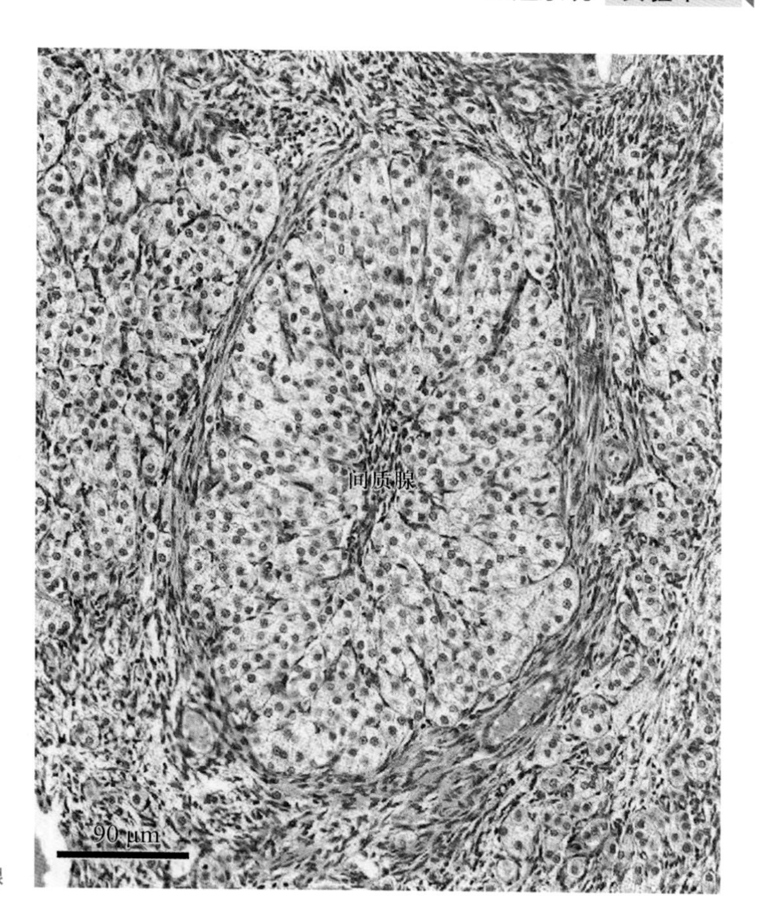

图 12-29 间质腺

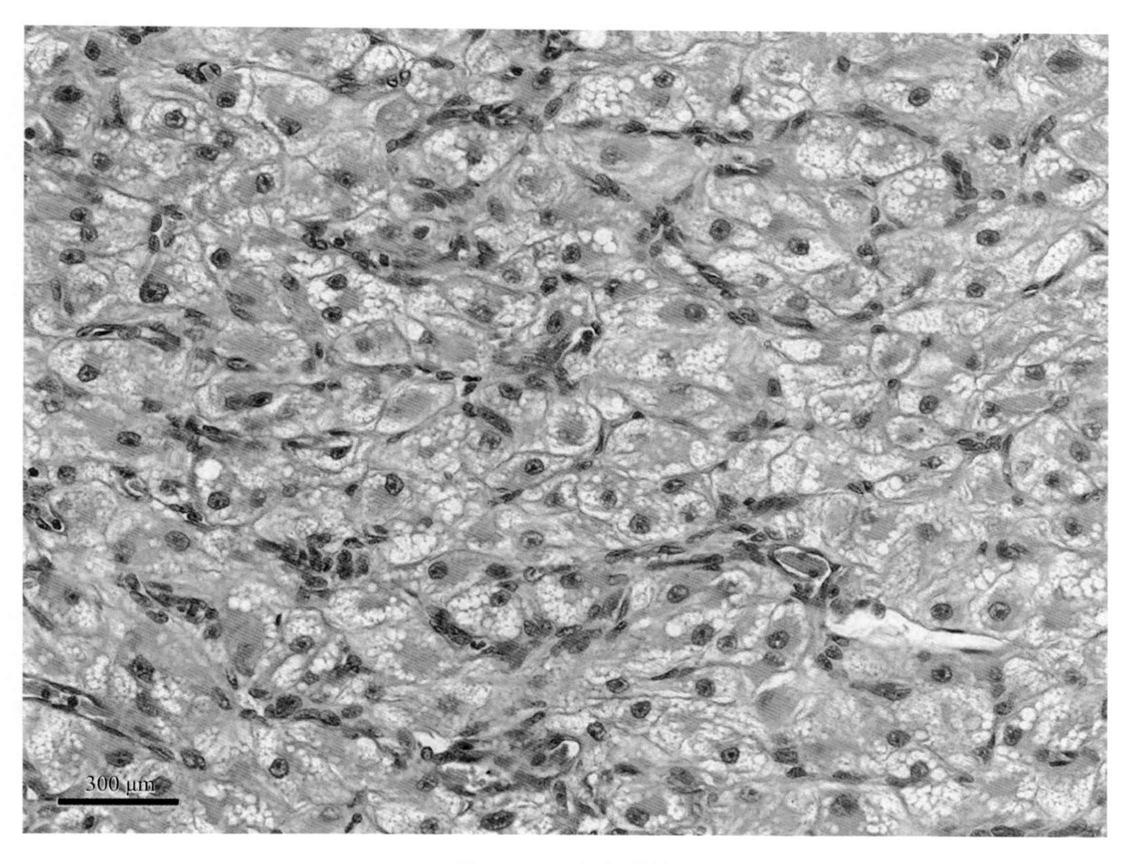

图 12-30 妊娠黄体

标本 74 输 卵 管

肉眼观察

输卵管的横切面略呈圆形，其中染色较深的是黏膜，此外与输卵管一侧相连的结构是输卵管系膜（图 12–31）。

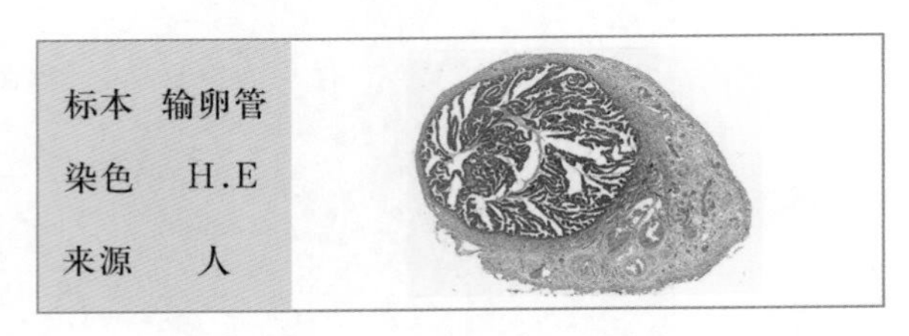

图 12–31 输卵管

低倍镜观察

1. 黏膜（图 12–32 ①） 皱襞很多，管腔几乎被分支的皱襞充满，只留不规则的裂隙。

2. 肌层（图 12–32 ②） 由平滑肌组成，不同部位的输卵管的肌层排列有所不同，较分散，不规则，其周围充满大量的结缔组织和血管。

3. 外膜（图 12–32 ③） 其外膜为浆膜，有单层扁平上皮被覆在输卵管最外面，其下为结缔组织。

高倍镜观察

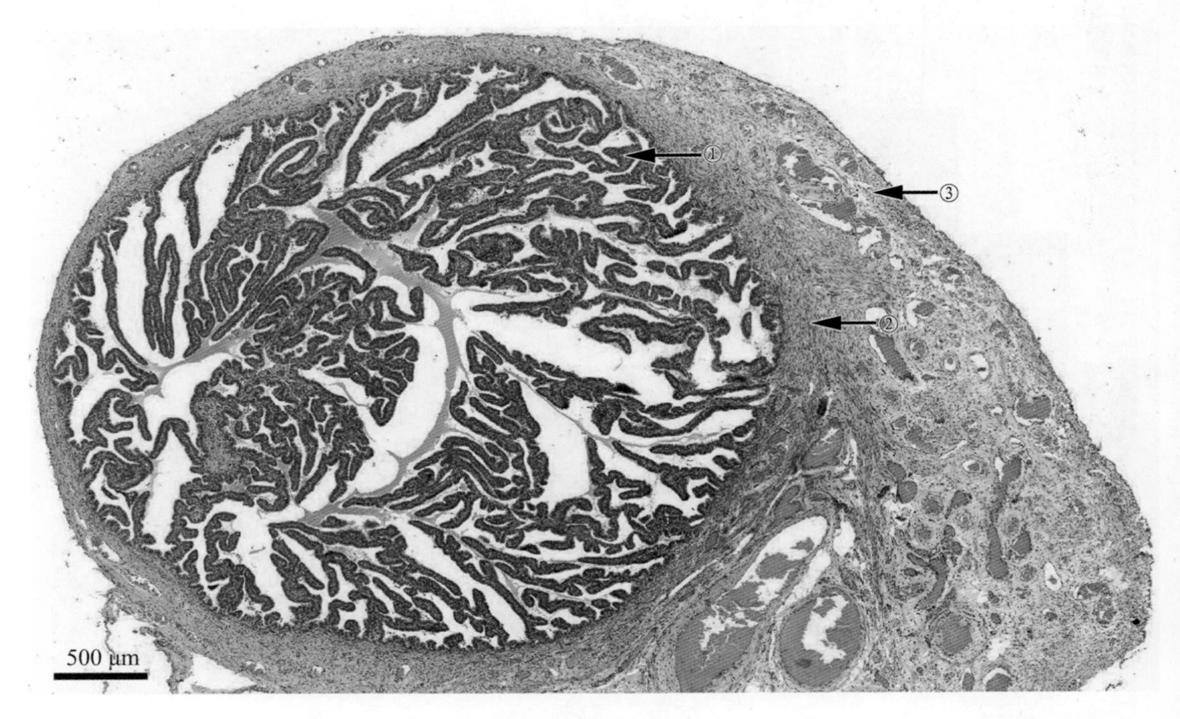

图 12–32 输卵管
①黏膜 ②肌层 ③外膜

输卵管黏膜上皮是单层柱状上皮。上皮下是固有层，由结缔组织组成，可伸入皱襞内。其中含有较多的血管。输卵管的柱状上皮由两种细胞组成：一种是纤毛细胞（图 12–33 ①），胞核呈圆形或椭圆形，染色较浅，细胞游离面有纤毛（如纤毛看不清楚，可根据细胞核的特点来区别）；另一种是分泌细胞（图 12–33 ②），位于纤毛细胞之间，着色较深，游离面没有纤毛，细胞核呈长圆形，染色也较深。

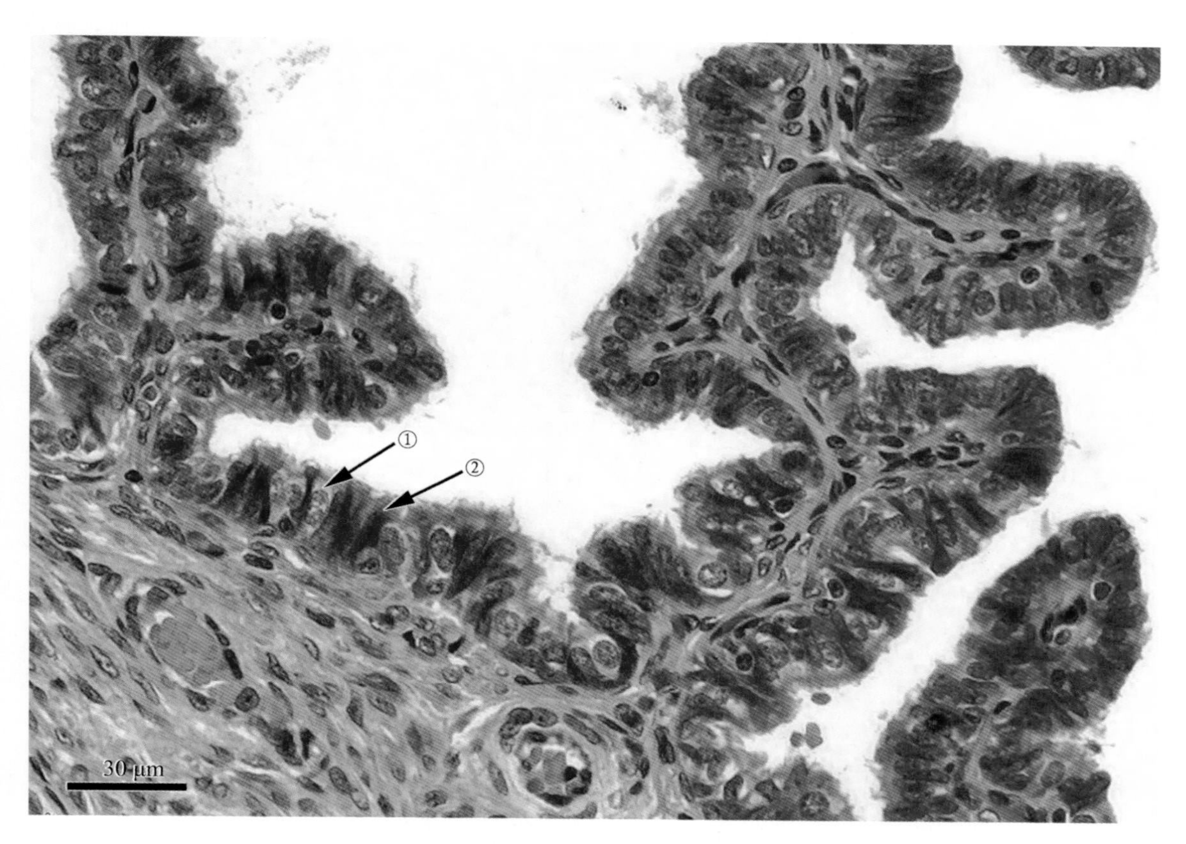

图 12–33　输卵管
①纤毛细胞 ②分泌细胞

标本 75　子宫（增生期）

肉眼观察

表面染成紫色的是黏膜，染成粉红色很厚的部分是肌层，肌层外染色较浅的为外膜。

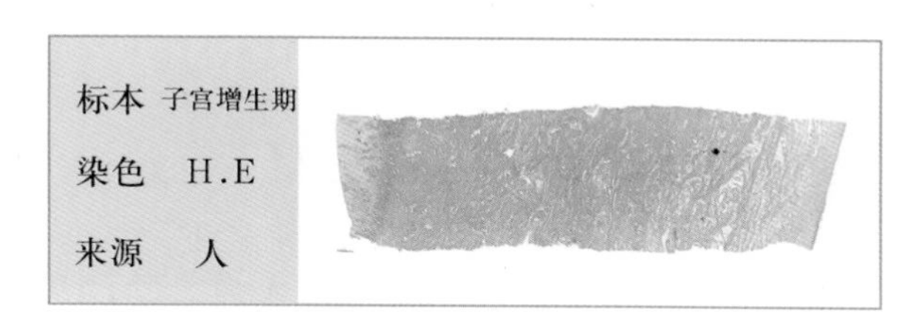

图 12–34　子宫增生期

低倍镜观察

表层染色偏紫，有腺体（子宫腺，图 12–35 箭头所指）的部分为黏膜（子宫内膜），其下方红染部分为肌层。

1. 子宫内膜

（1）上皮。

（2）固有层：含子宫腺（uterine gland，图 12–35），是管状腺，腺底部稍弯曲。固有层内含大量基质细胞，也含有较多血管。增生期子宫的固有层不太厚，血管不多、也未充血；腺体较小、较直，腔内未见分泌物。

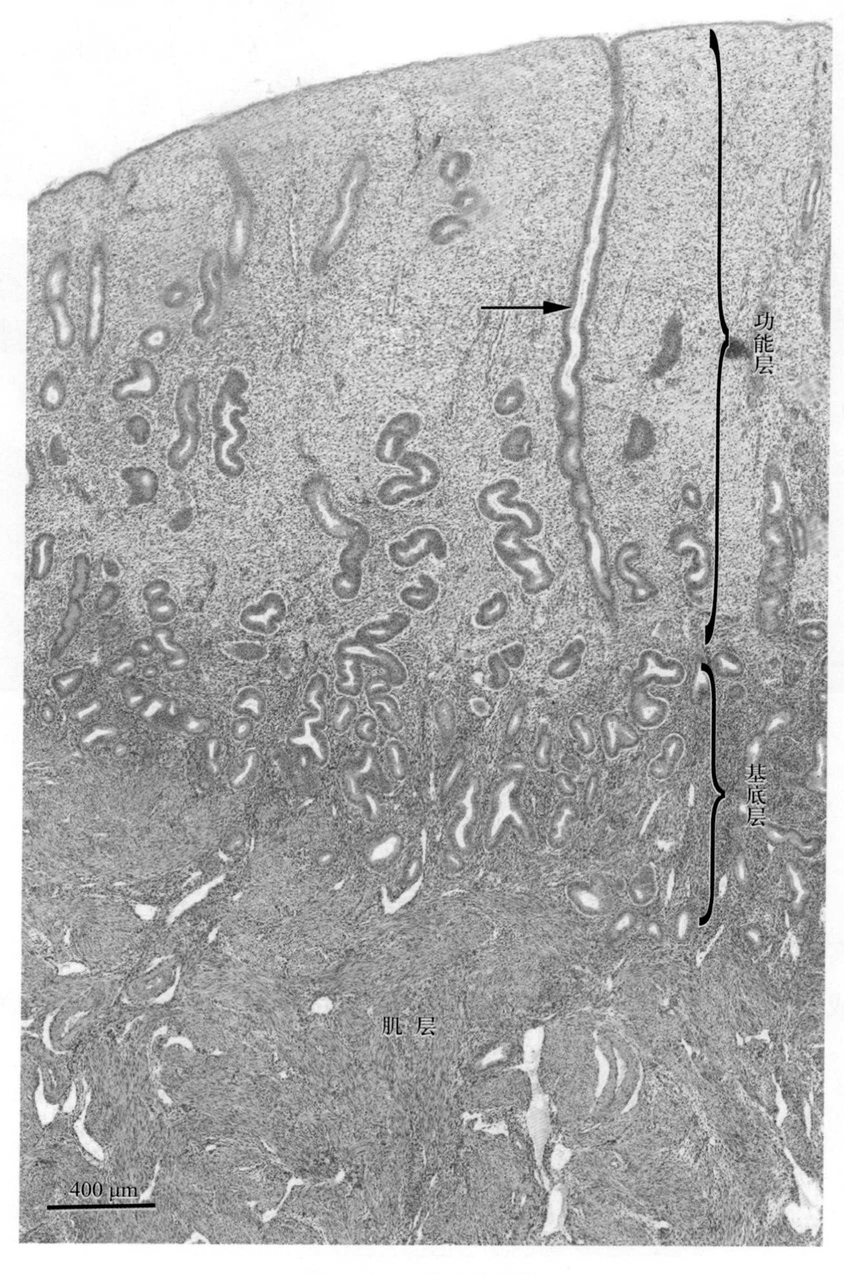

图 12–35　子宫增生期

箭头所示为子宫腺

仔细观察，可将固有层分为界限不明显的两层：功能层（functional layer）（图 12–35），靠腔面，较厚，腺体的断面较少，多数是纵切面，基质细胞较分散，着色稍浅；基底层（basal layer）（图 12–35），靠肌层，较薄，腺体的断面较多，多是横断或斜断面，基质细胞较密集，着色较深。

2. 子宫肌层　很厚，由成束的平滑肌组成，肌束之间有少量结缔组织。肌束走向较乱，互相交织，肌层分层不明显。由内向外大致分为三层：黏膜下层、中间层和浆膜下层。

（1）黏膜下层和浆膜下层：较薄，主要为纵行的平滑肌束。

（2）中间层：较厚，以环行的平滑肌束为主，有较大的血管穿行其间。

3. 子宫外膜　在子宫底部和体部，为浆膜，其余部位为纤维膜。

高倍镜观察

子宫内膜

（1）上皮：单层柱状上皮

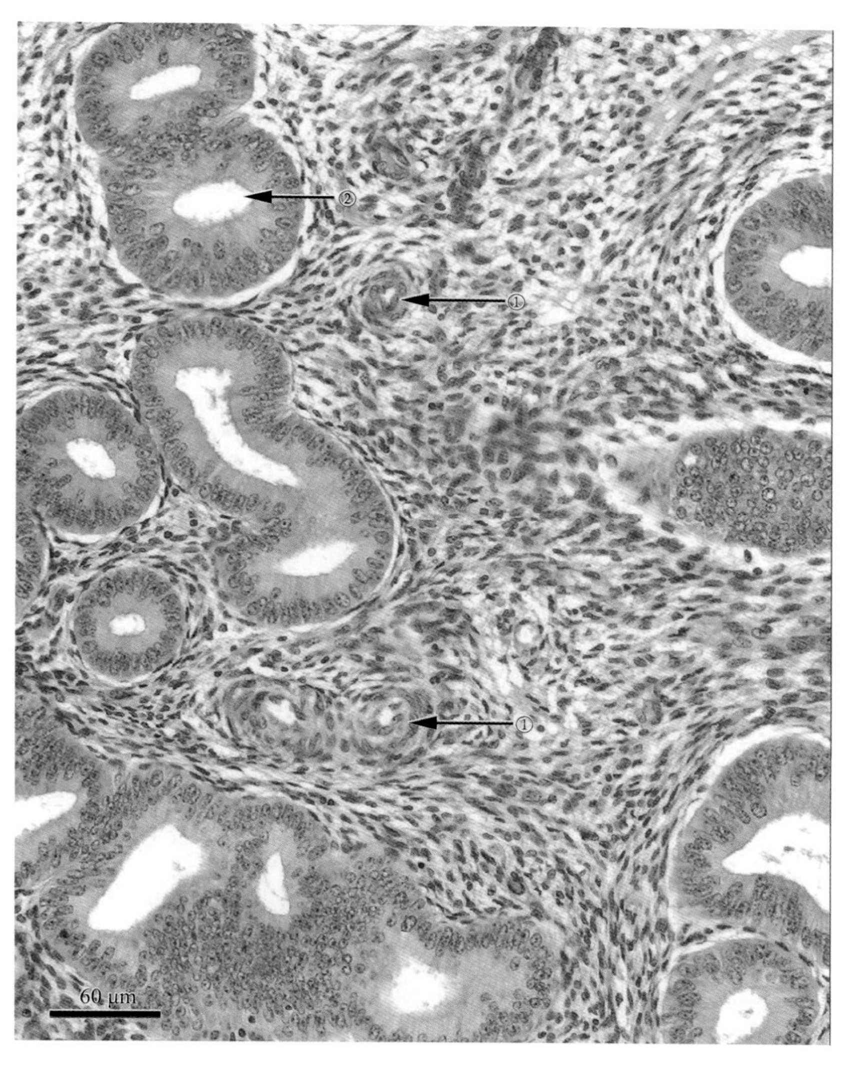

图 12–36　子宫增生期

①螺旋动脉 ②子宫腺

（2）固有层：除含有子宫腺外（图 12–36 ②），固有层内还含大量基质细胞，细胞核呈卵圆形，也可见螺旋动脉（图 12–36 ①）。

标本 75a 子宫（分泌期）

肉眼观察

与增生期相比，分泌期子宫内膜增厚，腺体明显增多，肉眼可见大量腺腔。

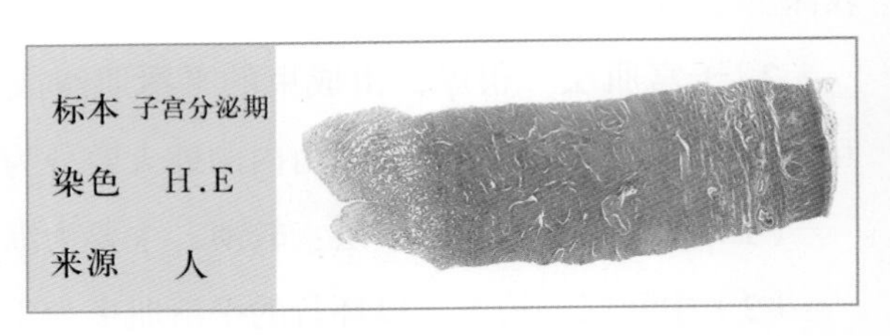

图 12–37 子宫分泌期

低倍镜观察

与增生期子宫内膜进行比较：

分泌期子宫内膜固有层也可分为界限不明显的两层：功能层（图 12–18）靠腔面，较厚，染色相对较浅，腺体多，腺腔大而曲折，基质细胞较分散，着色稍浅；基底层（图 12–38）靠

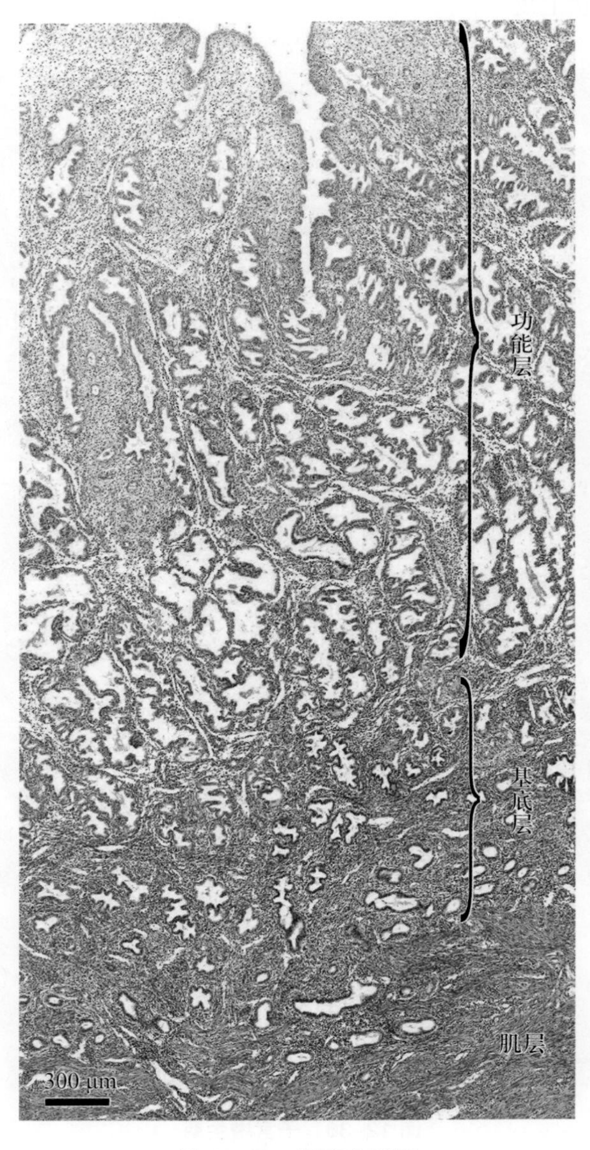

图 12–38 子宫分泌期

肌层，较薄，染色深，腺腔小，基质细胞较密集，着色较深。

高倍镜观察

分泌期子宫内膜固有层的子宫腺数量多，腺腔大而曲折，腺腔内有红染分泌物。基质细胞相对增生期更大，染色浅；固有层内的螺旋动脉（图 12–39）明显增多，可见更多断面，有的达到内膜表面。

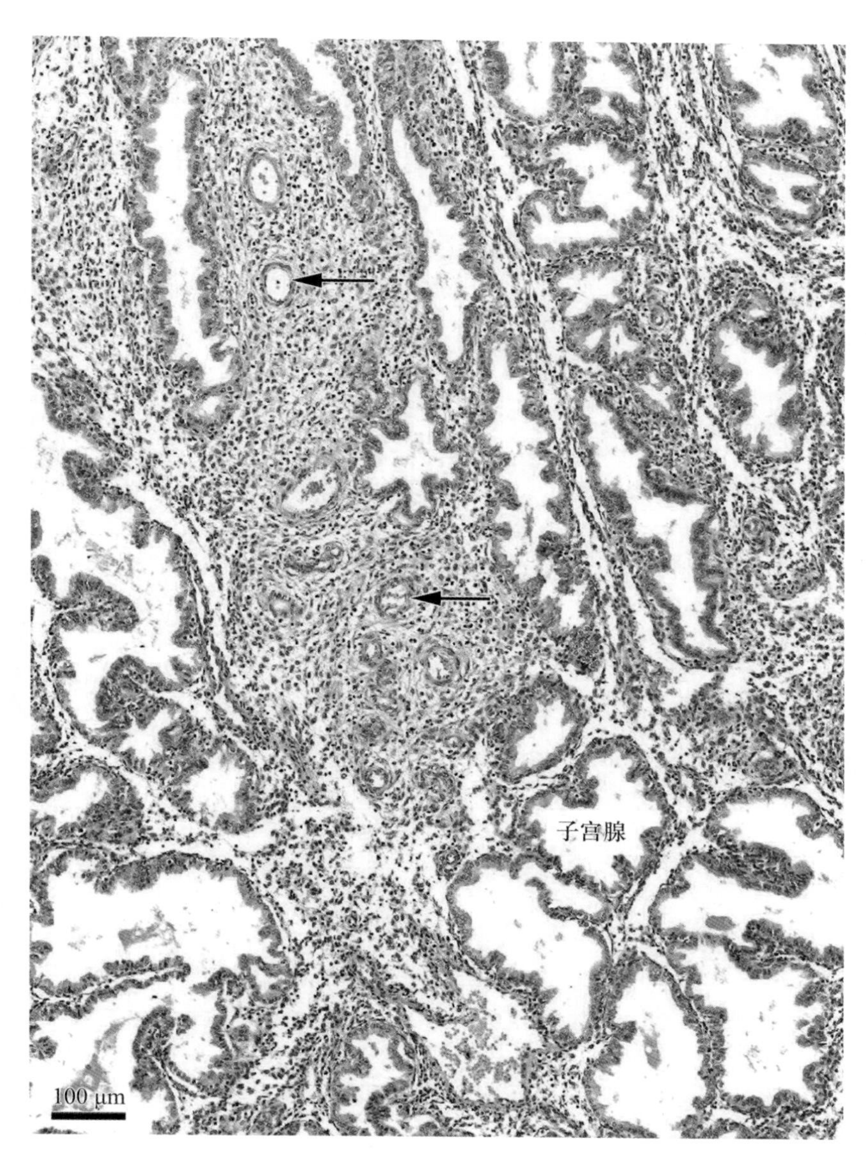

图 12–39 子宫分泌期
箭头所示为螺旋动脉

标本 77 乳　　腺

肉眼观察

长条状组织切片（图 12–40）中，可见上方有大量腺泡，下部红染区域为骨骼肌（胸大肌）。

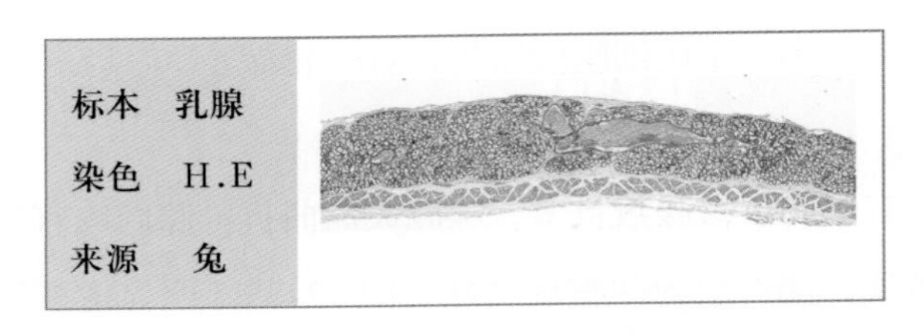

图 12–40 妊娠期乳腺

低倍镜观察

妊娠后期的乳腺（图 12–41），小叶间结缔组织很少。小叶内腺泡很多，腺泡腔内还可见染成紫红色有空泡的乳汁。在小叶间有较大的导管。

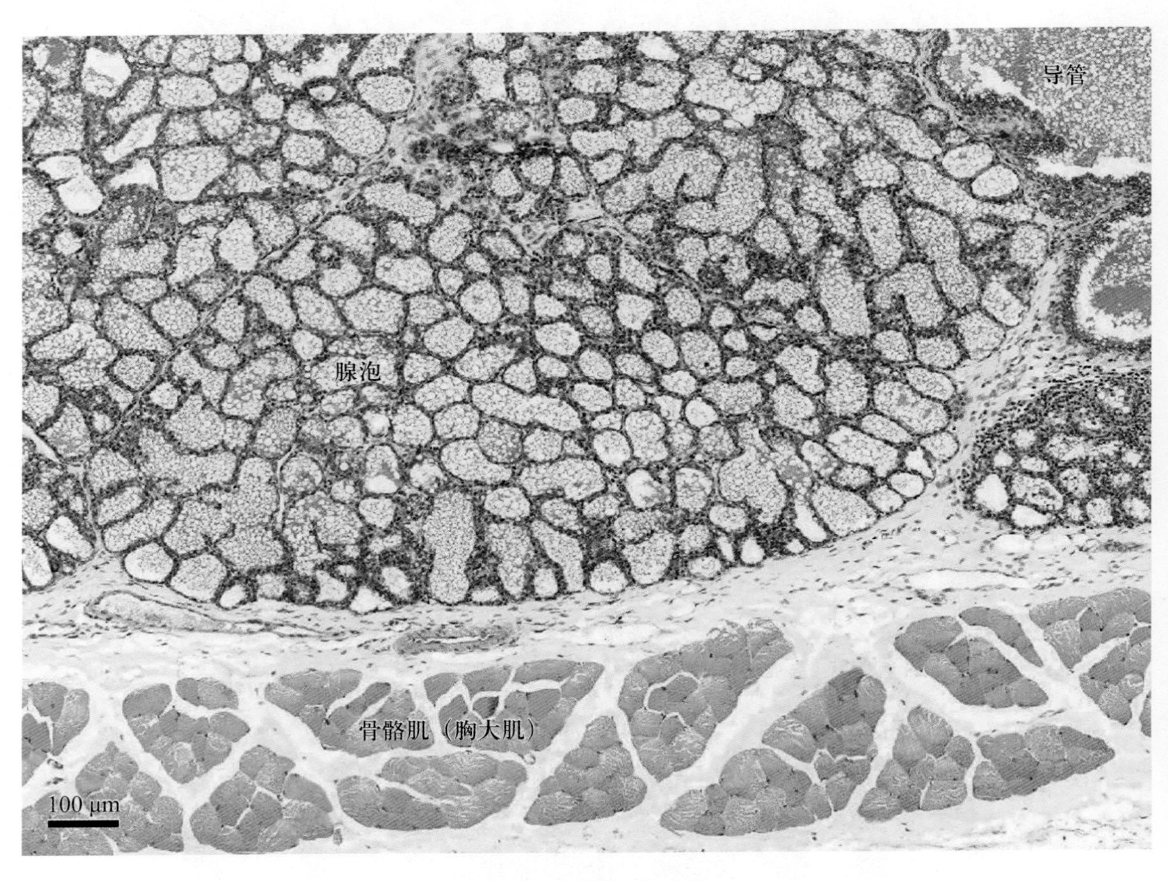

图 12–41 妊娠期乳腺

高倍镜观察

1. 腺泡（图 12–42） 为单层立方或柱状上皮，细胞核呈椭圆形，近游离端细胞质内常出现空泡（是脂滴被溶解所致）。上皮细胞与基膜之间有肌上皮细胞（标本上不易辨认）。腔内含有乳汁，染成红色的是乳汁中的蛋白质成分，空泡是乳汁中的脂滴溶解而形成。

2. 小叶间的导管 管腔比腺泡腔大得多，管壁由一层或两层立方或柱状上皮细胞组成，腔内也可见到乳汁。

乳腺各小叶的分泌情况是轮替的，故各小叶腺泡细胞的形态不完全一致。

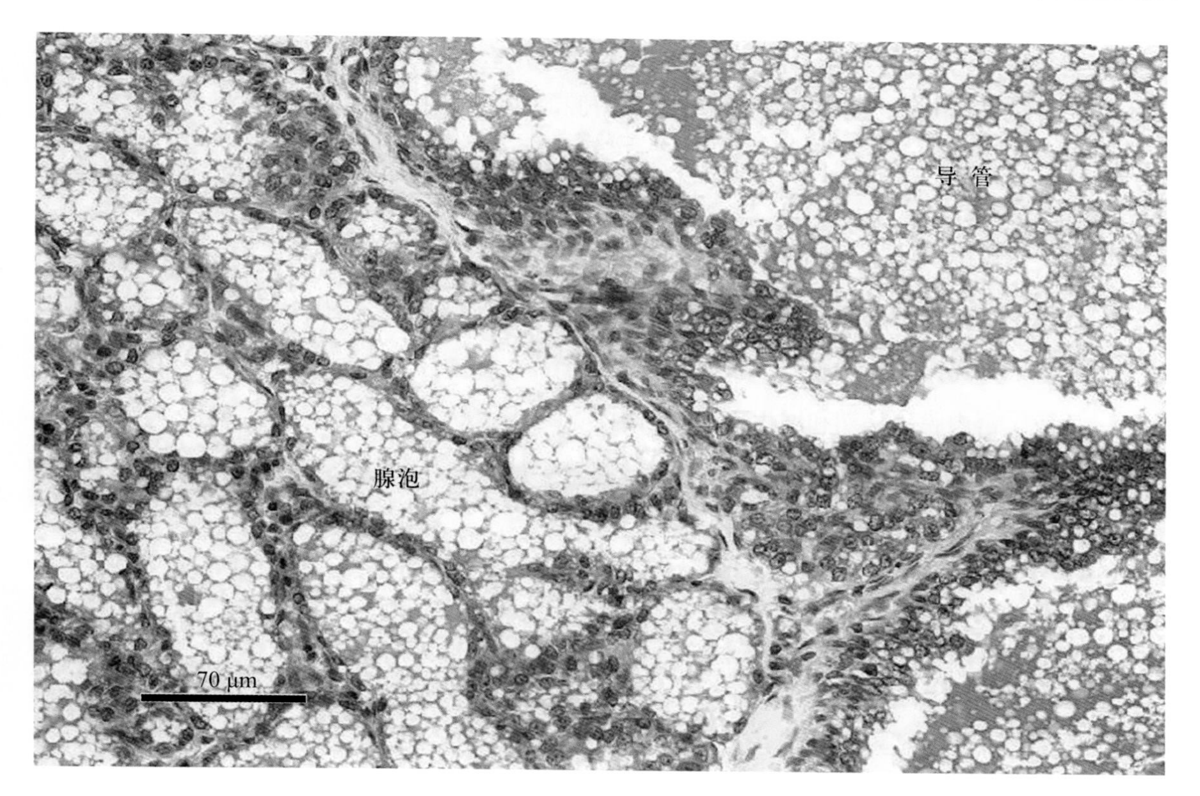

图 12–42 妊娠期乳腺

示教 静止期乳腺

取人的乳腺，入 10%福尔马林固定，经石蜡包埋，切片后进行 H.E 染色。

低倍镜观察

静止期乳腺的结构大部分是结缔组织，胶原纤维粗大，其中可见血管的断面和脂肪细胞。

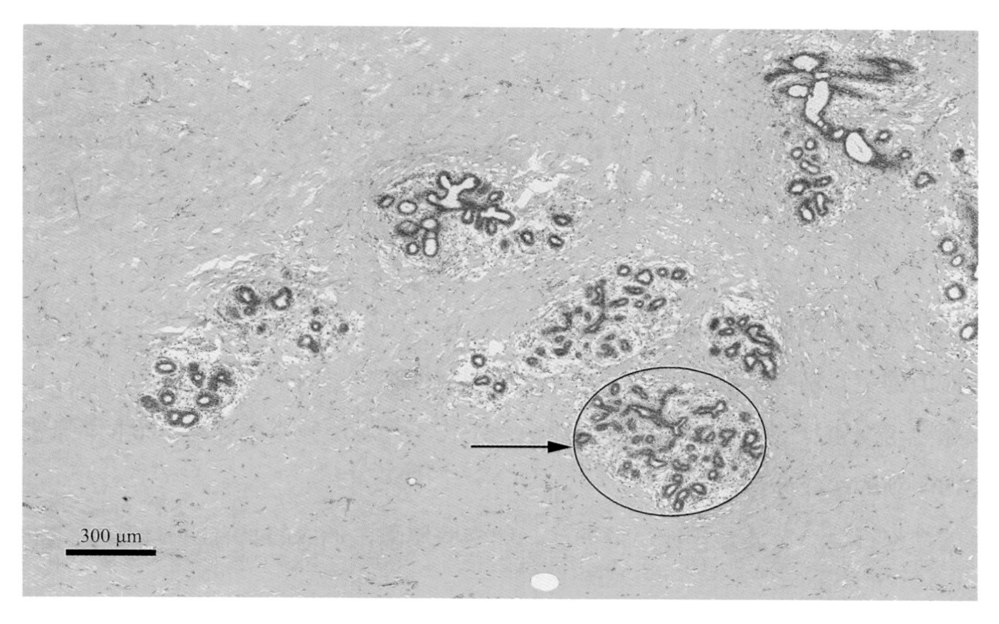

图 12–43 静止期乳腺

箭头所示为乳腺小叶

乳腺小叶（图 12–43）较分散。小叶是由腺泡、导管和较多的结缔组织组成，但腺泡和导管不易区分。导管的腔较大，而腺泡则是腔小或没有腔的一团细胞。

【思考与讨论】

1. 光镜下如何区别输尿管、输精管和输卵管？
2. 光镜下如何区别前列腺、甲状腺和乳腺？
3. 比较子宫内膜分泌期和增生期组织结构。

	增生期	分泌期
内膜厚度（mm）		
腺体断面数量		
腺体结构		
间质的改变		
血管的改变		

【实验小结】

实验切片应重点掌握的内容：

各级卵泡的主要结构特征。变化主要出现在卵泡细胞、透明带、卵泡腔。

闭锁卵泡与间质腺的结构特征。闭锁卵泡是结构不规则不完整的卵泡，而间质腺是具有内分泌功能的闭锁的次级卵泡。

黄体的结构特征。黄体是排卵后的卵泡，卵泡腔塌陷，形成的具有明显被膜、有内分泌功能的结构。

输卵管的结构特征。

子宫内膜在分泌期和增生期的结构特征及变化。变化主要在子宫腺、螺旋动脉、间质细胞。

乳腺的分泌期结构特征。

输尿管、输精管、输卵管之间的鉴别也是难点，主要区别见下表

	输尿管	输精管	输卵管
黏膜	变移上皮	假复层柱状上皮	单层柱状上皮 （纤毛细胞）
肌层	上 2/3 内纵、外环 下 1/3 内纵、中环、外纵	内纵、中环、外纵 中环较厚是其特点	较分散，不规则，其周围充满大量的结缔组织和血管
外膜	纤维膜	纤维膜	浆膜

（徐　健）

实验十三

人体胚胎学总论

【实验目的】

1. 掌握人胚卵裂的特点和胚泡的结构。
2. 掌握植入及两胚层形成过程中，胚泡与子宫内膜的变化。
3. 了解人胚中胚层形成和中轴器官的建立过程。
4. 会辨认人胚胎膜，并熟悉其发生过程。掌握胎盘的形成及构造。
5. 了解人胚发育各阶段的特点。

【实验材料】

模型。

【实验观察】

一、卵裂、胚泡形成

1. 卵裂（cleavage）模型（图 13–1） 是依据猴的卵裂过程制作的。模型上外围粉色的厚膜为透明带。精卵结合后，雌雄原核形成，然后融合成受精卵，开始卵裂。受精卵分裂的次数越多，所形成的卵裂球数目越多而体积越小，在透明带内形成桑葚胚（morula）。

2. 胚泡（blastocyt）模型（图 13–2） 外周一层扁平的细胞为滋养层（tropoblast）（图 13–2①），中央有一大的胚泡腔（图 13–2②），在滋养层的一端有一团细胞附着，称为内细胞群（inner cell mass）（图 13–2③）。

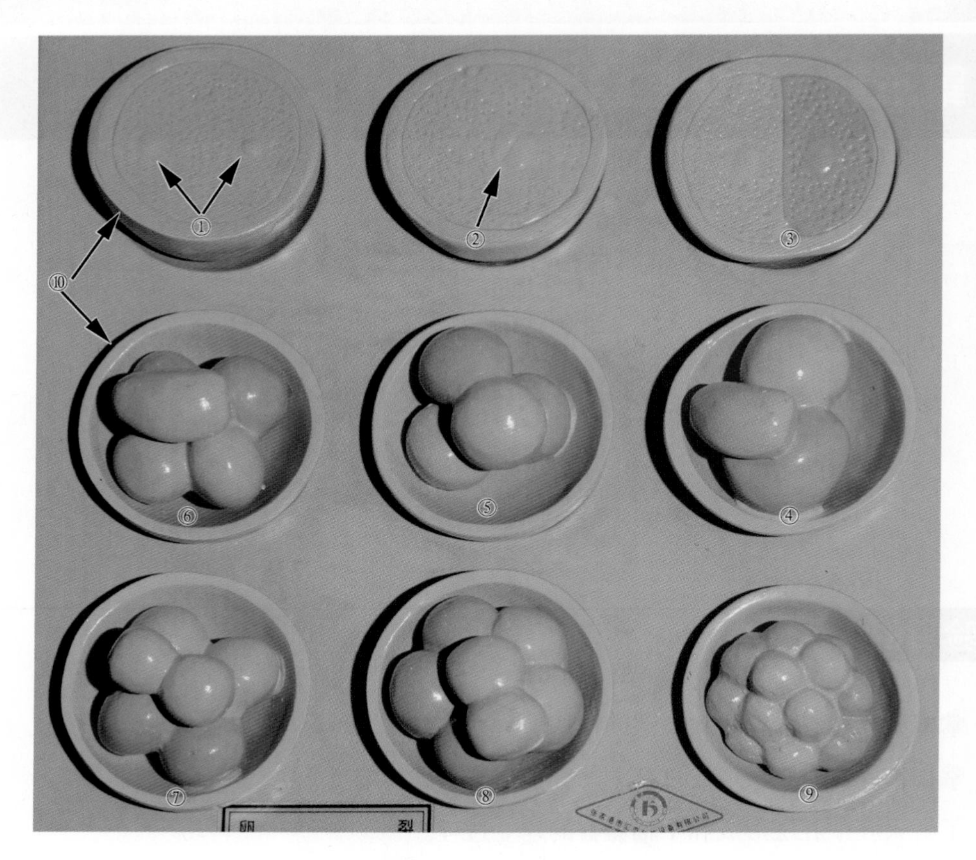

图 13–1 卵裂模型

①雌雄原核 ②雌雄原核融合 ③2 细胞期 ④3 细胞期 ⑤4 细胞期 ⑥5 细胞期 ⑦6 细胞期 ⑧8 细胞期 ⑨桑葚胚 ⑩透明带

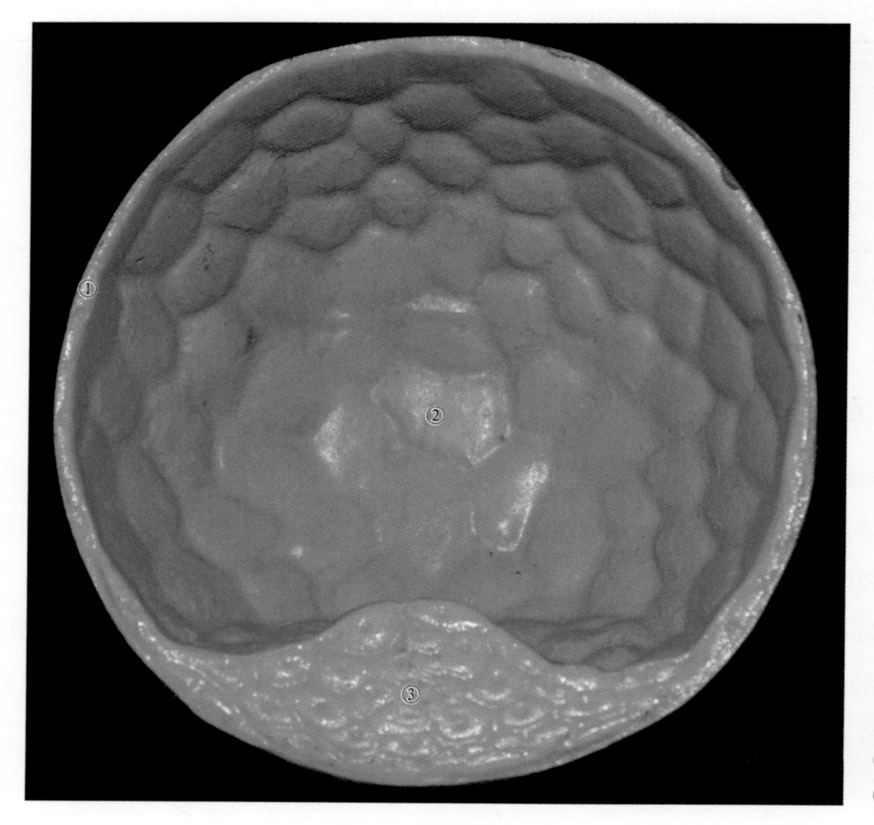

图 13–2 胚泡模型

①滋养层 ②胚泡腔 ③内细胞群

二、植入及两胚层胚盘形成

以下模型的图片为植入部位切面的放大，模型显示胚泡植入过程中的变化及与子宫内膜的关系。粉色结构为子宫内膜（植入后改称为蜕膜）的切面，较大的腔穴为子宫腺的腺腔及血管。蜕膜上附有正在植入的胚泡，上方为子宫的腔面。

模型Ⅰ（图 13-3）

约为受精后 7 天，胚泡开始侵入子宫内膜。

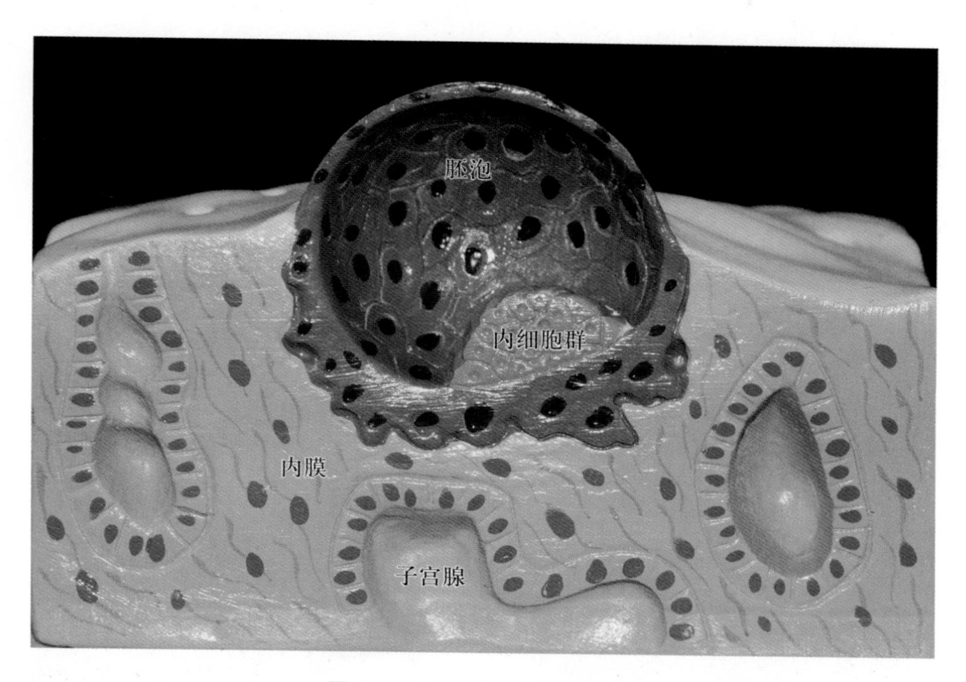

图 13-3 胚泡植入（模型Ⅰ）

模型Ⅱ（图 13-4）

胚泡将要全部植入子宫内膜，植入部分的滋养层细胞（深灰色）已迅速繁殖增厚。内细胞群则出现下胚层（hypoblast，又称初级内胚层，用黄色表示，图 13-4 ①）和上胚层（epiblast，又称初级外胚层，用天蓝色表示，图 13-4 箭头②）。此时已形成羊膜腔（图 13-4 箭头③）。

模型Ⅲ（图 13-5）

受精后第 11~12 天，胚已全部埋入蜕膜内，子宫表面之上皮已经愈合，滋养层明显地分化为两层：细胞滋养层（图 13-5 ⑤）与合体滋养层。原胚泡腔内出现胚外中胚层（图 13-5 ④），羊膜腔扩大（图 13-5 ③），下胚层（初级内胚层，图 13-5 ①）细胞繁殖增多，将继续生长围成卵黄囊（yolk sac）。

模型Ⅳ（图 13-6）

受精后第 14~15 天，胚外中胚层细胞之间出现胚外体腔。着床部位的子宫蜕膜已向腔面突起。滋养层与胚外中胚层共同组成绒毛膜（图 13-6 ⑥）及突起的绒毛（图 13-6 ⑧），另一部分胚外中胚层则包在羊膜（图 13-6 ④）与卵黄囊（图 13-6 ①）表面，在与绒毛膜连接处形成体

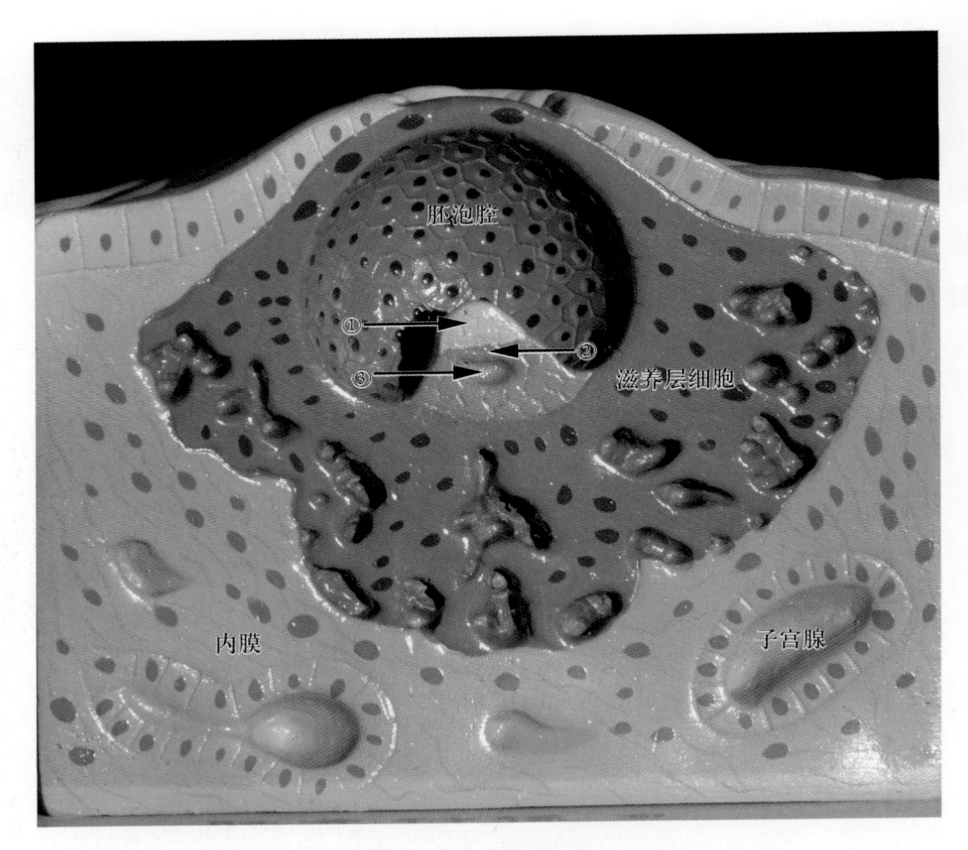

图 13-4 胚泡植入（模型Ⅱ）

①下胚层 ②上胚层 ③羊膜腔

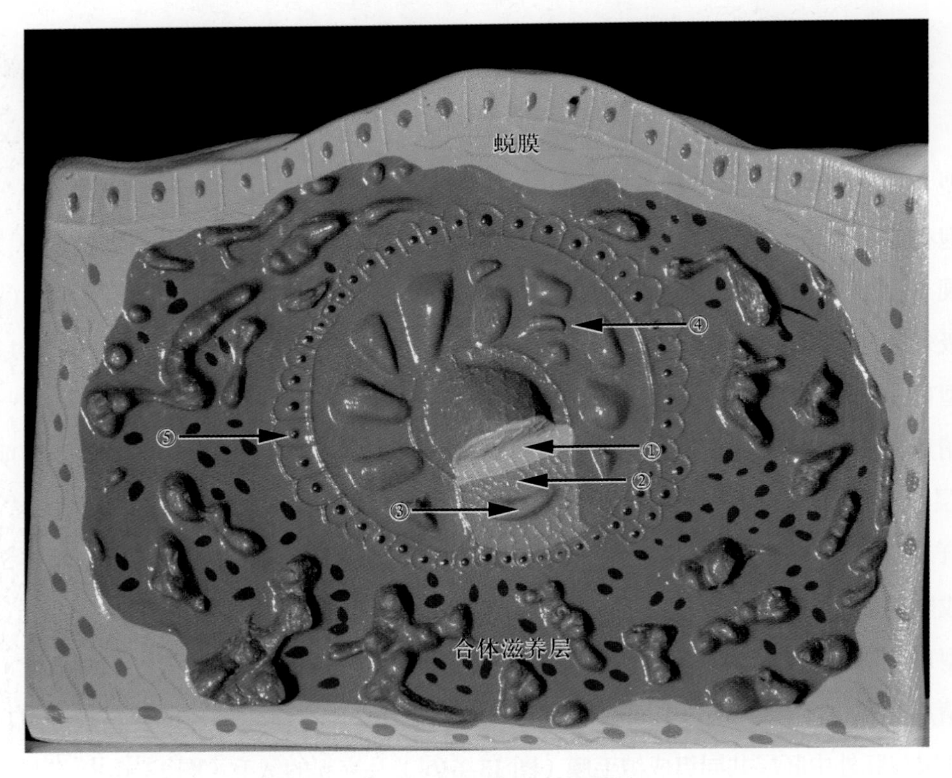

图 13-5 胚泡植入（模型Ⅲ）

①下胚层 ②上胚层 ③羊膜腔 ④胚外中胚层 ⑤细胞滋养层

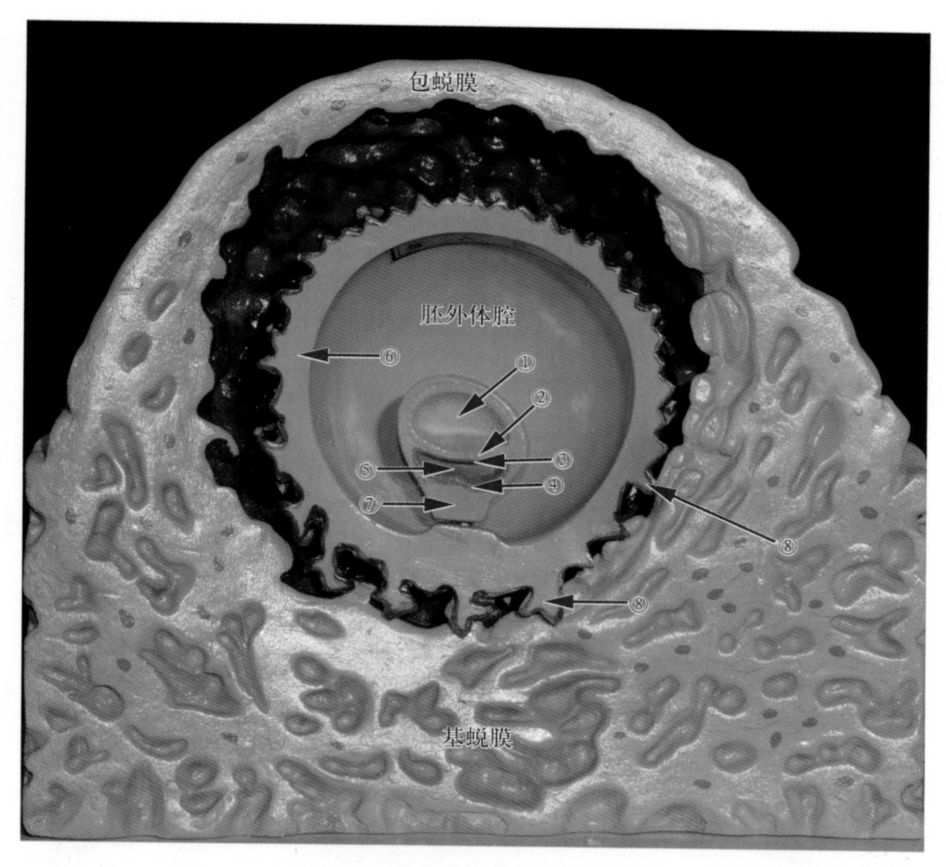

图 13-6　胚泡植入（模型Ⅳ）
①卵黄囊 ②下胚层 ③上胚层 ④羊膜 ⑤羊膜腔 ⑥绒毛膜 ⑦体蒂 ⑧绒毛

蒂（图 13-6 ⑦）。羊膜腔（图 13-6 ⑤）的底和卵黄囊的顶，即上胚层（图 13-6 ③）和下胚层（图 13-6 ②）共同组成扁盘状的两胚层胚盘（embryonic disc）。

三、中胚层的形成和中轴器官的建立

1. 18 天人胚模型（图 13-7，图 13-8） 模型将大部分绒毛膜切除，只在体蒂部连有小部分绒毛膜与绒毛（灰色突起）。移去上方的羊膜，可见胚盘稍突向羊膜腔，羊膜腔底部为外胚层（三胚层胚盘形成后，上胚层改称为外胚层）。将下方的卵黄囊拿开，可见卵黄囊顶部组成胚盘的内胚层（三胚层胚盘形成后，内胚层完全置换了下胚层），其将来形成胚的原始消化管部分，此时也随胚盘向背方隆起。

2. 20 天人胚模型（图 13-9~ 图 13-11） 羊膜、卵黄囊全部切除，只观察胚盘部分，模型表示三个胚层已开始分化，胚之头端向背方（羊膜腔中）隆起，胚胎开始突入羊膜腔。整个胚体体形开始变长。

外胚层（ectoderm，用深蓝色表示）：在背侧中央增厚成神经板（neural plate），其中线部位凹陷形成神经沟（neural groove）（图 13-9 ①），两侧为神经褶（图 13-9 ②）。此时，原条

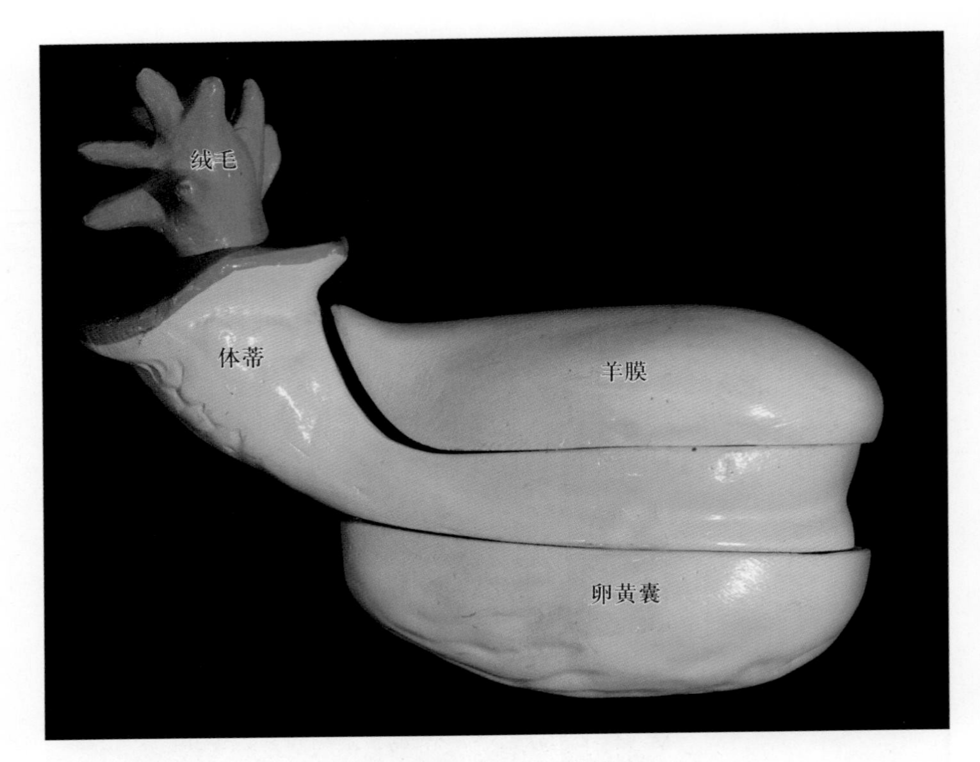

图 13-7 18 天人胚整体观

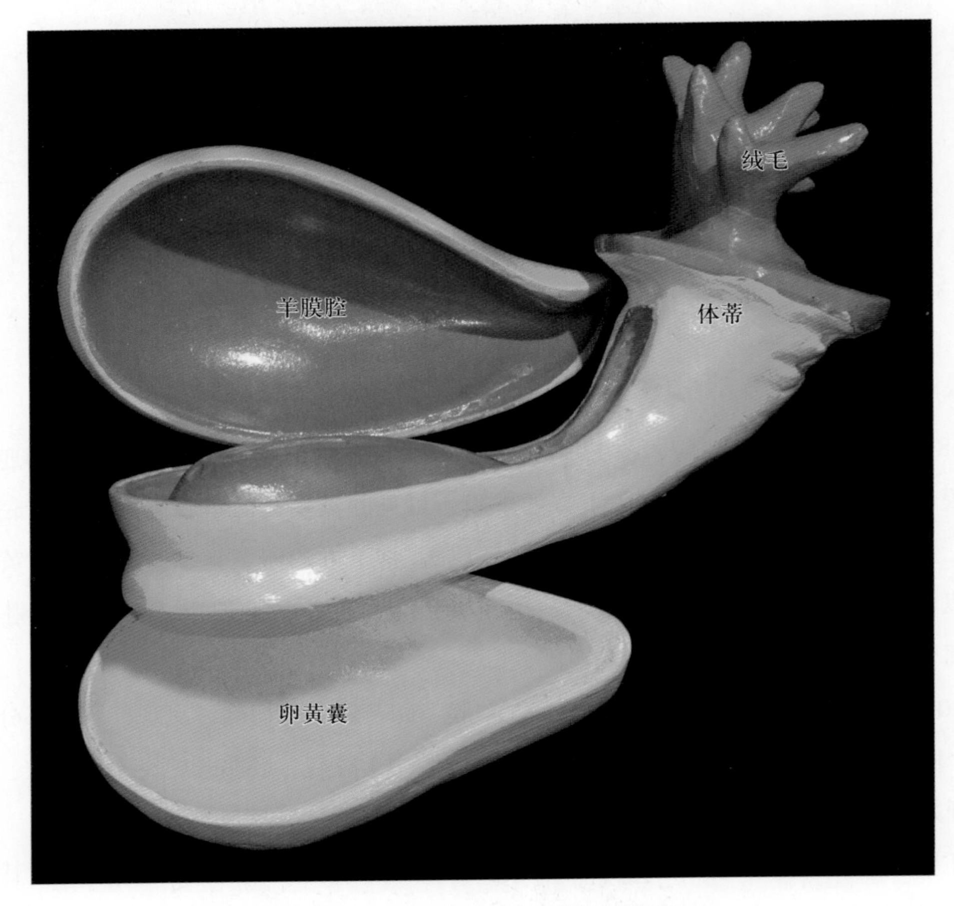

图 13-8 18 天人胚显示羊膜腔和卵黄囊

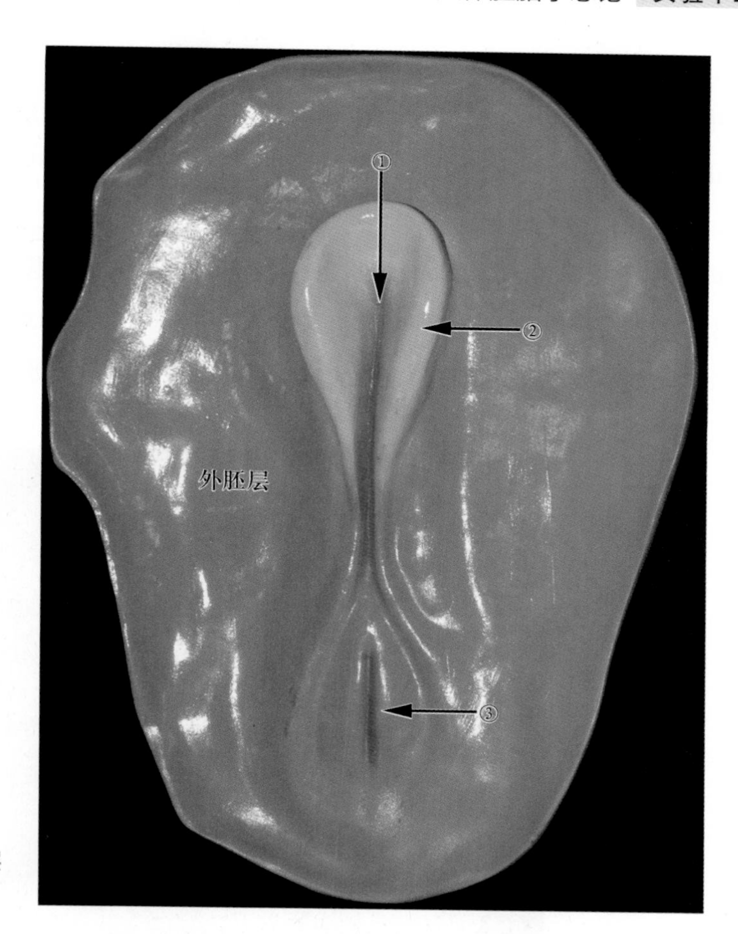

图 13-9　20 天人胚外胚层
①神经沟 ②神经褶 ③原条

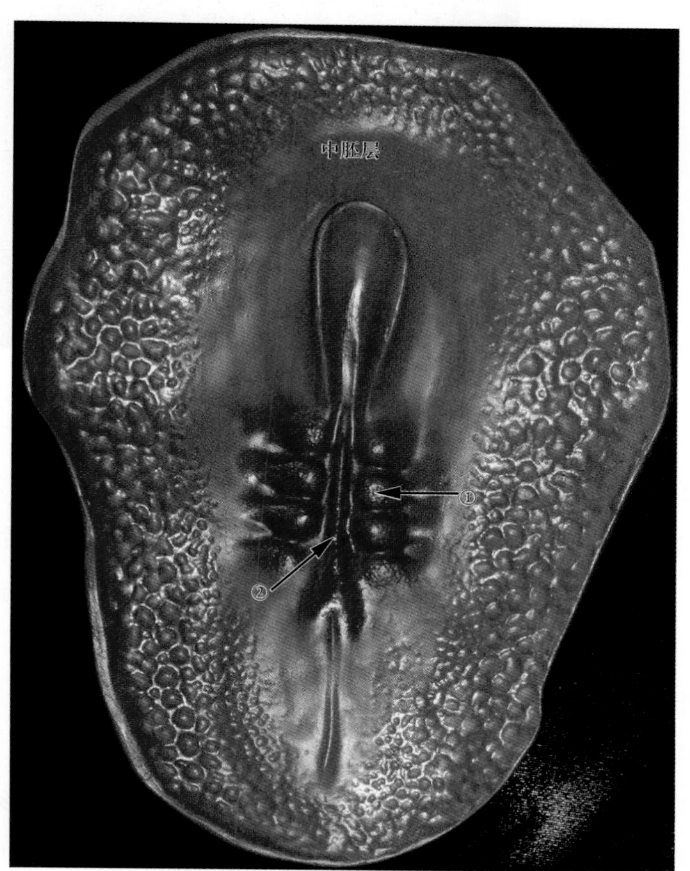

图 13-10　20 天人胚中胚层
①体节 ②脊索

（图 13–9 ③）、原结已退缩至尾端。

中胚层（mesoderm，用红色表示，图 13–10）：去掉三胚层胚盘的外胚层部分，可见到脊索（正中线上深红色条状结构，图 13–10 ②）。脊索两侧的中胚层已开始分化成块状的体节（somite）（图 13–10 ①）。

内胚层（用黄色表示，图 13–11）：头侧部位向背方的隆起将构成前肠（foregut）。

3. 22 天人胚模型（图 13–12~ 图 13–14） 羊膜、卵黄囊均切除，胚盘已向腹面包卷，胚体开始呈圆柱形。从背面观（图 13–12），神经褶自中段开始融合成神经管（neural tube）（图

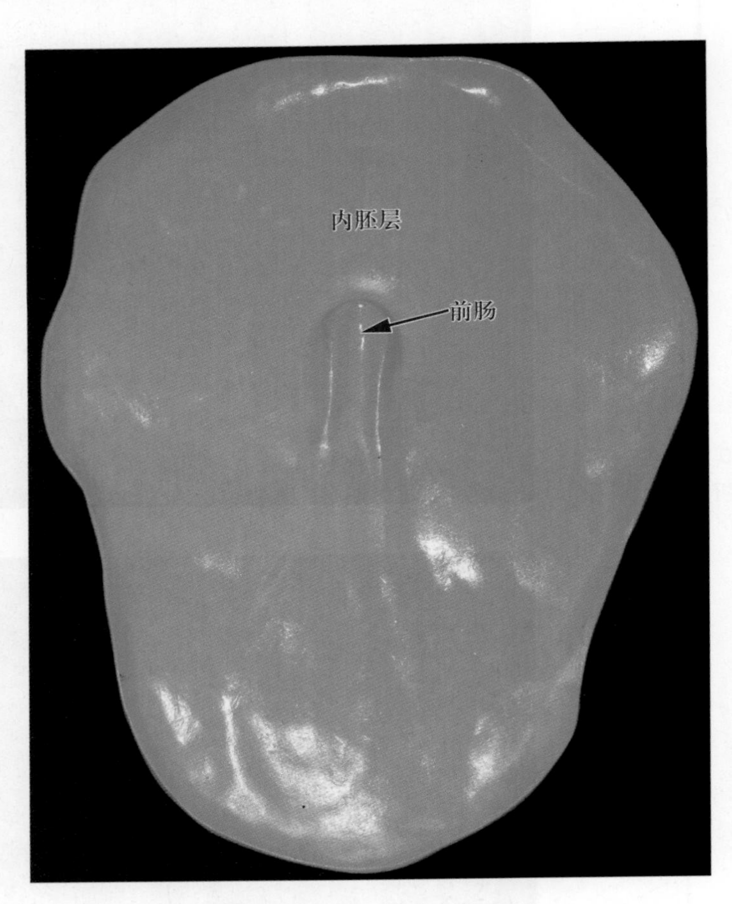

图 13–11 20 天人胚内胚层

13–12 ②），可见前、后神经孔（图 13–12 ①、③）；体节数增多（图 13–12 ④）。由胚体腹面观（图 13–13），卵黄囊顶部内胚层形成管状的原始消化管。从横切面上（图 13–14），可见神经管（图 13–14 ①）已与外胚层脱离，神经管两侧为一对体节（深红色表示，图 13–14 ②），体节外是间介中胚层（图 13–14 ③），再外是侧中胚层，已分为两层：与外胚层相贴，与羊膜表面的胚外中胚层延续的是体壁中胚层（图 13–14 ④），与内胚层相贴，与卵黄囊表面的胚外中胚层延续的是脏壁中胚层（图 13–14 ⑤），两层之间为胚内体腔。

4. 4 周人胚外形模型（图 13–15，图 13–16） 胚呈圆柱形，已开始弯曲。神经管、脑泡形成，眼泡（图 13–15 ④）、耳泡（图 13–15 ②）、鳃弓（图 13–15 ①）出现。体节（图 13–15 ③）

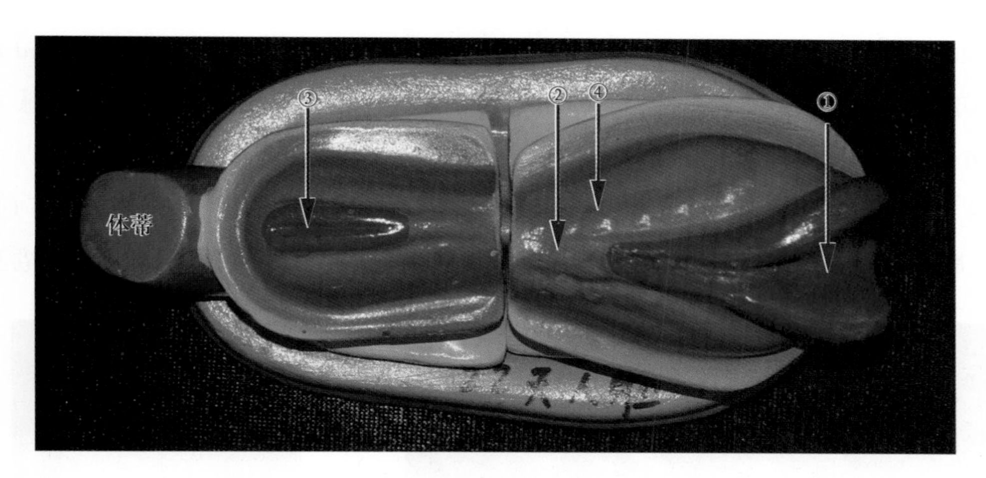

图 13-12　22 天人胚背面观
①前神经孔 ②神经管 ③后神经孔 ④体节

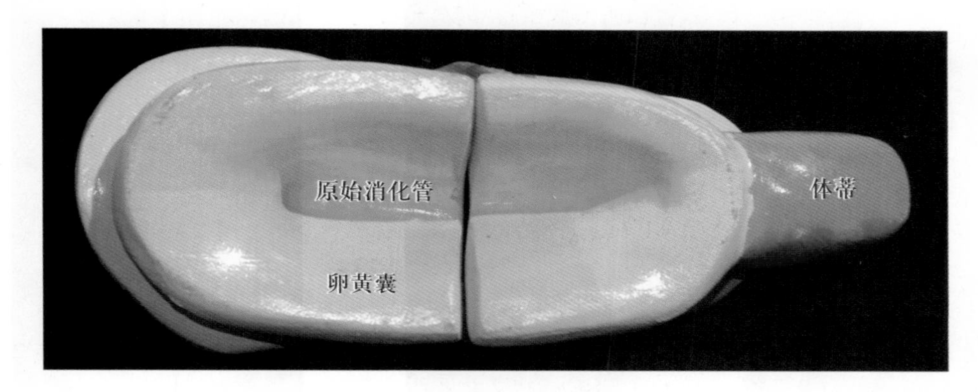

图 13-13　22 天人胚腹面观

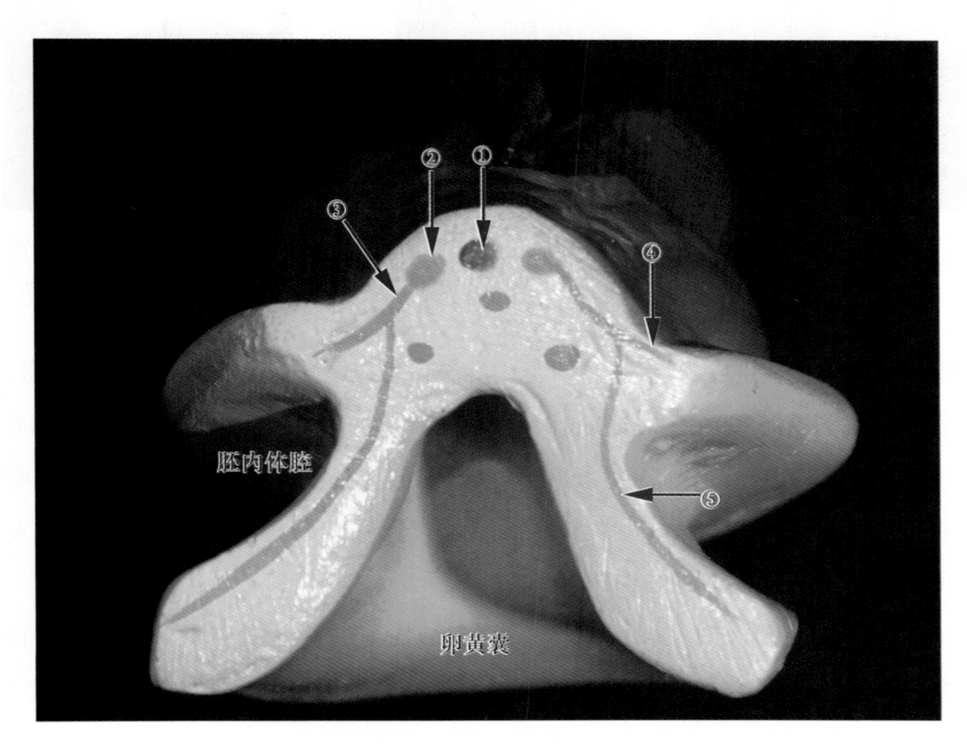

图 13-14　22 天人胚横断面观
①神经管 ②体节 ③间介中胚层 ④体壁中胚层 ⑤脏壁中胚层

发育至 20~25 对。腹侧有心隆起（图 13-15 ⑤）。卵黄囊缩小，脐带（umbilical cord）开始形成。切断的体蒂中有尿囊（图 13-16 ①）、脐动脉（2 条，图 13-16 ③）和脐静脉（1 条，图 13-16 ②）。

5. 4 周人胚纵切模型（图 13-17） 绒毛膜全部除去，胚体的背上方包有羊膜（图 13-17 ①），腹侧连卵黄囊。胚体已成圆柱形被纵行切开，可见胚体头、尾两端向腹侧包卷互相接

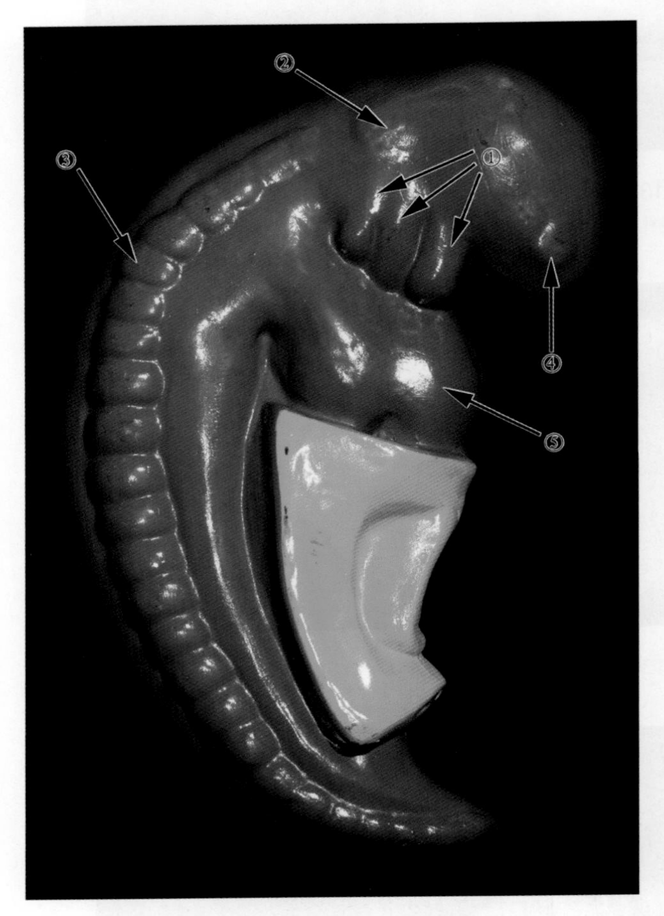

图 13-15 4 周人胚外形侧面观
①鳃弓 ②耳泡 ③体节 ④眼泡 ⑤心隆起

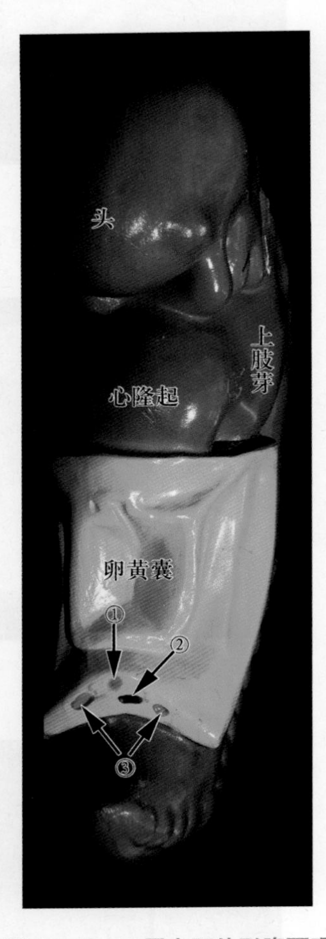

图 13-16 4 周人胚外形腹面观
①尿囊 ②脐静脉 ③脐动脉

近，背面有神经管（图 13-17 ②），腹侧可见内胚层包卷成原始消化管，可分为三部分，其前、后端之盲管分别称为前肠和后肠（hindgut）（图 13-17 ③、⑤），与卵黄囊相通连的部分，称为中肠（midgut）（图 13-17 ④）。前、后肠腹面之凹陷处，内胚层与外胚层紧贴成为口咽膜和泄殖腔膜（此处无中胚层）（图 13-17 ⑧、⑨）。后肠腹侧壁有尿囊（图 13-17 ⑦）伸入到体蒂中。前肠的腹侧有原始心脏（图 13-17 ⑥）。

6. 4 周人胚横切模型（图 13-18~ 图 13-21） 结构与纵切模型相同。背侧为羊膜腔，腹侧为卵黄囊，胚体尾侧是体蒂（图 13-18）。神经管的前、后两端分别可见前神经孔（图 13-19）、后神经孔（图 13-20）。在横切面上胚盘两侧已向腹面包卷，可见神经管（图 13-21 ①）、脊索（图 13-21 ⑧）、背主动脉（图 13-21 ②），以及中胚层的体节（图 13-21 ⑤）、间介中胚

层（图 13-21 ⑥）、侧中胚层（分为体壁中胚层和脏壁中胚层，图 13-21 ③、⑦）、胚内体腔（图 13-21 ④）等结构。

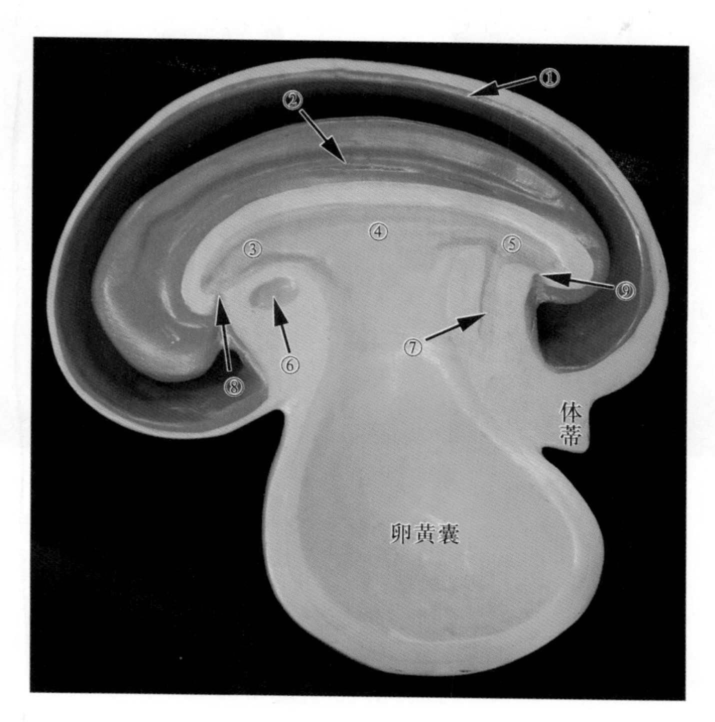

图 13-17 4 周人胚纵切模型
①羊膜 ②神经管 ③前肠 ④中肠 ⑤后肠 ⑥原始心脏 ⑦尿囊 ⑧口咽膜 ⑨泄殖腔膜

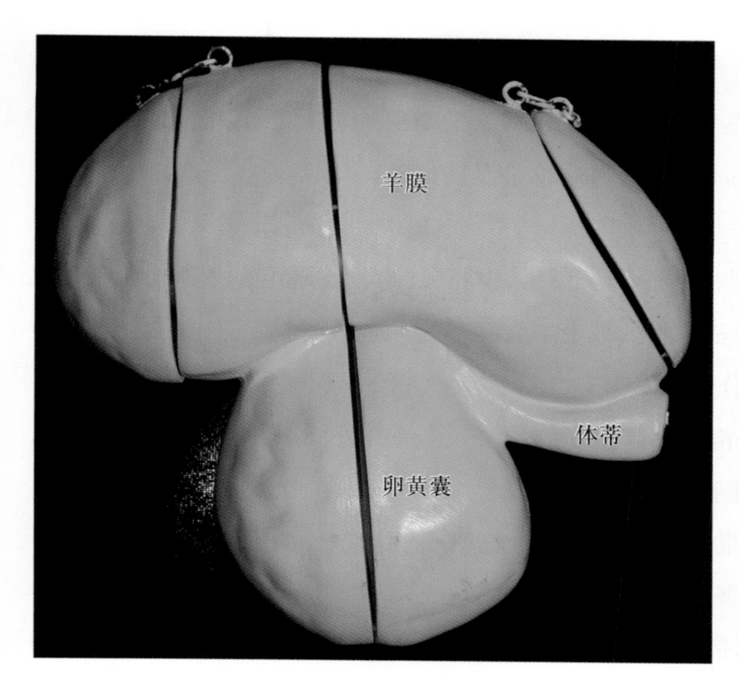

图 13-18 4 周人胚全貌

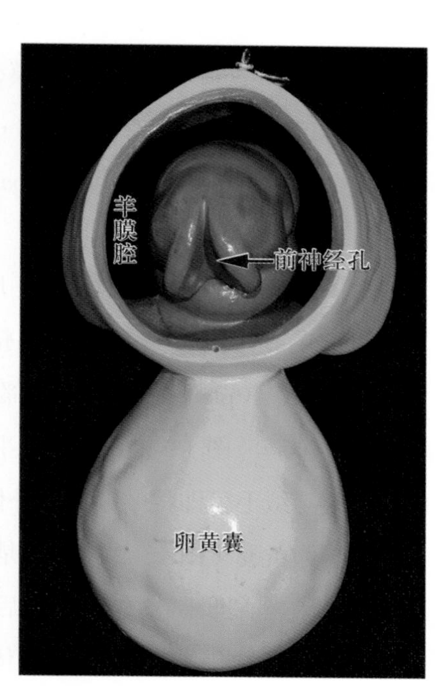

图 13-19 4 周人胚横切头侧

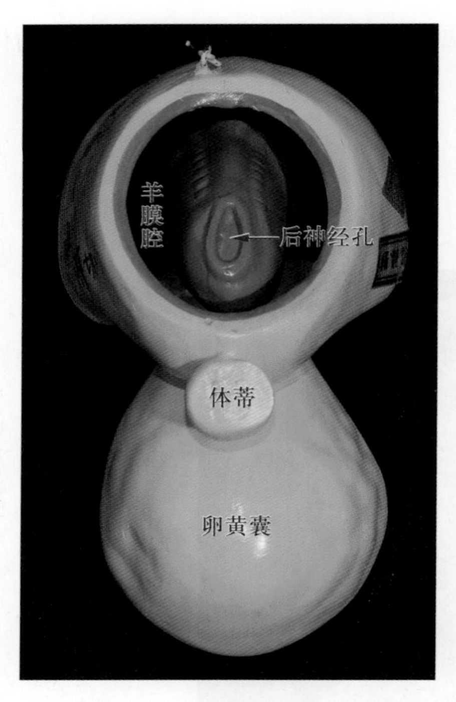

图 13-20 4 周人胚横切尾侧

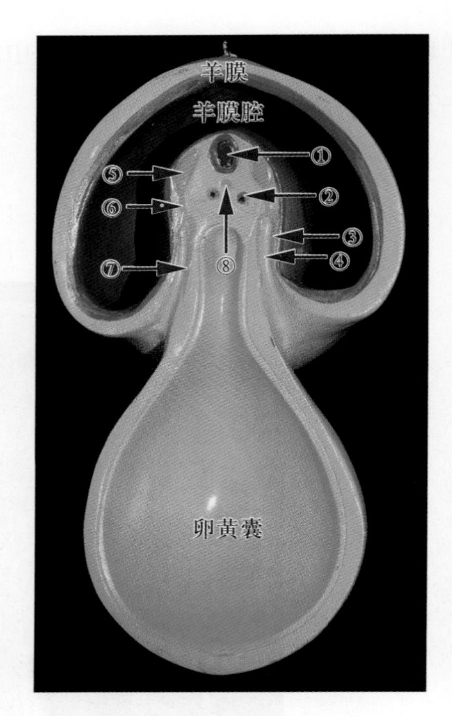

图 13-21 4 周人胚过卵黄囊横切
①神经管 ②背主动脉 ③体壁中胚层 ④胚内体腔
⑤体节 ⑥间介中胚层 ⑦脏壁中胚层 ⑧脊索

四、胎儿的附属结构和胎盘

胎儿、胎盘在子宫内的关系模型（图 13-22）

展示胎儿与胎盘在子宫内的关系。模型为妊娠 3 个月子宫的矢状断面，外周为很厚的子宫壁，腔内容纳着胚胎与胎膜（fetal membrane）。

子宫壁从外向内为：子宫外膜、子宫肌膜和子宫内膜。此时子宫内膜又称为蜕膜，从蜕膜与胎儿的位置关系，分清基蜕膜（decidua basalis）（图 13-22 ①）、包蜕膜（decidua capsularis）（图 13-22 ②）、壁蜕膜（decidua parietalis）（图 13-22 ③）的位置。

1. 观察胎膜的位置

（1）绒毛膜：是紧贴蜕膜的一层，由滋养层和胚外中胚层构成。邻接包蜕膜部分绒毛退化为平滑绒毛膜（图 13-22 ④）。邻接基蜕膜处绒毛增生旺盛为丛密绒毛膜（图 13-22 ⑧）。后者已构成胎盘（placenta）的胎儿部分。

（2）羊膜（图 13-22 ⑤）：是平滑绒毛膜里面的一层，由胚外外胚层和胚外中胚层构成。此时羊膜与绒毛膜即将贴紧，胚外体腔即将消失。

（3）卵黄囊（图 13-22 ⑥）：是胎儿腹侧的囊泡，被包在脐带中。

（4）尿囊（图 13-22 ⑦）：是后肠腹侧壁的突起，被包在脐带中。

（5）脐带（图 13-22 ⑨）：以体蒂为基础，由羊膜包裹而成，其中含有卵黄囊、尿囊（图 13-22 ⑦）、2 条脐动脉和 1 条脐静脉。

2. 观察胎盘的结构　由胎儿的丛密绒毛膜与母体的基蜕膜共同构成的圆盘状结构。注意联系胎盘功能。

（1）胎儿部：有羊膜（图 13–22 ⑤）、丛密绒毛膜（图 13–22 ⑧）、绒毛干（图 13–22 ⑪）等。

（2）母体部：有绒毛间隙（与子宫动、静脉相通，图 13–22 ⑫）、胎盘隔（图 13–22 ⑬）和基蜕膜（图 13–22 ①）。

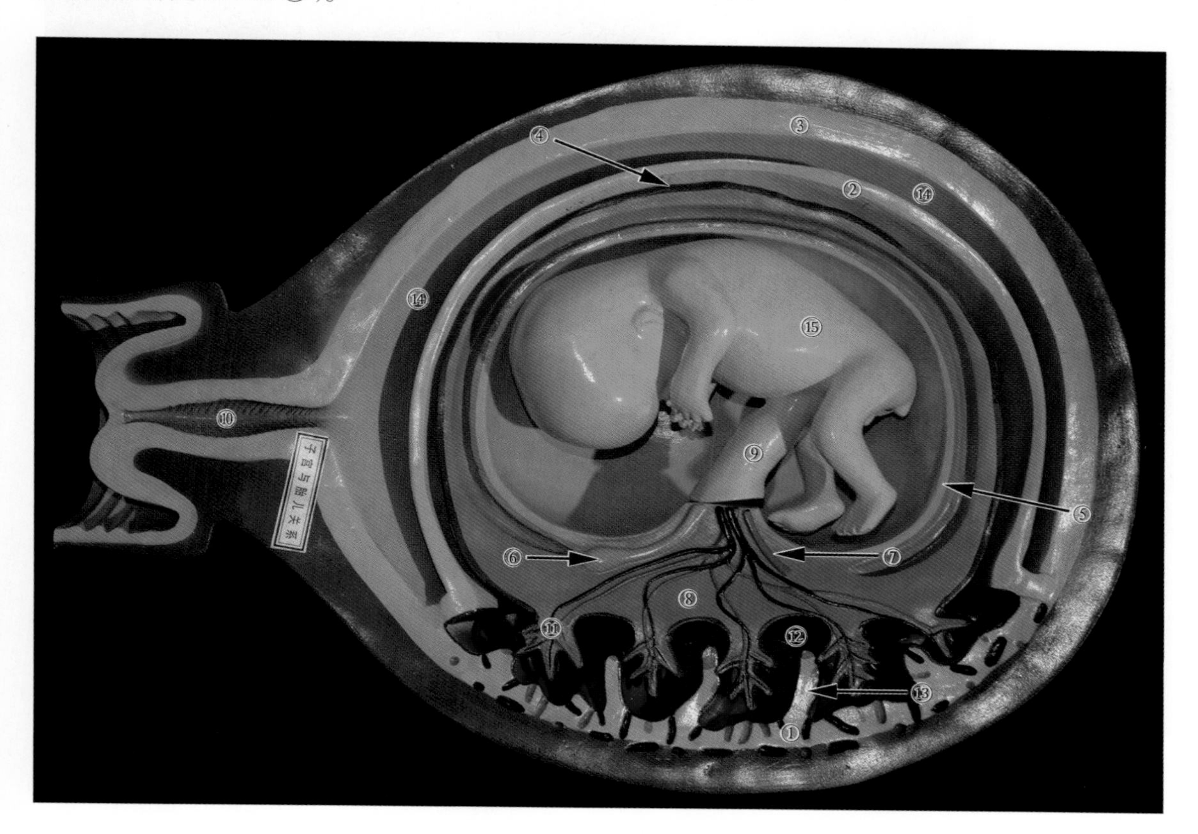

图 13–22　胎儿、胎盘在子宫内的关系

①基蜕膜 ②包蜕膜 ③壁蜕膜 ④平滑绒毛膜 ⑤羊膜 ⑥卵黄囊 ⑦尿囊 ⑧丛密绒毛膜 ⑨脐带 ⑩子宫颈 ⑪绒毛干 ⑫绒毛间隙 ⑬胎盘隔 ⑭子宫腔 ⑮胎儿

五、人胚发育各期特征

模型（图 13–23）：

（1）18 天（图 13–23 ①）：胚盘形成，原条出现。

（2）20 天（图 13–23 ②）：神经沟形成，原条退缩，胚体开始拉长。

（3）22 天（图 13–23 ③）：神经管形成，体节出现。

（4）25 天（图 13–23 ④）：胚体成圆柱形，前、后神经孔尚未封闭。

（5）28 天（图 13–23 ⑤）：胚体成圆柱形，鳃弓、眼泡、耳泡等开始出现，脐带形成。

（6）5 周（图 13–23 ⑥）：胚体弯曲，尾明显。鳃弓更明显。肢芽出现，脐带伸长。

（7）6 周（图 13–23 ⑦）：头很大，颜面开始形成，上肢芽已分化为臂及手，手部呈扇形。

（8）7 周（图 13-23 ⑧）：鳃弓消失，上肢已分化出上臂、前臂和手，手部出现手指。足呈扇形，尾渐收缩。

（9）8 周（图 13-23 ⑨）：面部具有人类胎儿脸形。足趾出现，外生殖器出现，完全具有人形。

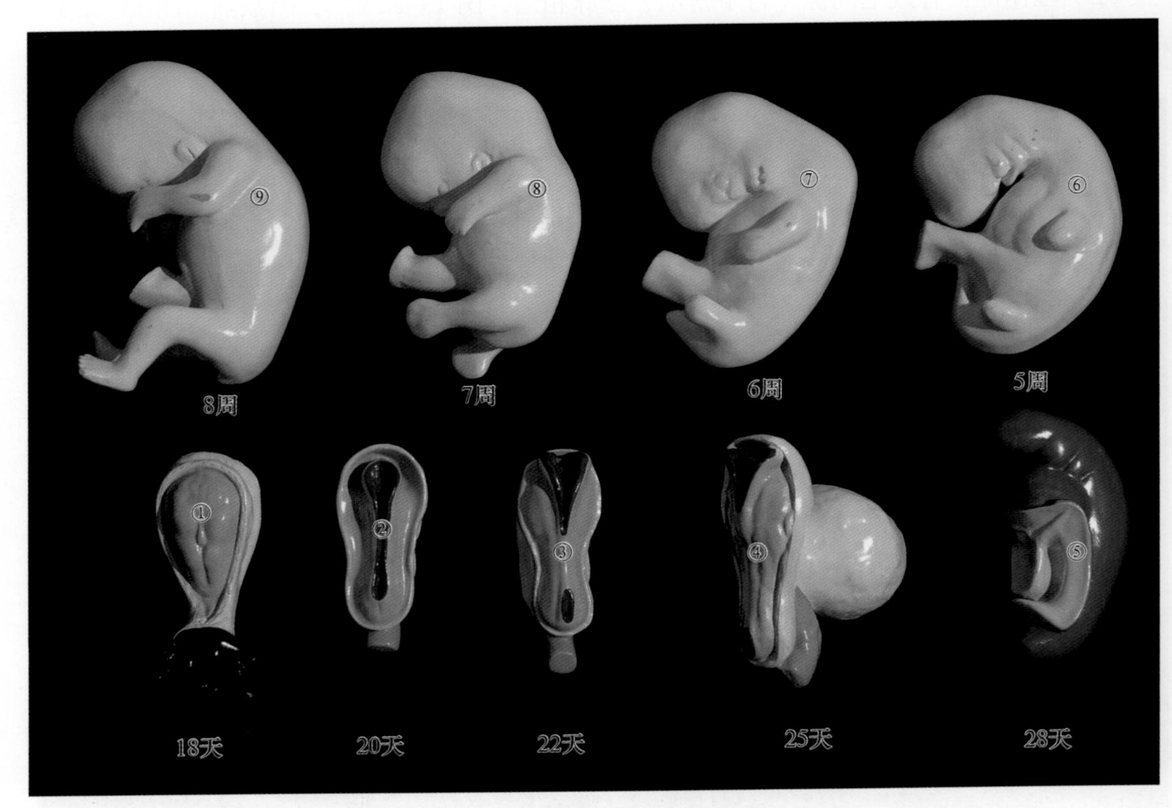

图 13-23 人胚发育各期特征

① 18 天人胚 ② 20 天人胚 ③ 22 天人胚 ④ 25 天人胚 ⑤ 28 天人胚 ⑥ 5 周人胚 ⑦ 6 周人胚 ⑧ 7 周人胚 ⑨ 8 周人胚

【思考与讨论】

1. 神经管的形成与分化及相应畸形。
2. 三胚层胚盘的形成。
3. 植入的条件、部位、过程及植入后子宫内膜有什么变化？
4. 胎盘的结构与功能。

【实验小结】

受精的位置在输卵管壶腹部，卵裂形成桑葚胚的时间应在第 3 天，形成胚泡的时间在第 4 天，胚泡植入的时间是第 5~6 天，位置在子宫体或底部，植入完成是第 11~12 天。

由于胚盘各部分生长速度的差异，致使胚体头部生长快，形成头褶；尾部生长快形成尾褶；两侧形成左右褶，最终使胚盘形成圆柱形的胚体。

人胚胎膜的位置、构成。人的胎膜包括：卵黄囊、尿囊、羊膜、绒毛膜和脐带。

胎盘的形成及构造、胎盘的两面。胎盘是由胎儿的丛密绒毛膜与母体的基蜕膜共同构成。胎儿面光滑，而母体面粗糙，主要功能是进行物质交换和分泌各种维持妊娠的激素。

人胚外形在不同时期的不同变化。人胚外形在第八周之前变化较明显：从胚盘的形状会逐渐变化形成圆柱形胚体，慢慢出现肢芽，面部的各隆起向面部中央聚合，最终形成人形。

（徐 健　毕振伍）

实验十四

颜面形成与消化系统的发生

一、原始消化管

【实验目的】

掌握原始消化管的起源及演变。

【实验材料】

模型。

【实验观察】

模型：

4 周人胚原始消化管模型（图 14–1）：此模型已经去除外胚层和大部分中胚层，显示内胚层消化管演变的情况。上端大的开口与口凹外胚层相延续。此时前肠的前端背腹面变扁，两侧变宽形成膨大的漏斗形咽（图 14–1 ①）。咽的前端较宽，后端较窄并与食管（图 14–1 ④）相延续。其两侧向外膨出，形成四对囊状膨出称为咽囊（图 14–1 ②）。

咽腹侧壁正中，第一咽囊水平，向下、向尾侧形成一个伸向尾侧的盲管，即为甲状舌管（图 14–1 ⑫）。自第四对咽囊水平以下，咽尾端向腹面突起的盲管，即为喉气管憩室（laryngotracheal diverticulum）（图 14–1 ③）。食管以下的梭形膨大部分为胃（图 14–1 ⑤）。其下端为十二指肠，已有肝憩室（图 14–1 ⑥）、背胰、腹胰（图 14–1 箭头⑦）形成。从十二指肠到卵黄蒂（图 14–1 ⑧）以上的肠将来形成空肠及回肠的一部。从卵黄蒂以下的肠及后肠将来形成回肠的一部及大肠。后肠尾端的膨大处为泄殖腔（图 14–1 ⑩），其腹侧与尿囊（图 14–1 ⑨）相连，背外侧有中肾管（图 14–1 ⑪）通入。

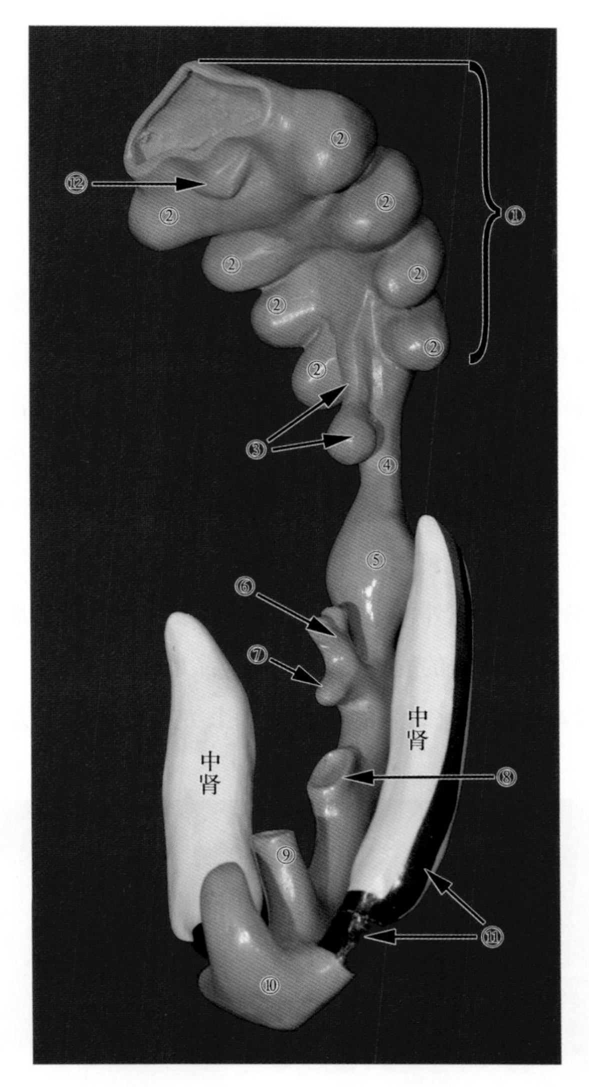

图 14–1 4 周人胚原始消化管

①咽 ②咽囊 ③喉气管憩室 ④食管 ⑤胃 ⑥肝憩室 ⑦腹胰 ⑧卵黄蒂 ⑨尿囊 ⑩泄殖腔 ⑪中肾管 ⑫甲状舌管

二、颜面与口、鼻的发生

【实验目的】

掌握颜面发生及口、鼻分隔。

【实验材料】

模型。

【实验观察】

颜面发生模型

颜面发生模型包括五个第 4 周至第 8 周人胚头部模型。自腹面观察颜面发生过程。

1. 侧面观　胚胎第 4 周，在头部两侧发生 4 对柱状弓形隆起，称为鳃弓；鳃弓之间的凹陷称鳃沟。第一鳃弓腹端分支形成上颌隆起（图 14–2 ①）及下颌隆起（图 14–2 ②）。在下颌隆起的下方，依次为第二鳃弓（图 14–2 ④）、第三鳃弓（图 14–2 ⑤）及第四鳃弓（图 14–2 ⑥）。随后，在第一鳃弓（图 14–2 箭头③）两侧，第一鳃弓及第二鳃弓的组织发生隆起，成为外耳廓的始基（图 14–2 ⑦）。第三鳃弓、第四鳃弓逐渐不明显。到了第 7、8 周时，鳃沟多已消失，仅第一鳃沟一部分遗留形成外耳道。外耳道周围逐渐形成外耳廓（图 14–2 ⑧）。外耳廓最初的位置较低，随着颈部和下颌的发育，逐渐移到后上方。

2. 正面观　胚胎第 4 周末，此时胚的颜面由 5 个突起组成：上方较大的为额鼻隆起（图

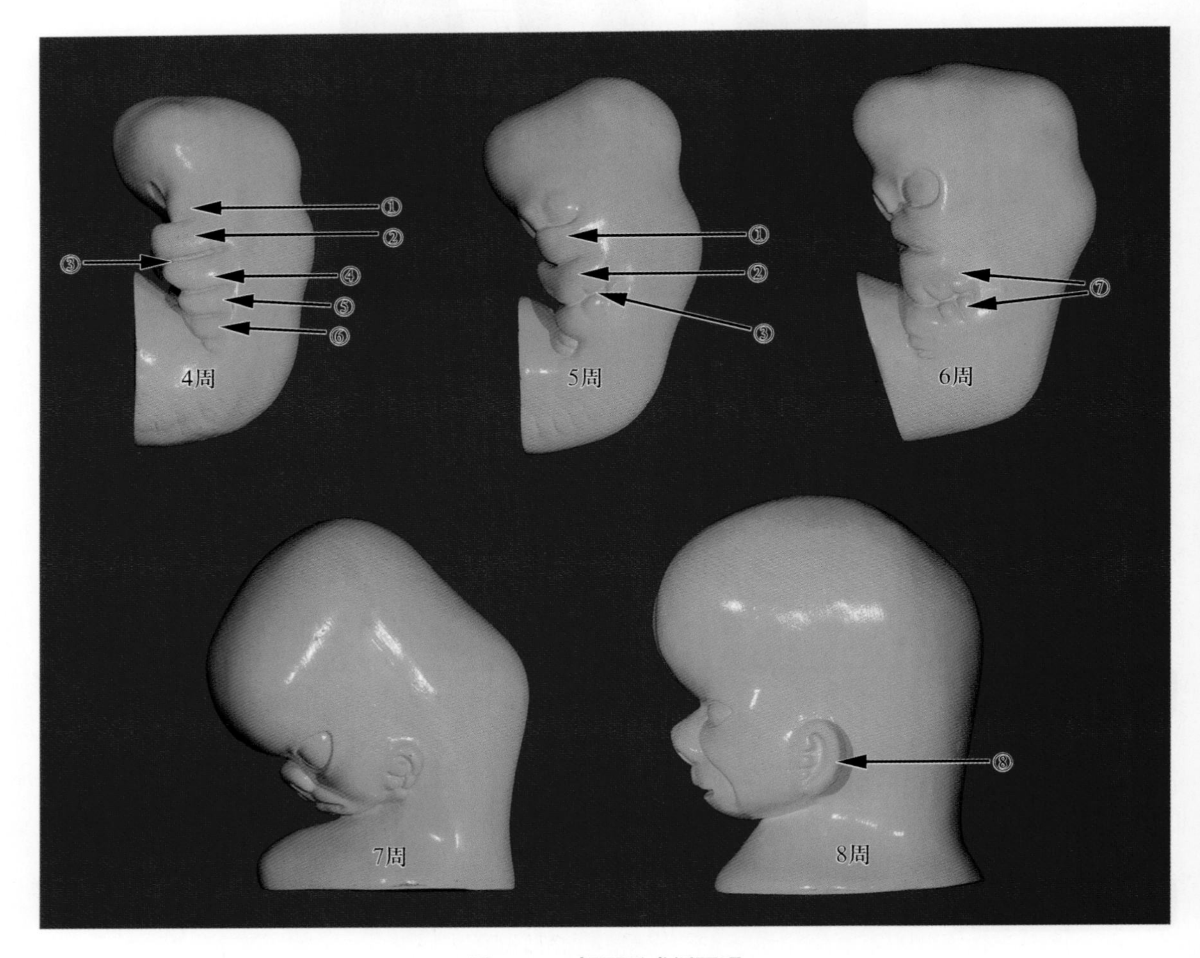

图 14–2　颜面形成侧面观

①上颌隆起 ②下颌隆起 ③第一鳃弓 ④第二鳃弓 ⑤第三鳃弓 ⑥第四鳃弓 ⑦外耳廓始基 ⑧外耳廓

14–2①），两侧有1对上颌隆起（图14–2②）和1对下颌隆起（图14–2③）。正中被5个突起所包围的凹陷为口凹（图14–2⑥），它的底为口咽膜，此时已部分破裂。在额鼻隆起下缘两侧的外胚层已增厚，形成一对鼻板，此时鼻板处已凹陷为鼻窝（图14–2⑦）。由于鼻窝的形成，额鼻隆起的下缘两侧又出现4个小隆起围绕鼻窝，即2个内侧鼻隆起（图14–2④）和2个外侧鼻隆起（图14–2⑤）。可见口凹与鼻窝间有沟相通。

颜面的形成是从两侧逐渐向中间发展。第7、8周时，左右下颌隆起愈合形成下颌和下唇；左右上颌隆起已与同侧外侧鼻隆起连合，也与内侧鼻隆起连合，上颌隆起形成上唇的外侧部分和上颌；外侧鼻隆起形成鼻外侧部分；内侧鼻隆起在中线愈合，向下延伸，形成人中和上唇的正中部分；额鼻隆起演化为前额、鼻梁、鼻尖；上颌隆起和下颌隆起愈合

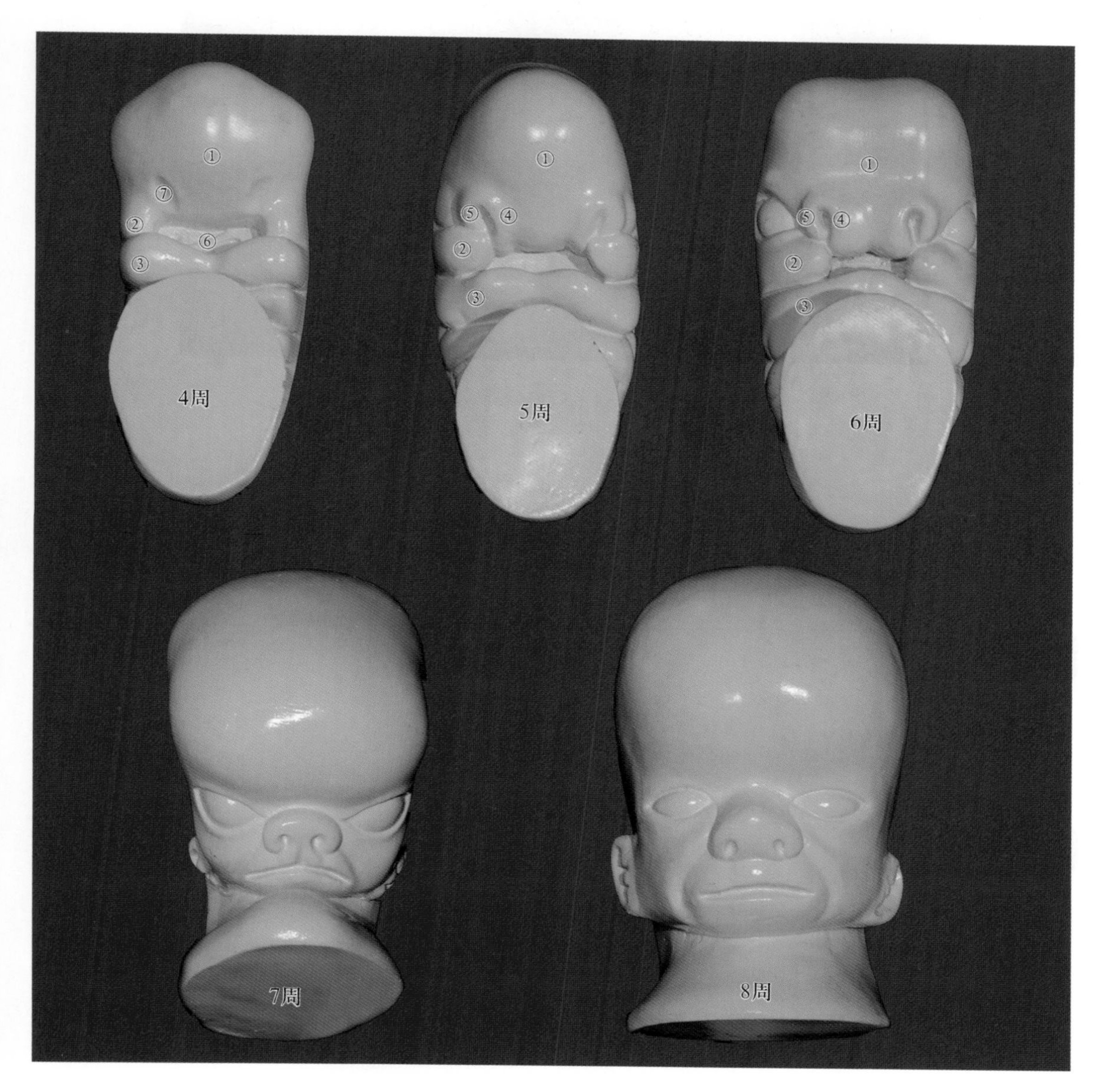

图14–3 颜面形成正面观

①额鼻隆起 ②上颌隆起 ③下颌隆起 ④内侧鼻隆起 ⑤外侧鼻隆起 ⑥口凹 ⑦鼻窝

形成颊部。

口鼻分隔模型

胚胎第8周模型，去除下颌部分，并沿着模型头部做冠状切面，观察口凹内的变化。自左、右上颌隆起内面生出的一对板状突起，称为外侧腭突（图14-4 ②），二者在中线愈合，形成硬腭大部分、软腭、悬雍垂，腭的形成将口凹分隔成鼻腔与口腔。额鼻隆起在口凹内形成一垂直板，称为鼻中隔（图14-4 ①）。此板与外侧腭隆起愈合，将鼻腔分隔成左右两个孔道。

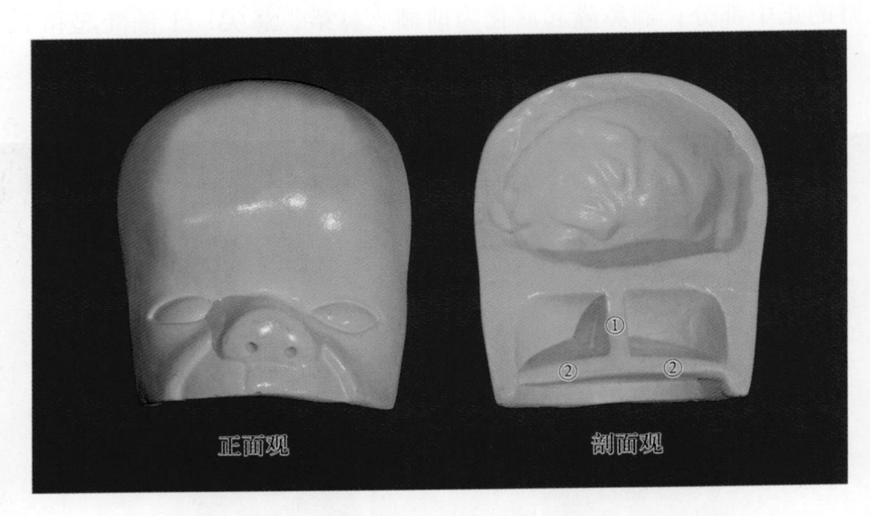

图14-4 口鼻分隔模型
①鼻中隔 ②外侧腭突

三、咽及咽囊的衍生物

【实验目的】

掌握咽及咽囊的衍生物。

【实验材料】

模型。

【实验观察】

咽囊与鳃弓关系模型

1. 表面观（图 14–5） 此模型是第 5 周胚胎模型，从外形上可以观察到视泡、鳃弓（此时第一鳃弓已经分成上颌隆起和下颌隆起）、鳃沟、心隆起、体节、肢芽、尾芽、原始脐带等。

2. 切面观（图 14–6） 对第 5 周胚通过鳃弓垂直方向做一切面，观察咽囊与鳃弓关系。咽囊和食管上皮都为内胚层来源，用黄色表示；此时口咽膜已破裂，口凹与咽相通，口凹处为外胚层来源，用蓝色表示；内外胚层之间为中胚层，用粉色表示。

咽壁两侧的鳃弓都被横切。此时第一鳃弓已经分为上颌隆起（图 14–6 ⑧）和下颌隆起（图 14–6 ⑨）。第一鳃弓与第二鳃弓（图 14–6 ⑩）之间外表面向内的凹陷为第一鳃沟的横断

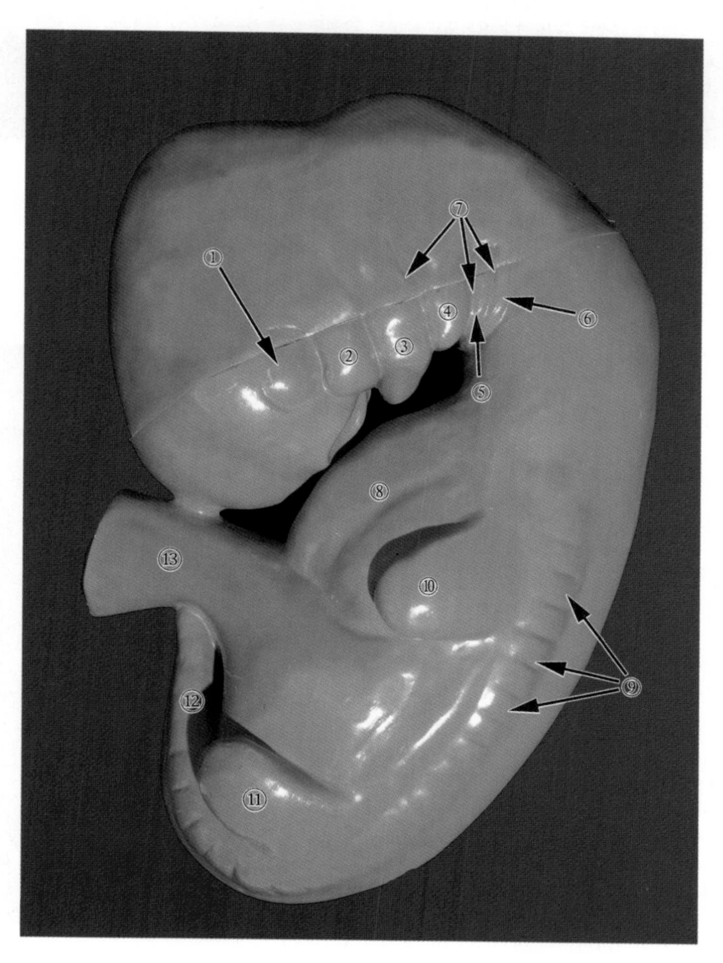

图 14–5 5 周人胚咽囊与鳃弓关系模型之外观

①视泡 ②上颌隆起 ③下颌隆起 ④第二鳃弓 ⑤第三鳃弓 ⑥第四鳃弓 ⑦鳃沟 ⑧心隆起 ⑨体节 ⑩上肢芽 ⑪下肢芽 ⑫尾芽 ⑬原始脐带

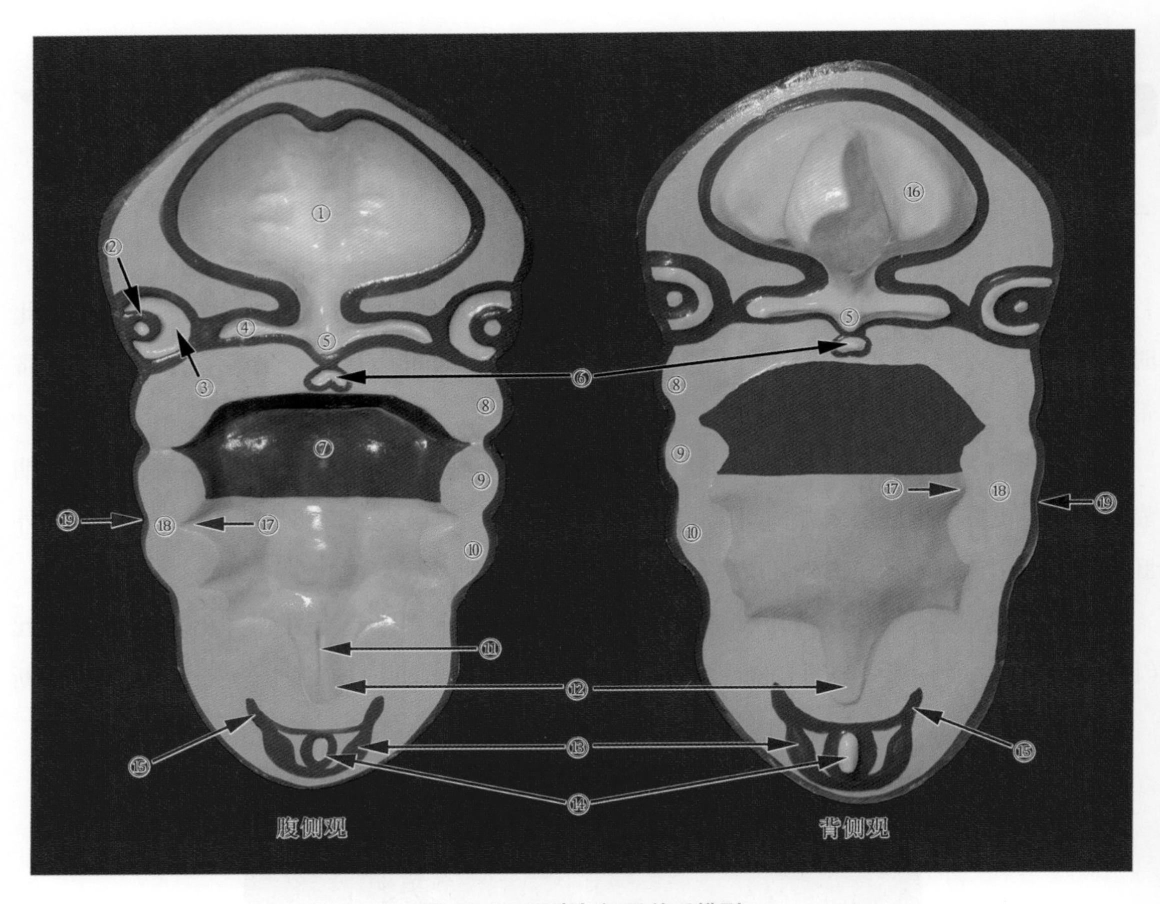

图 14-6 咽囊与鳃弓关系模型

①端脑 ②晶状体 ③视杯 ④视柄 ⑤脑漏斗 ⑥拉司克囊 ⑦口 ⑧上颌隆起 ⑨下颌隆起 ⑩第二鳃弓 ⑪喉气管沟 ⑫食管 ⑬脊神经节 ⑭神经管 ⑮脊神经 ⑯间脑 ⑰第一咽囊 ⑱第一鳃膜 ⑲第一鳃沟

面（图 14-6 ⑲），第一鳃沟的内侧黄色的部分为膨出的第一咽囊（图 14-6 ⑰）。第一鳃沟和第一咽囊所夹结构即将形成第一鳃膜（图 14-6 ⑱）。依次观察，可见每对咽囊（图 14-6）都和相应的鳃沟相对，两者之间所夹的结构形成鳃膜。

咽囊模型

此模型表示咽部内胚层上皮部分，外、中胚层的组织都已去除。原始咽呈头宽、尾窄、背腹薄的扁漏斗状，从咽的形状分清头尾及背腹面。咽两侧的囊状突起为咽囊（图 14-7 ①）。咽腹面正中邻近第一咽囊水平的部位，有一个下垂的结构为甲状舌管（图 14-7 箭头②）。在咽的尾端向腹面突起的盲管，为喉气管憩室（图 14-7 箭头③）。

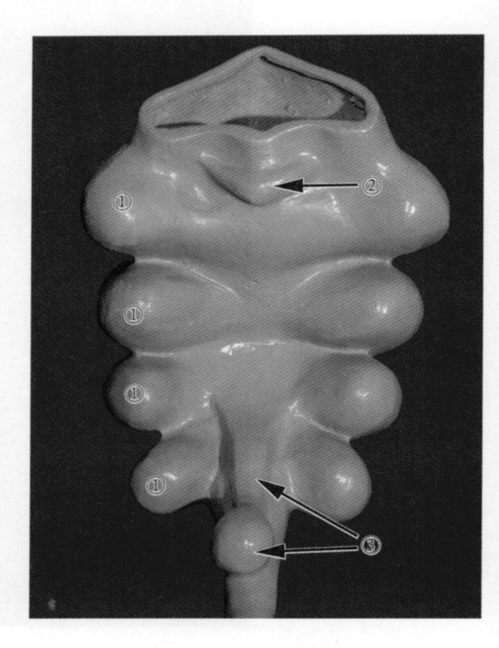

图 14-7 咽囊模型

①咽囊 ②甲状舌管 ③喉气管憩室

咽囊衍生物模型Ⅰ

为咽囊衍生物发生关系的设想模型，说明各对咽囊的演变情况。用各种颜色表示不同的咽囊衍生物。第一咽囊向两侧延伸，形成中耳鼓室（图 14–8 ①）和咽鼓管（图 14–8 ②）；第二咽囊形成腭扁桃体的上皮和隐窝（图 14–8 箭头③）；第三、四咽囊均分出背、腹部分，向下前移，形成甲状旁腺原基（图 14–8 ⑤，图 14–8 ⑥）和胸腺原基（图 14–8 ④）。第五对咽囊用绿色表示，形成后鳃体（图 14–8 ⑦）。

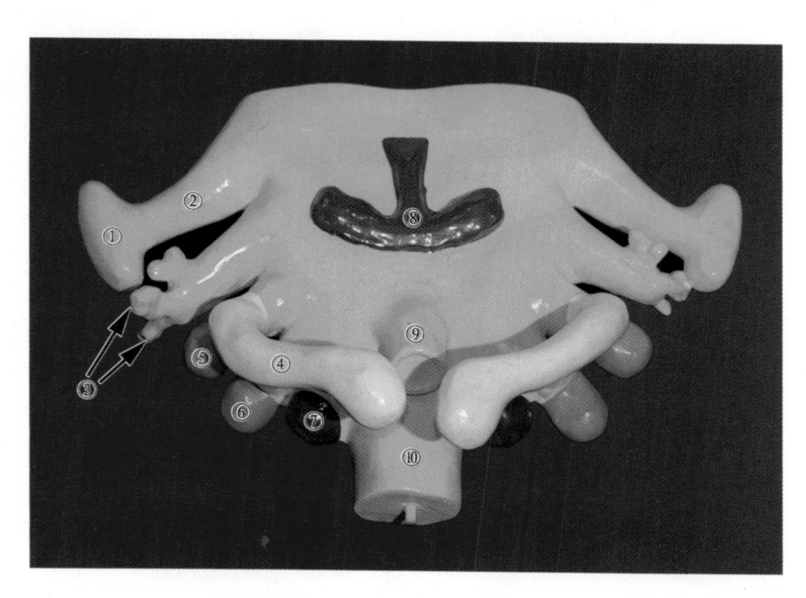

图 14–8 咽囊衍生物模型Ⅰ

①中耳鼓室 ②咽鼓管 ③腭扁桃体 ④胸腺原基 ⑤下甲状旁腺 ⑥上甲状旁腺 ⑦后鳃体 ⑧甲状腺原基 ⑨气管 ⑩食管

咽囊衍生物模型Ⅱ

为第 8 周胚的咽部及咽囊衍生物，说明各咽囊衍生物正向最终位置迁移中。第一咽囊延长，外侧份形成中耳鼓室（图 14–9 ①）、内侧份形成咽鼓管（图 14–9 ②）；第二咽囊形成腭扁桃体的上皮和隐窝（图 14–9 ③）；第三咽囊腹侧支分迁移至胸骨柄背侧，形成胸腺（图 14–9 ⑥），背侧支形成下一对甲状旁腺；第四咽囊腹侧支退化，背侧支形成上一对甲状旁腺。甲状腺（图 14–9 ⑤）已迁移至喉腹侧；胸腺已迁移至胸部；甲状旁腺（图 14–9 ④）已迁移到甲状腺的附近。

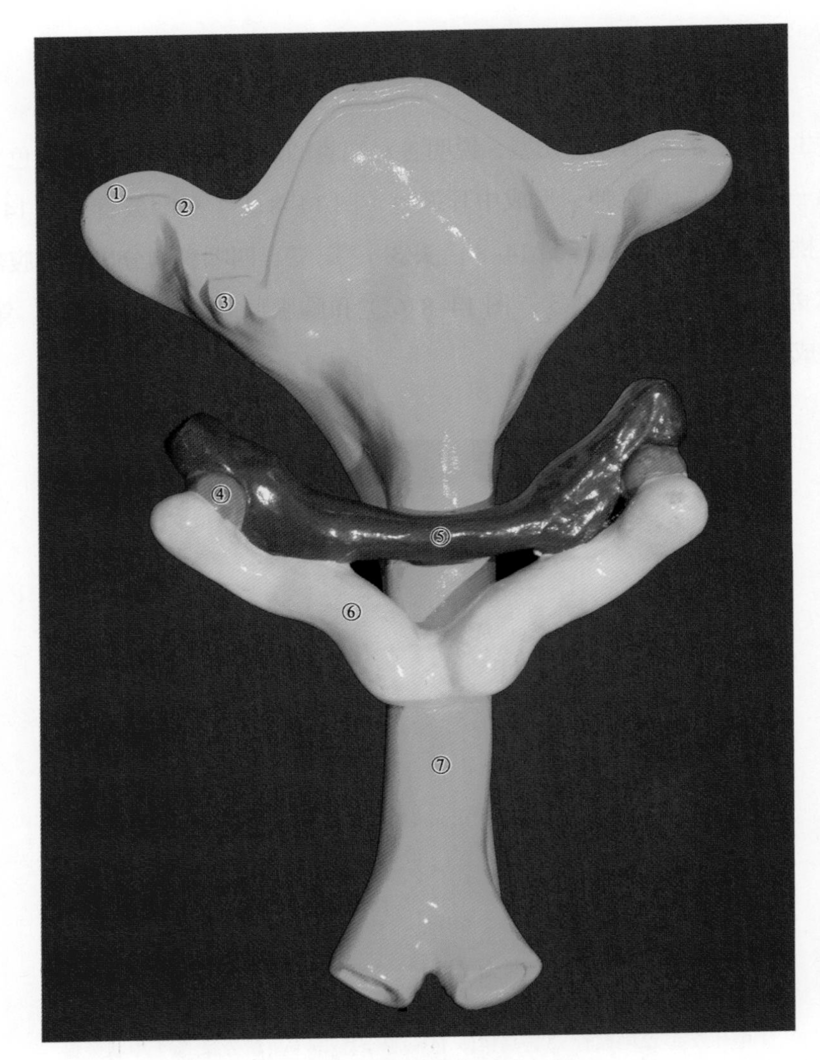

图 14–9 咽囊衍生物模型Ⅱ

①中耳鼓室 ②咽鼓管 ③腭扁桃体 ④甲状旁腺 ⑤甲状腺 ⑥胸腺 ⑦气管

四、胃和肠的发生

【实验目的】

掌握胃、肠的发育过程。

【实验材料】

模型。

【实验观察】

模型Ⅰ 5周人胚腹腔

5周人胚去除腹壁，可见到中肠呈“U”形，形成中肠袢，以卵黄蒂（图14–10⑩）为界，头端是中肠头支（图14–10⑨），尾侧为中肠尾支（图14–10⑫）。肠系膜上可见肠系膜上动脉（图14–10⑪），将来随着胚胎发育，中肠将以此动脉为中轴发生旋转。模型Ⅰ中，中肠袢为矢状位平面分布。此时胃呈现梭形，被原始横膈（图14–10⑦）和肝（图14–10⑧）覆盖而不得见。

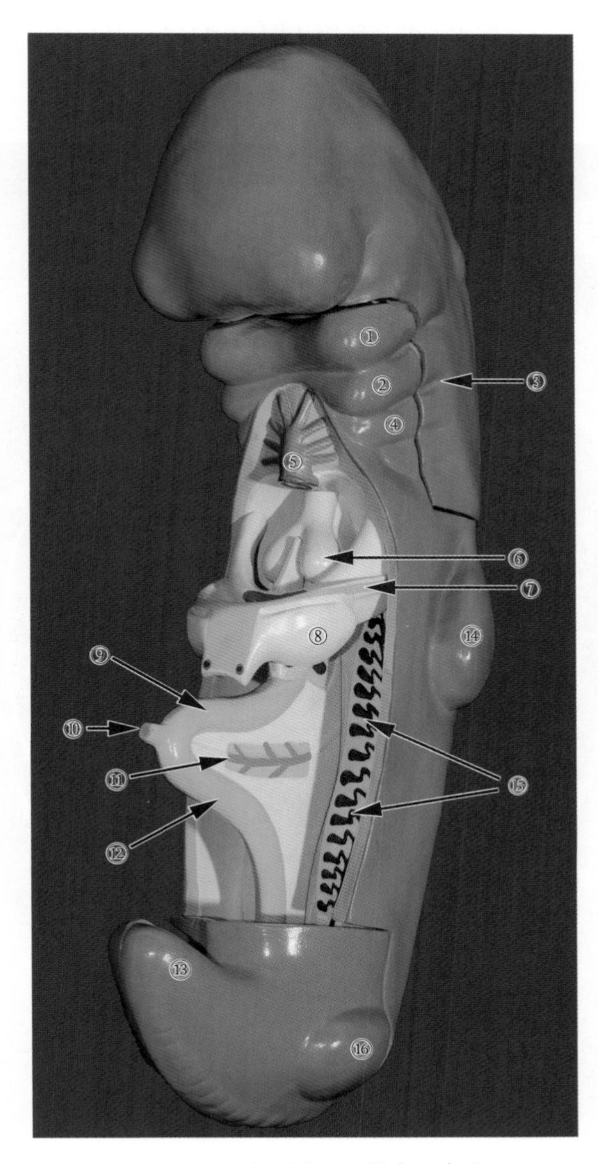

图14–10 模型Ⅰ 5周人胚腹腔

①上颌隆起 ②下颌隆起 ③第一鳃沟 ④第二鳃弓 ⑤动脉干（心管已去除）⑥肺芽 ⑦原始横膈 ⑧肝 ⑨中肠头支 ⑩卵黄蒂 ⑪肠系膜上动脉 ⑫中肠尾支 ⑬尾芽 ⑭上肢芽 ⑮中肾 ⑯下肢芽

模型Ⅱ 8 周人胚腹腔

模型已经去除腹壁、肝和大部分胃腹系膜（图 14–11 ①）。

此时由于胃壁各处的生长速度不一，胃（图 14–11 ②）已经形成胃小弯和胃大弯，并沿着纵轴旋转 90°，胃小弯朝向右侧，胃大弯朝向左侧。由于胃尾侧随十二指肠固定在腹后壁，同时由于肝的挤压，胃头端开始向左侧倾斜。胃大弯一侧的胃背系膜（图 14–11 ③）也随着胃的旋转移位到左侧，其内腔即网膜囊（图 14–11 ③）。网膜囊左背壁的小突起是脾（图 14–11 ⑩）。

生理性脐疝已经在 6 周时形成，此时胚胎为 8 周胚，中肠已经以肠系膜上动脉（图 14–11 ⑧）为中轴逆时针旋转 180°，此时中肠袢为矢状位平面分布，中肠头支（图 14–11 ⑦）转到尾侧，尾支（图 14–11 ⑤）转到头侧。在尾支上的盲肠突（图 14–11 ④）是盲肠和阑尾的原基。

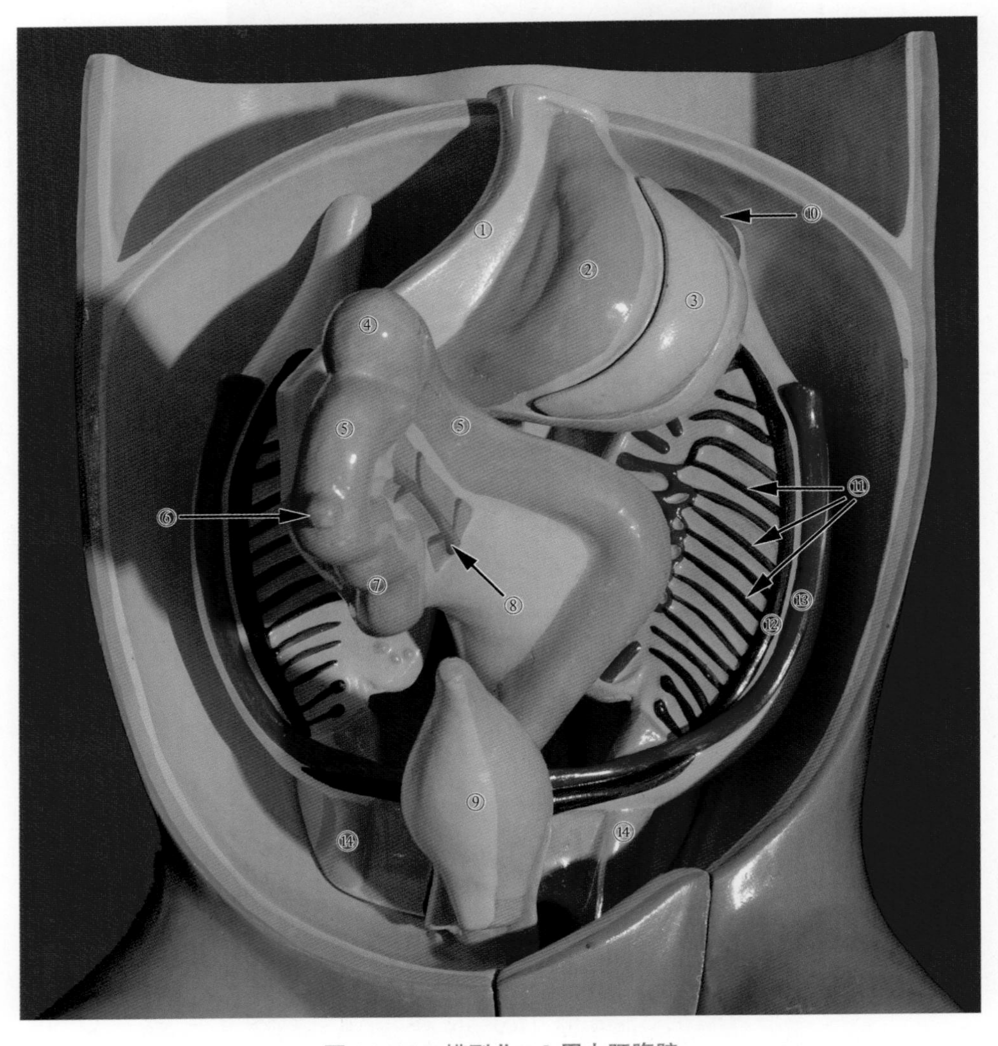

图 14–11 模型Ⅱ 8 周人胚腹腔

①胃腹系膜 ②胃 ③胃背系膜（内为网膜囊）④盲肠突 ⑤中肠尾支 ⑥卵黄蒂 ⑦中肠头支 ⑧肠系膜上动脉 ⑨膀胱 ⑩脾 ⑪中肾小管 ⑫中肾管 ⑬中肾旁管 ⑭引带

模型Ⅲ 12 周女胎腹腔

中肠在第 10 周开始退回腹腔，继续沿着肠系膜上动脉逆时针旋转。在退回腹腔的过程中，中肠头支先退，占据腹腔的正中，尾支后退围绕在周边。本模型为 12 周女胎模型，中肠已经完全退回腹腔，可见盲肠突在右上腹，升结肠还没有形成。横结肠、降结肠、乙状结肠和直肠已经出现。

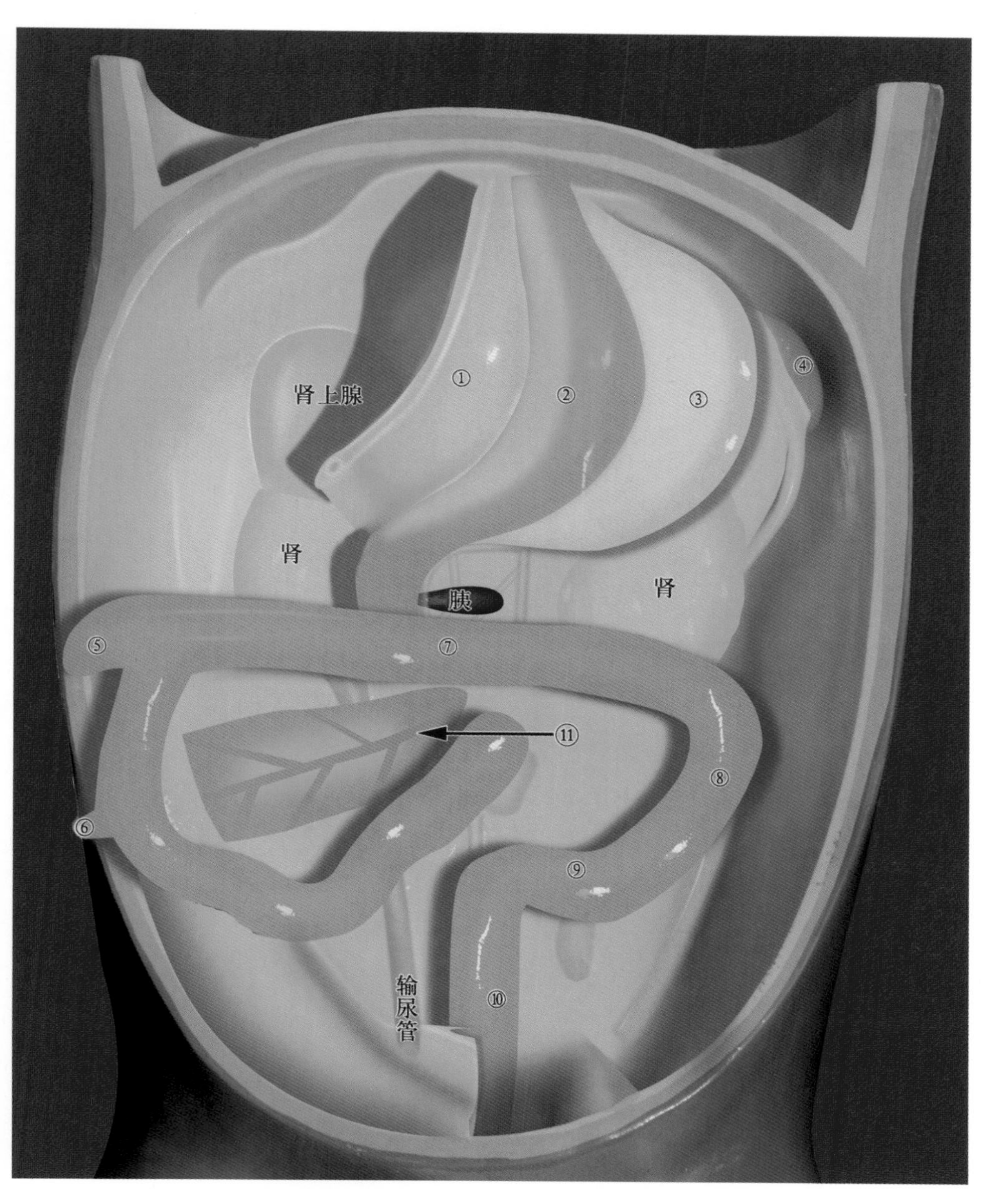

图 14-12 模型Ⅲ 12 周女胎腹腔

①胃腹系膜 ②胃 ③胃背系膜 ④脾 ⑤盲肠突 ⑥卵黄蒂 ⑦横结肠 ⑧降结肠 ⑨乙状结肠 ⑩直肠 ⑪肠系膜上动脉

模型Ⅳ 14 周男胎腹腔

此时，胃（图 14–13 ②）和网膜囊（图 14–13 ③）明显增大，胃形成左上至右下方向的倾斜。

盲肠（图 14–13 ⑨）和阑尾（图 14–13 ⑩）已经从肝的下方下降至右髂窝，升结肠形成。至此，前肠形成十二指肠和胃（图 14–13 ②）之前的上消化道部分；中肠演变为十二指肠下段、空肠和回肠、盲肠、阑尾、升结肠（图 14–13 ⑤）和横结肠（图 14–13 ⑥）右 2/3 部分；后肠分化成横结肠左 1/3，降结肠（图 14–13 ⑦）、乙状结肠（图 14–13 ⑧）和直肠等。

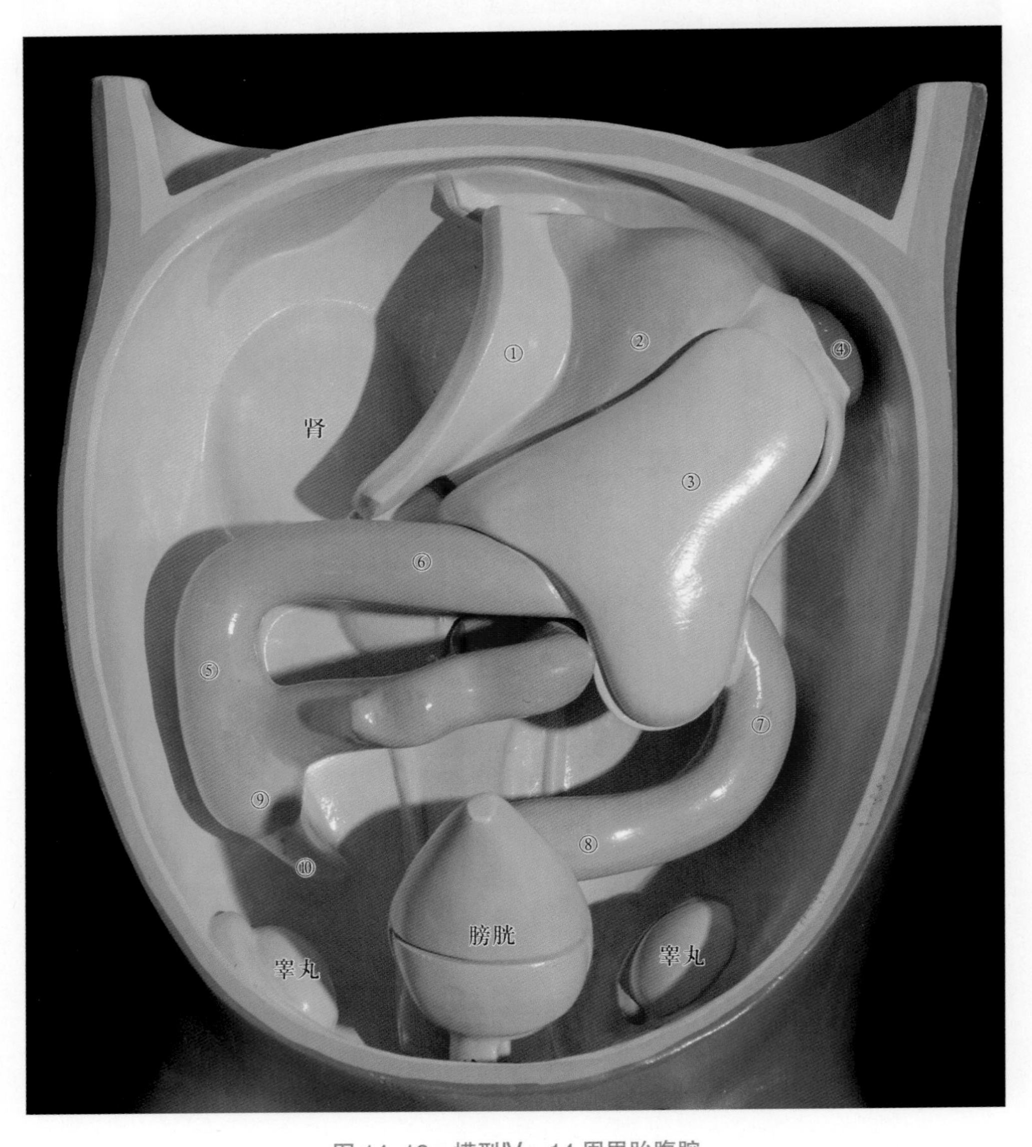

图 14–13 模型Ⅳ 14 周男胎腹腔

①胃腹系膜 ②胃 ③胃背系膜（内为网膜囊）④脾 ⑤升结肠 ⑥横结肠 ⑦降结肠 ⑧乙状结肠 ⑨盲肠 ⑩阑尾

五、肝和胰的发生

【实验目的】

掌握肝、胰的发生过程。

【实验材料】

模型。

【实验观察】

肝胰发生模型Ⅰ~Ⅳ

下面一组模型显示的是肝、胰之内胚层部分的发生和演化过程。

4 周初，肝憩室在前肠末端出现，突向腹侧。

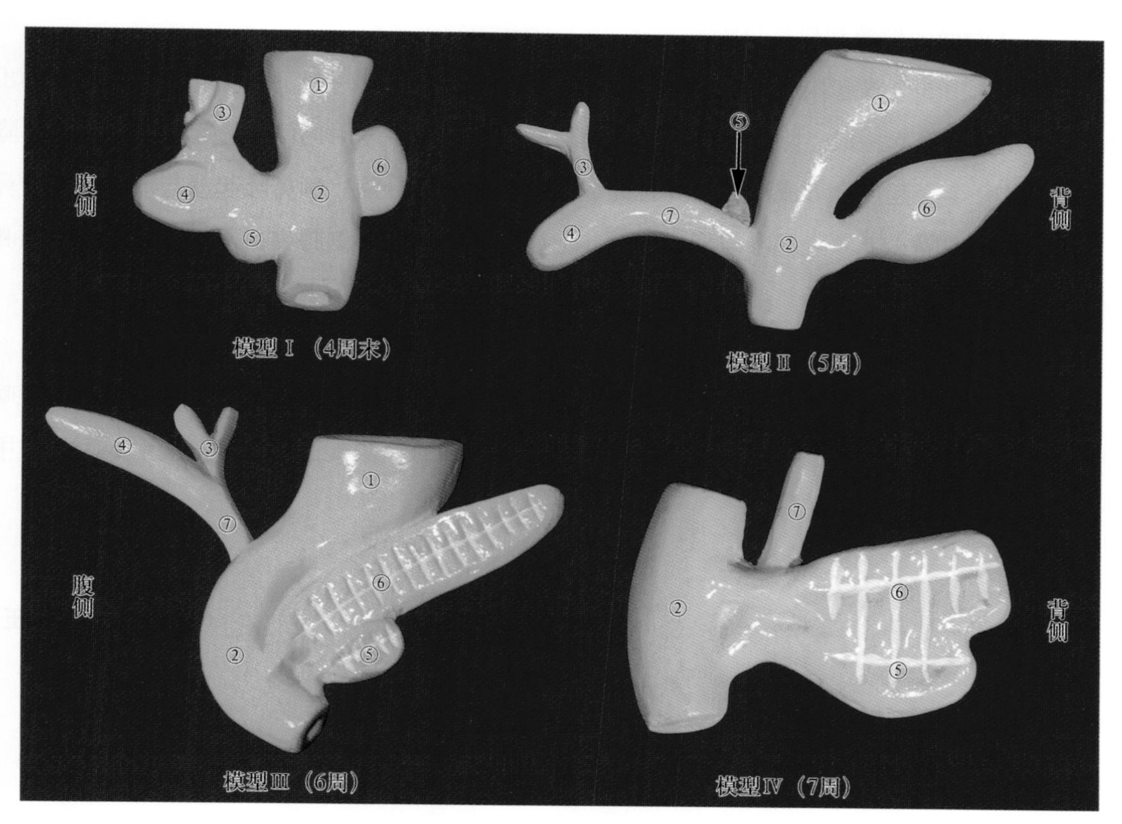

图 14–14 肝胰发生模型

①胃 ②十二指肠 ③肝管 ④胆囊 ⑤腹胰 ⑥背胰 ⑦胆总管

模型Ⅰ显示4周末时，肝憩室已经分化为头支和尾支，头支将来演化成肝索、小叶间胆管、肝管（图14–14③）等；尾支演化为胆囊（图14–14④）和胆总管（图14–14⑦）。在十二指肠的背侧壁，即肝憩室对侧，出现背胰（图14–14⑥），随后在肝憩室尾侧缘出现腹胰（图14–14⑤）。

模型Ⅱ显示在5周时，腹胰（图14–14⑤）开始向背侧转位。

模型Ⅲ显示在6周时，腹胰（图14–14⑤）转位接近背胰（图14–14⑥）。

模型Ⅳ显示在第7周时，腹胰（图14–14⑤）开始与背胰（图14–14⑥）融合。

最终，腹胰和背胰融合形成完整的胰。腹胰形成胰头的下半部分。背胰形成胰头的上半部分、胰体和胰尾。

【思考与讨论】

1. 上一对甲状旁腺和下一对甲状旁腺分别由哪一对咽囊形成？

2. 胰腺在胚胎时期由哪些结构形成？它们最终各自参与形成成年胰的哪些部位？

【实验小结】

1. 简述颜面的形成和口鼻分隔。

最初颜面由5个隆起构成：一个额鼻隆起，一对上颌隆起，一对下颌隆起。随着鼻窝的出现，颜面由9个隆起构成。除了上述5个隆起之外，新出现了一对内侧鼻隆起，一对外侧鼻隆起。最终这9个隆起愈合形成颜面，并且完成了口鼻的内部分隔。额鼻隆起参与形成前额、鼻梁、鼻尖和鼻中隔；上颌隆起参与形成上颌，上唇的外侧部和外侧腭突；下颌隆起形成下颌和下唇；外侧鼻隆起形成鼻外侧部和鼻翼；内侧鼻隆起形成上唇的正中部分、人中和正中腭突。

2. 简述咽囊的衍生物。

第一咽囊参与形成中耳鼓室和咽鼓管；第二咽囊参与形成腭扁桃体的上皮和隐窝；第三咽囊腹侧支形成胸腺，背侧支形成下一对甲状旁腺；第四咽囊腹侧支退化，背侧支形成上一对甲状旁腺；第五咽囊形成后鳃体。

（迟晓春　毕振伍）

实验十五

泌尿系统和生殖系统的发生

【实验目的】

1. 掌握后肾的发生及泄殖腔的分隔。
2. 掌握生殖腺的发生和生殖管道的演变

【实验材料】

模型。

【实验观察】

模型Ⅰ　5周人胚

5周人胚，示胚体外形的建立及早期人胚体内各器官的发生，可观察泌尿生殖系统的早期发生，对照模型注释，辨认各部结构；可见由背侧体壁突向腹腔中的两条纵行隆起（左侧为剖面图），为生肾索（图15-1）。观察左侧剖面图，可见由生肾索发育而来的前肾（图15-1①）、中肾。中肾包括中肾小管（图15-1②）和中肾管（图15-1③）。

中肾管向下通到（模型没有显示通入）泄殖腔（cloaca）（图15-2①）。在通入泄殖腔前，中肾管的背外侧壁突起形成输尿管芽（图15-2②）。输尿管芽顶端包绕着生后肾原基（图15-2③），两者共同组成后肾（metanephros）。

尿囊（图15-2④）和后肠之间的间充质将形成尿直肠隔（图15-2⑤），将泄殖腔分隔为背侧的原始直肠和腹侧的尿生殖窦两个部分。

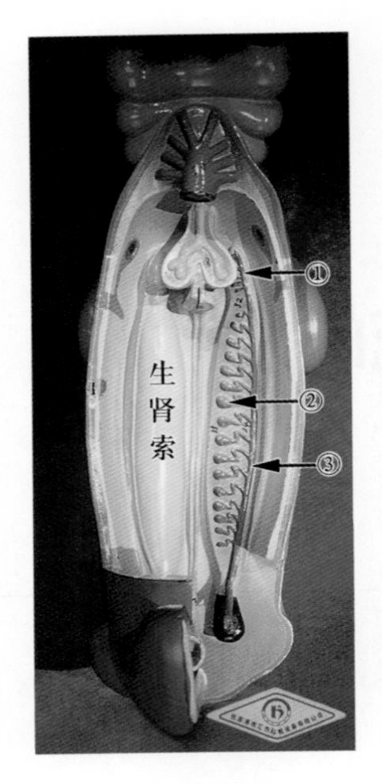

图 15–1 模型Ⅰ正面观

①前肾 ②中肾小管 ③中肾管

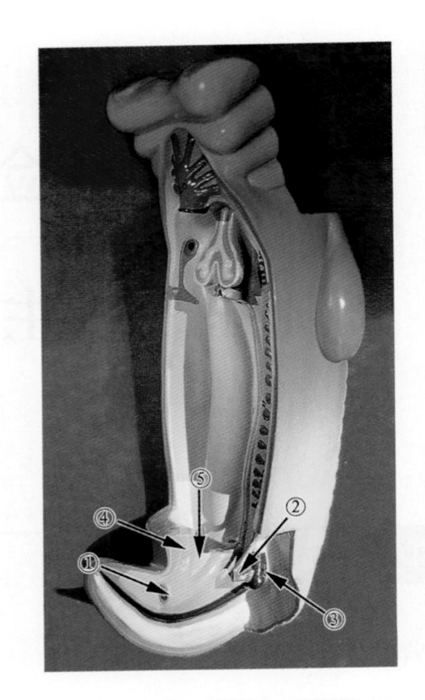

图 15–2 模型Ⅰ侧面观

①泄殖腔 ②输尿管芽 ③生后肾原基 ④尿囊 ⑤尿直肠隔

模型Ⅱ 8 周人胚

8 周人胚，前腹壁已被去除，观察泌尿生殖系统的发生。此时，只有生殖腺能区分性别。此模型中，左侧显示男性生殖腺的发生，右侧显示女性生殖腺的发生。

1. 肾和生殖腺的发生（图 15–3） 中肾大部分已退化，其尾端及生殖腺附近可见一条引带（图 15–3 ①）（淡黄色）。取下左中肾及生殖腺的腹侧半，可见中肾小管（图 15–3 ②）、中肾管（图 15–3 ③）和初级性索（图 15–3 ④）（将分化为睾丸）。

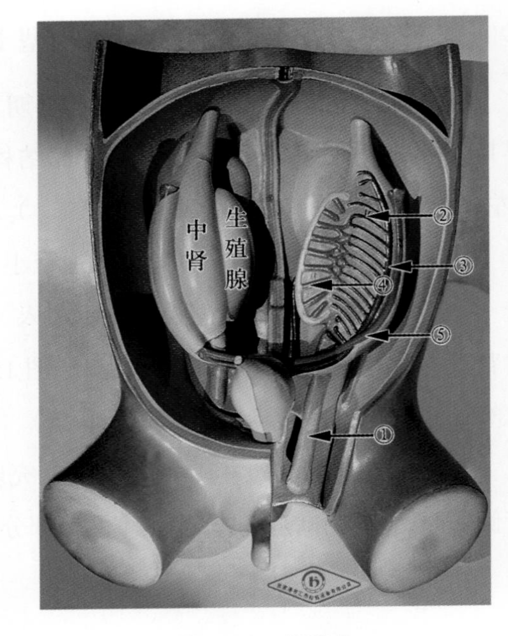

图 15–3 模型Ⅱ

①引带 ②中肾小管 ③中肾管 ④初级性索 ⑤中肾旁管

取下右侧中肾及生殖腺的腹侧半，可见多数细胞团，为次级性索形成的原始卵泡（图 15–4 ①）（将分化为卵巢）。该模型可见尿生殖窦分化而来的膀胱和尿道（膀胱三角）（图 15–4 ②）。

2. 中肾管及中肾旁管的发生 中肾管（绿色，图 15–4 ③）下行开口于膀胱三角（绿色，图 15–4 ②）；中肾旁管（红色，图 15–3 ⑤、图 15–4 ④）已形成，其头端开口于腹腔，末端突向尿生殖窦背侧壁形成窦结节（桔黄色，图 15–4 ⑤）。

3. 后肾的发生 后肾已形成（褐色，图 15–5 ①），并从盆腔升入腹腔。肾上方可见较大的肾上腺（图 15–5 ②）。

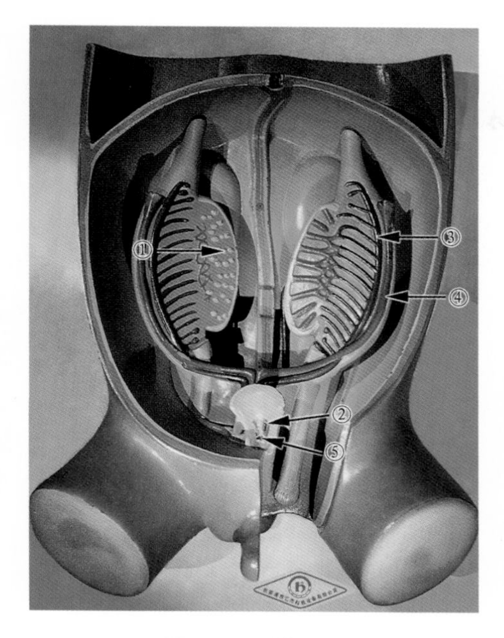

图 15–4 模型Ⅱ
①原始卵泡 ②膀胱三角 ③中肾管 ④中肾旁管
⑤窦结节

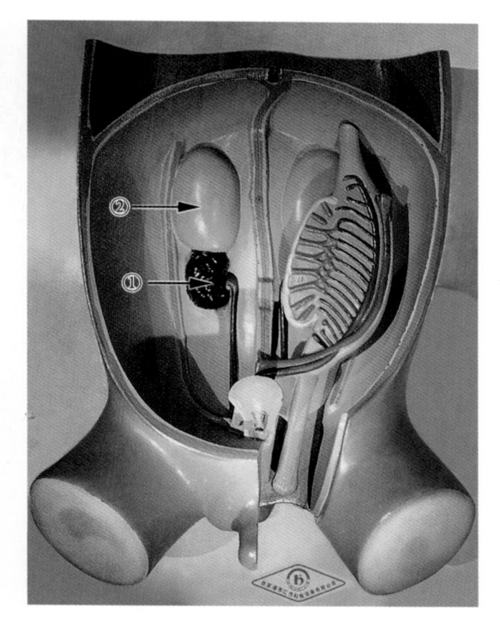

图 15–5 模型Ⅱ
①后肾 ②肾上腺

模型Ⅲ 12 周女胎

在观察模型Ⅲ的基础上辨认此阶段泌尿生殖系统的发育特点：

1. 女性生殖腺及生殖管道的分化 生殖腺已分化为卵巢（图 15–6 ①），左侧剖面可见原始卵泡（图 15–6 ②），同时可见退化中的中肾小管和中肾管（绿色，图 15–6 ③）。中肾旁管已分化形成输卵管（图 15–6 ④）、子宫、阴道穹窿部。

图 15–7 显示中肾旁管分化的子宫（图 15–7 ①）、阴道穹窿部（图 15–7 ②）。窦结节形成阴道下部分（图 15–7 ③）。卵巢下端有引带（图 15–7 ④）附着。

2. 尿生殖窦的分化 女性的尿生殖窦上段形成膀胱（图 15–6 ⑤），中段形成尿道（图 15–7 ⑤），下段（图 15–7 ⑥）扩展将形成阴道前庭。

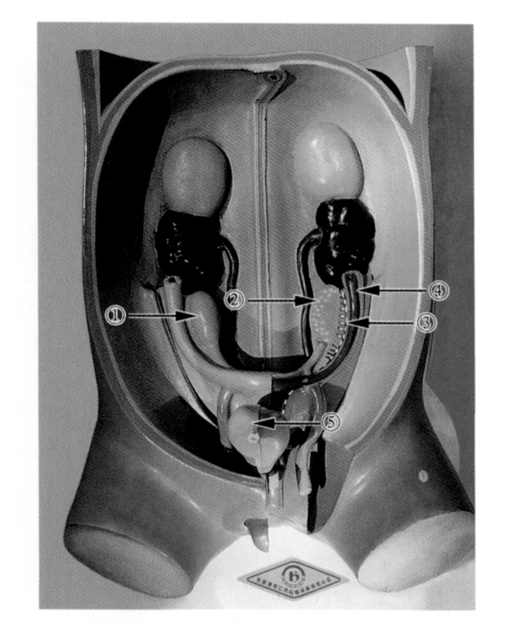

图 15–6 模型Ⅲ
①卵巢 ②原始卵泡 ③中肾小管和中肾管
④输卵管 ⑤膀胱

模型Ⅳ 14 周男胎

1. 男性生殖腺及生殖管道的分化 生殖腺已分化为睾丸（图 15–8 ①），由初级性索分化

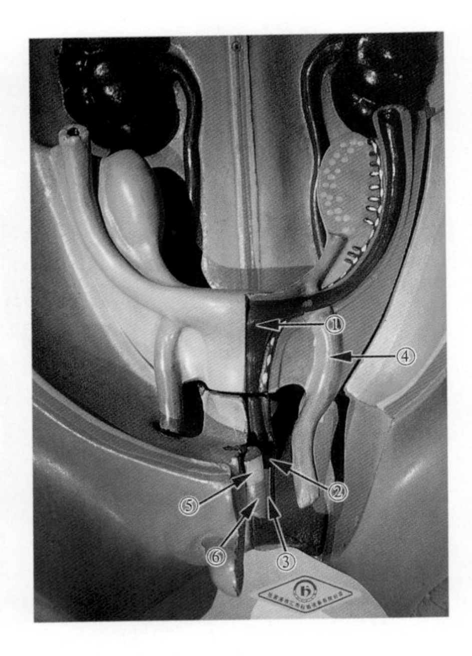

图 15-7　模型Ⅲ
①子宫 ②阴道穹窿部 ③阴道下部分
④引带 ⑤尿道 ⑥尿生殖窦下段

为生精小管、直精小管及睾丸网。附睾（图 15-8 ②）、睾丸输出小管、输精管（绿色，图 15-8 ③）已分化完毕。取下外生殖器，在右侧阴囊中睾丸引带已缩短，睾丸已下降到阴囊中（图 15-9 ①）。睾丸何时下降?

2. 尿生殖窦的分化　男性的尿生殖窦上段形成膀胱（图 15-8 ④、图 15-10 箭头①）；中段参与形成尿道前列腺部及膜部（图 15-10 ②）；下段形成男性尿道海绵体大部分（黄色，图 15-9 ②）。另外可见前列腺（黑色，图 15-10 ③）。

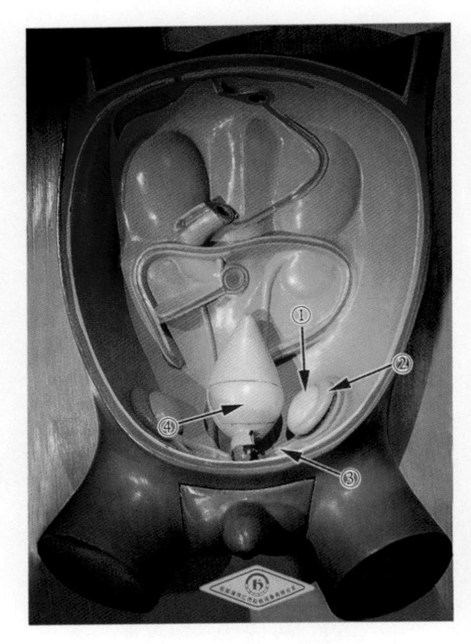

图 15-8　模型Ⅳ
①睾丸 ②附睾 ③输精管 ④膀胱

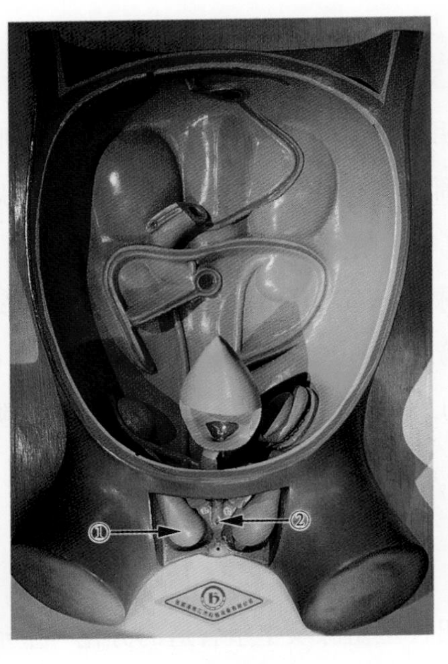

图 15-9　模型Ⅳ
①睾丸 ②男性尿道海绵体部

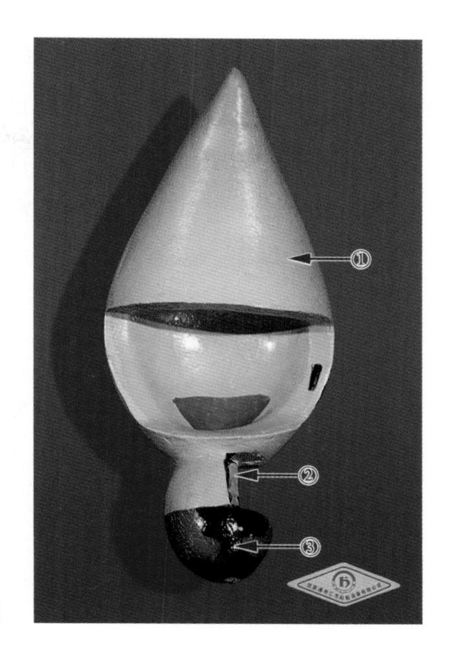

图 15-10 模型Ⅳ
①膀胱 ②尿道前列腺部及膜部 ③前列腺

【思考与讨论】

1. 男性和女性尿生殖窦分化有什么区别?
2. 中肾管和中肾旁管有什么不同?

【实验小结】

1. 简述泌尿系统发生。

（1）肾的发生包括前肾、中肾、后肾，最后形成成体肾的是后肾，后肾是由输尿管芽和生后肾原基形成的。

（2）膀胱和尿道的发生来自泄殖腔的分隔。尿直肠隔将泄殖腔分隔为背侧的原始直肠和腹侧的尿生殖窦。尿生殖窦上段发育为膀胱，中段形成尿道，下段在男性形成尿道，女性则扩大成阴道前庭。

2. 简述生殖系统的发生。

生殖系统发生包括男性和女性生殖系统的发生。

主要从男性和女性两个方面进行比较学习。一个是生殖腺的发生，另一个是生殖管道的发生，在第 6 周时，男女胚胎都有未分化性腺及两套生殖管道（中肾管和中肾旁管）。

（1）如果是男性，生殖腺的变化过程主要为初级性索分化为生精小管、直精小管和睾丸网，间充质形成睾丸间质细胞。生殖管道的变化主要为中肾旁管退化，中肾管和尾侧部分中肾小管发育为输出小管、输精管、射精管和精囊腺。男性生殖管道分化的主要原因是支持细胞分泌的抗中肾旁管激素和睾丸间质细胞分泌的雄激素的作用。

（2）如果是女性，要注意的是，生殖腺的自然发育方向是女性。生殖腺的主要变化过程为初级性索退化为卵巢髓质，次级性索形成并发育为原始卵泡。女性的生殖管道变化主要为中肾管退化，中肾旁管发育为输卵管，子宫及阴道穹隆部，窦结节内胚层形成阴道其余部分。

（吴　俊　毕振伍）

实验十六

心血管系统的发生

一、胚胎早期的血液循环

【实验目的】

了解胚胎早期血液循环的建立。

【实验观察】

参看《组织学与胚胎学》教材。

二、心脏的发生

【实验目的】

1. 了解心脏外形的建立。
2. 掌握心脏内部的分隔。

【实验材料】

模型。

【实验观察】

心外形变化模型

为从围心腔内取出的心管的三个模型（图 16–1），先认清模型之头尾、背腹面，然后自腹面观察。

模型Ⅰ和模型Ⅱ：心球与心室间形成弯曲，突向右侧，心管渐弯曲成“S”形。随着心管继续生长，心房转向背侧，心室转向腹侧。模型Ⅲ：心房向背、向头侧生长，心室向腹、向尾侧生长，心球则位于心房腹面，心房背面有食管。因背腹两侧均受限制，心房只能向左右两侧扩大，在心球两侧形成两个囊状的心房。

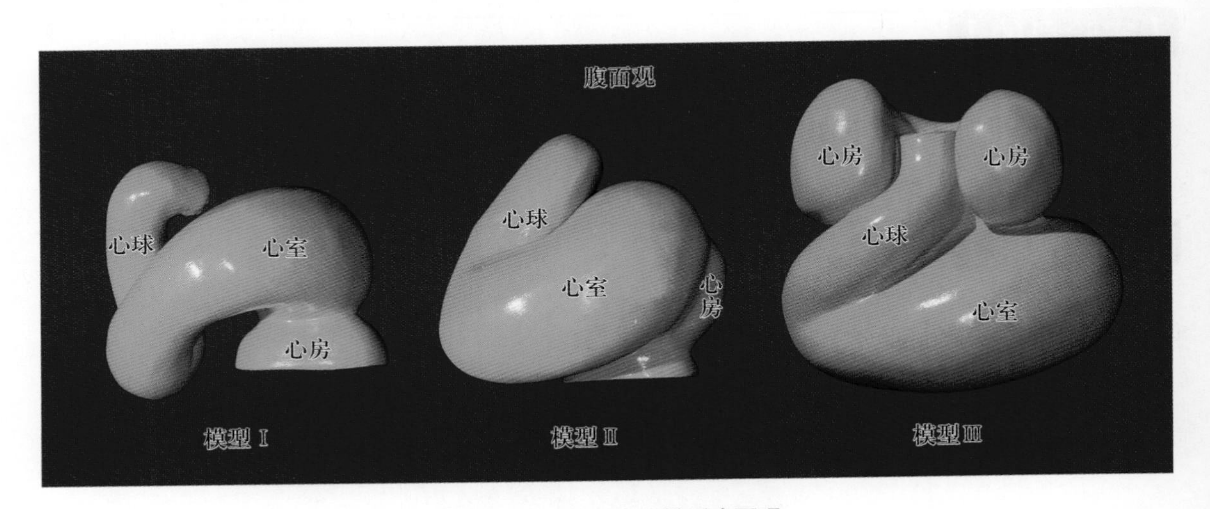

图 16–1 心外形变化模型腹面观

心内部分隔模型

分别为第 5 周、第 6 周、第 7 周和出生前四个时期的模型。注意头尾、背腹位置关系。全套模型大部分切去心脏的腹侧半，由腹面观察。

模型Ⅰ（5 周）

此模型为第 5 周心的冠状切面，去掉腹侧半，从腔面观察心脏背侧半。心房内第一房间隔（septum primum，图 16–2 ①）已出现，正向房室管口方向生长中，下缘尚未融合，未融合部位暂时形成第一房间孔（图 16–2 ②）。在房室管处背侧和腹侧心内膜下组织增厚（黄色）形成背、腹心内膜垫（图 16–2 ④）。心室底面室间隔肌部（图 16–2 ⑤）开始出现。

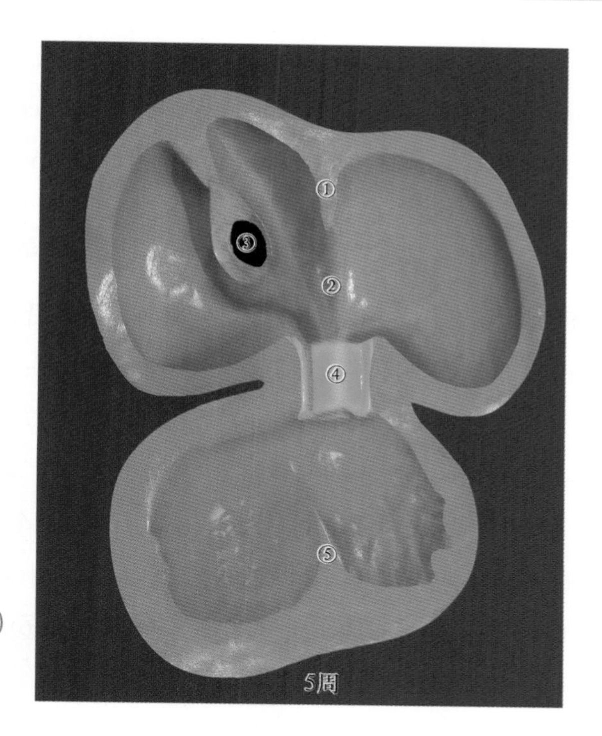

图 16-2 心内部分隔模型 Ⅰ（5 周）
①第一房间隔 ②第一房间孔 ③静脉窦入口
④心内膜垫 ⑤室间隔肌部

模型Ⅱ（6 周）

此模型为第 6 周心的冠状切面，去掉腹侧半，从腔面观察心脏背侧半。心房内第一房间隔（图 16-3 ①）已与心内膜垫（图 16-3 ⑤）融合，在第一房间隔上部形成第二房间孔（图

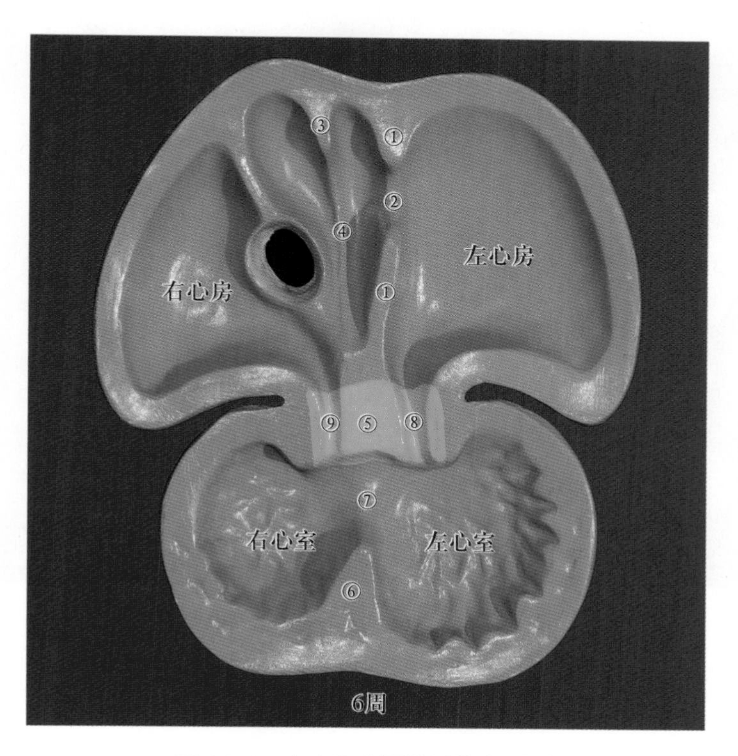

图 16-3 心内部分隔模型 Ⅱ（6 周）
①第一房间隔 ②第二房间孔 ③第二房间隔 ④卵圆孔 ⑤心内膜垫 ⑥室间隔肌部 ⑦室间孔 ⑧左房室孔 ⑨右房室孔

16–3 ②)。第一房间隔稍右侧的心房顶壁上，形成一个新月形、较厚的第二房间隔（septum secundum，图 16–3 ③)，其下缘形成卵圆孔（foramen ovale，图 16–3 ④)。心室内有室间隔肌部（图 16–3 ⑥）形成，隔的上缘形成室间孔（图 16–3 ⑦)。

模型Ⅲ（7 周）

此模型为第 7 周心，将心脏做三个切面，一是沿着右心做矢状断面，切面贯穿右心房和右心室的正中部分；二是再沿着心脏做一个冠状切面；三是把心球沿冠状面薄薄切开，显示心球嵴。

先从剖面观察心冠状切面背侧部分（图 16–4）；心房内卵圆孔（图 16–4 ④）已形成，其与第二房间孔（图 16–4 ②）的位置交错开，不在一个平面。

将腹侧半心脏与背侧半心脏合拢，自右前方半侧位（图 16–4）观察室间隔，可见室间孔（图 16–4 ⑦）即将封闭，室间隔肌部（图 16–4 ⑥)、心内膜垫（图 16–4 ⑤)、心球嵴下缘（图 16–4 ⑧）三者即将融合形成室间隔膜部。

心球腹侧被切下一部分，可见螺旋形的主肺动脉隔（图 16–4 ⑨)，使肺动脉干（图 16–4 ⑩）与主动脉干（图 16–4 ⑪）相互形成扭转，注意两血管与心室的连接关系。

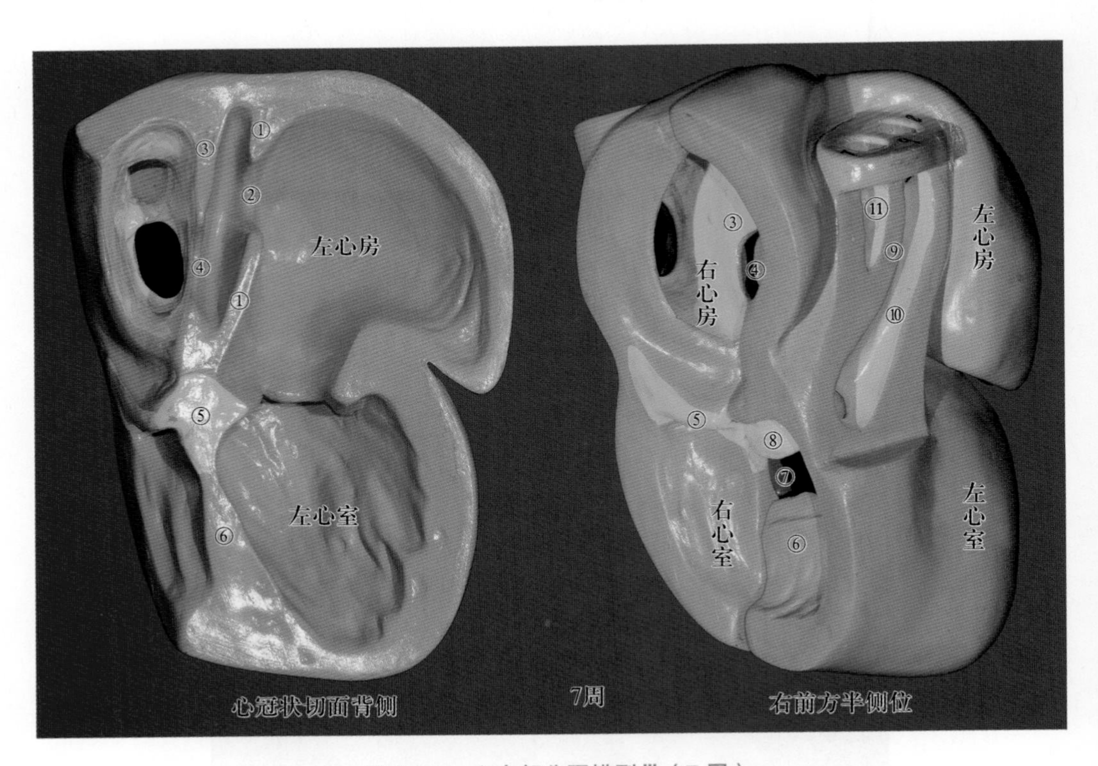

图 16–4 心内部分隔模型Ⅲ（7 周）

①第一房间隔 ②第二房间孔 ③第二房间隔 ④卵圆孔 ⑤心内膜垫 ⑥室间隔肌部 ⑦室间孔 ⑧心球嵴 ⑨主肺动脉隔 ⑩肺动脉干 ⑪主动脉干

模型Ⅳ（出生前）

出生前心脏已发育完善，心房已分隔完全，但是当右心房血压大于左心房时，血液可以穿过卵圆孔（图 16–5 ④）、第一房间隔（图 16–5 ①）和第二房间隔（图 16–5 ③）之间的间隙、第二房间孔（图 16–5 ②），进入左心房，形成右向左的分流；当左心房压力大于右心房时，较薄的第一房间隔下缘可以覆盖在卵圆孔上，起到防止血液向右分流的作用，又称为卵圆孔瓣。此时，室间隔膜部（图 16–5 ⑥）发育完全，左右心室完全分隔。

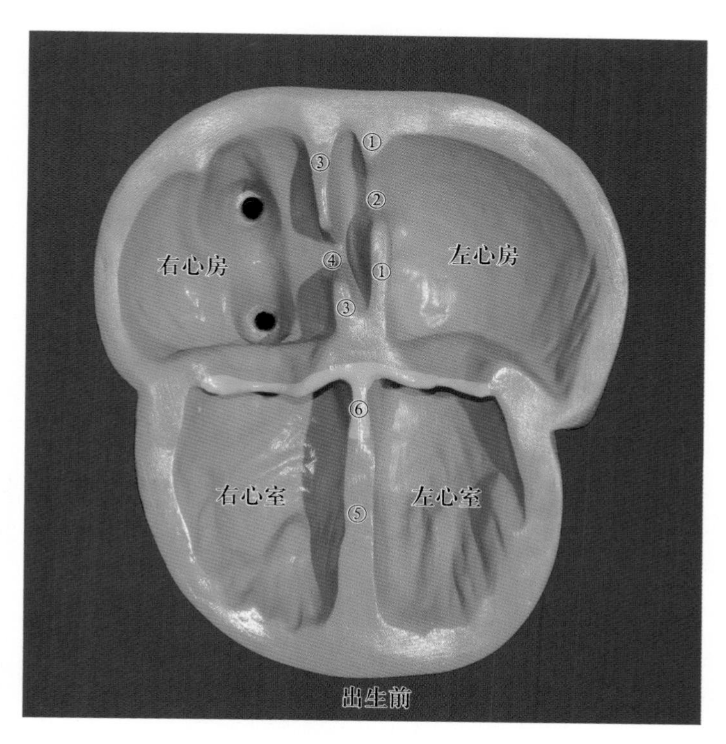

图 16–5 心内部分隔模型Ⅳ（出生前）

①第一房间隔 ②第二房间孔 ③第二房间隔 ④卵圆孔 ⑤室间隔肌部 ⑥室间隔膜部

【思考与讨论】

1. 简述胎儿心房血液右向左分流的意义。
2. 法洛四联症的四个基本畸形是什么？它们之间有什么因果关系？

【实验小结】

1. 简述心房内部分隔的基本过程。

第一房间隔 → 第一房间孔 → 第二房间孔 → 第二房间隔 → 卵圆孔

2. 简述室间隔膜部的组成。

（1）室间隔肌部游离缘。

（2）心球嵴。

（3）心内膜垫。

（迟晓春　毕振伍）

实验十七

先天性畸形

【实验目的】

通过胚胎畸形标本的观察，对胚胎先天畸形及其形成原因有一定的认识与了解。

【实验材料】

组胚教研室历年收集的畸胎标本，位于解剖楼一层展示柜内，同学可按下列畸形标本的名称参考图谱、模型及说明逐一进行观察。

【实验观察】

1. 唇裂　上颌隆起与同侧内侧鼻隆起未融合所致。此胎儿的唇裂发生在左侧（图 17–1 ①），并伴有膨出的脑组织（图 17–1 ②）。

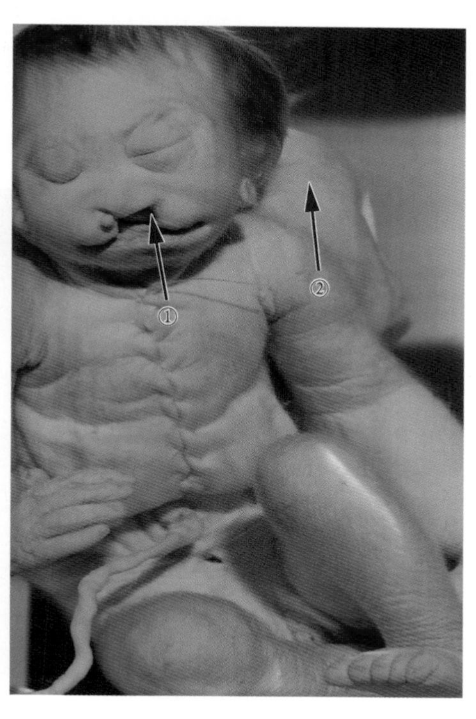

图 17–1　唇裂
①左侧唇裂 ②膨出的脑组织

2. 腭裂　两外侧腭突未融合。此胎儿除患腭裂（图 17–2 ①）外还伴有唇裂（图 17–2 ②）和手腕部畸形（图 17–2 ③）。

3. 面斜裂　上颌隆起与同侧外侧鼻隆起未融合所致。此胎儿除患面斜裂（图 17–3 ①）外，还伴有腹裂（图 17–3 ②）、脑部（图 17–3 ③）及鼻部（图 17–3 ④）发育异常。

4. 独眼管状鼻　管状鼻（图 17–4，图 17–5 ①）是鼻部先天发育异常，常与独眼症并存。胎儿独眼（图 17–5 ②）位于管状鼻之下，其发病原因不明，有人认为系第 13 对染色体三体畸变所致。此为为少见的面部畸形。

5. 腹裂 在发育早期，胚体两侧腹壁在腹面正中线处没有完全关闭，肝、肠等内脏伸出体外（图 17-6 ①）。此胎儿还伴有右侧唇裂（图 17-6 ②）。

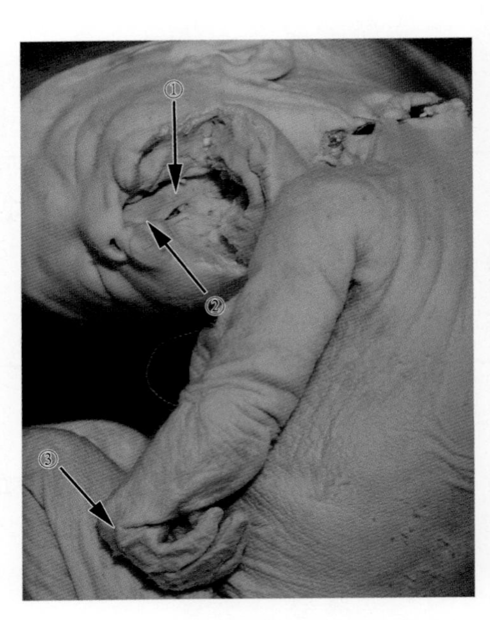

图 17-2 腭裂
①腭裂 ②唇裂 ③手腕部畸形

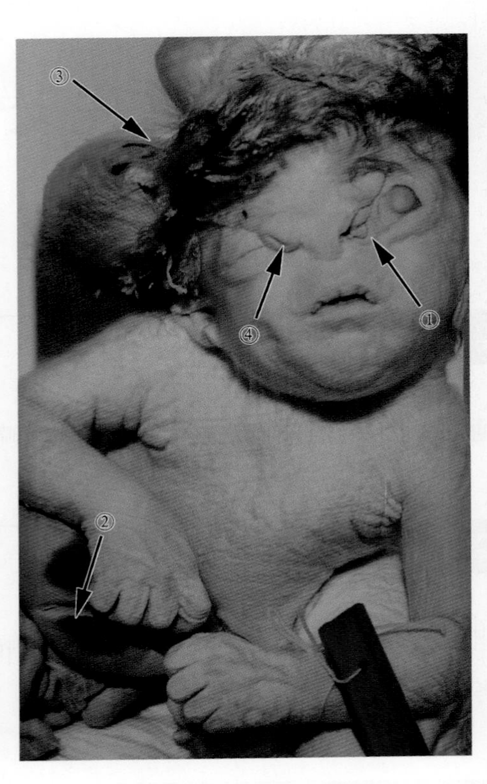

图 17-3 面斜裂
①面斜裂 ②腹裂 ③脑部发育异常 ④鼻部发育异常

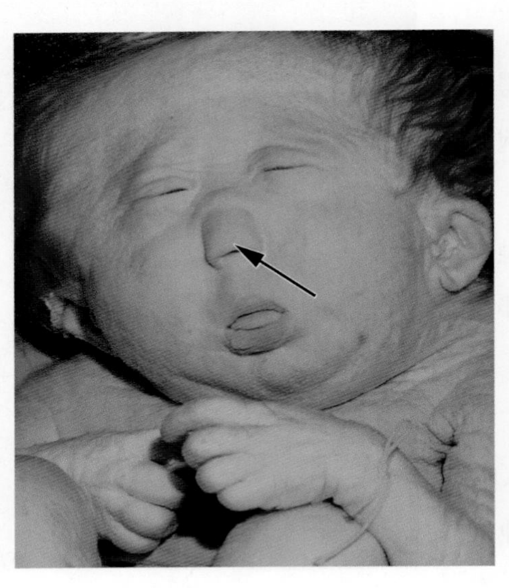

图 17-4 管状鼻
箭头示管状鼻

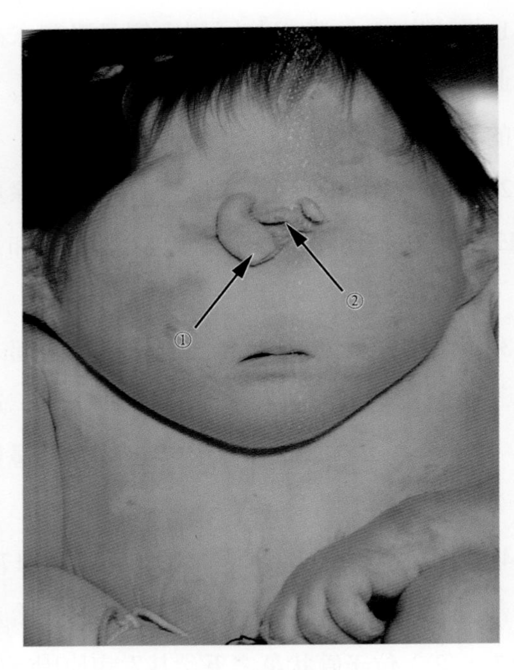

图 17-5 独眼管状鼻
①管状鼻 ②独眼

6. 心脏外翻　由于胸壁未联合造成心脏外翻（图 17–7 箭头①）。此胎儿尚伴有腹壁发育不全（图 17–7 ②）及左侧唇裂（图 17–7 ③）。

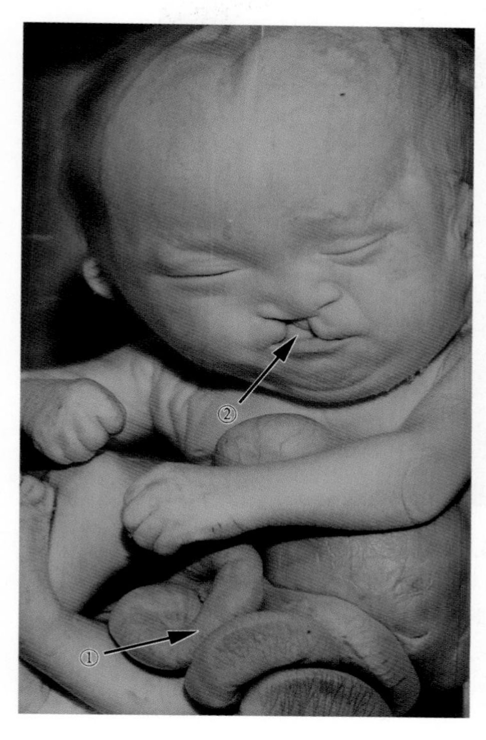

图 17–6　腹裂
①伸出体外的肠管 ②右侧唇裂

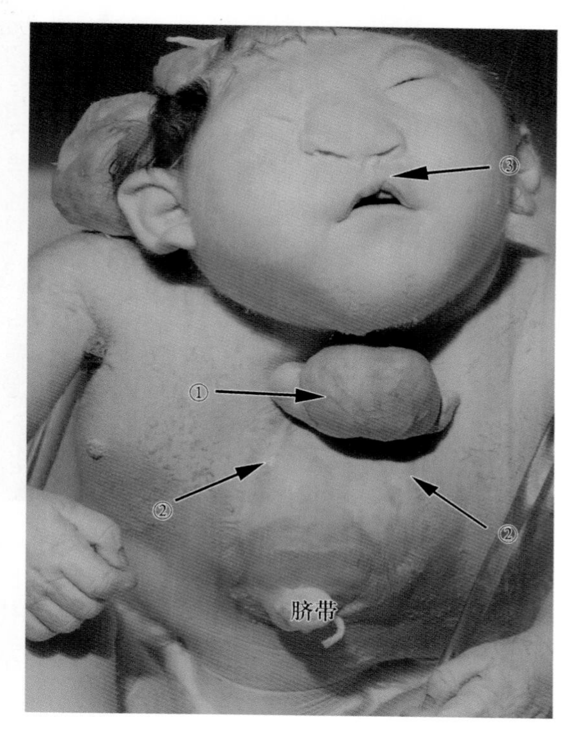

图 17–7　心脏外翻
①外翻的心脏 ②裂开的左右侧腹皮 ③左侧唇裂

7. 脊柱裂　由于后神经孔未闭合，椎弓未联合，可有脊膜膨出或脊髓膨出（图 17–8）。更严重者可见脊髓张开暴露于表面，形成脊髓裂（图 17–9 ②）。

8. 无脑儿　由于前神经孔未闭合，神经管脑部不发育，形成无脑畸形。 此胎儿前后神经孔均未闭合，形成无脑畸形（图 17–9 ①）合并脊柱脊髓裂畸形（图 17–9 ②）。

9. 脑疝与脑膨突　颅骨发育不良，以致脑从颅顶凸出，形成脑疝（图 17–10）。有时脑组织从枕骨大孔处突出颅外，形成脑膜脑膨突（图 17–11）。

10. 脑小畸形　骨缝愈合过早，脑部发育不全，头也很小，故耳以上部分很小。患者智力低下或完全无能（图 17–12）。

11. 短颈与颈部缺如　较少见，颈椎数目减少或缺如、形态异常，且往往相互融合在一起。这种畸形可与其他畸形相伴随（图 17–13）。

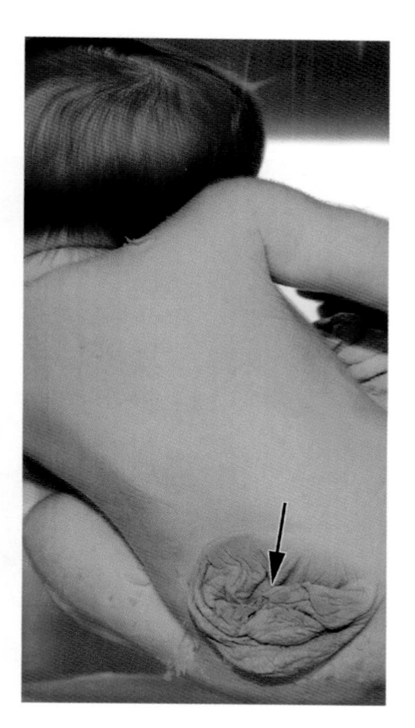

图 17–8　脊柱裂
箭头示脊膜膨出或脊髓膨出

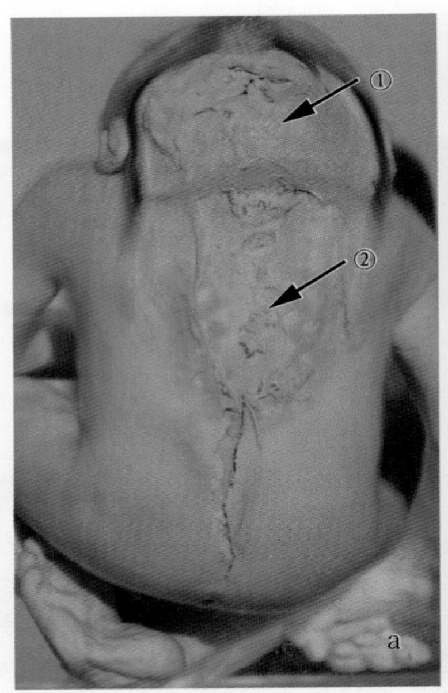

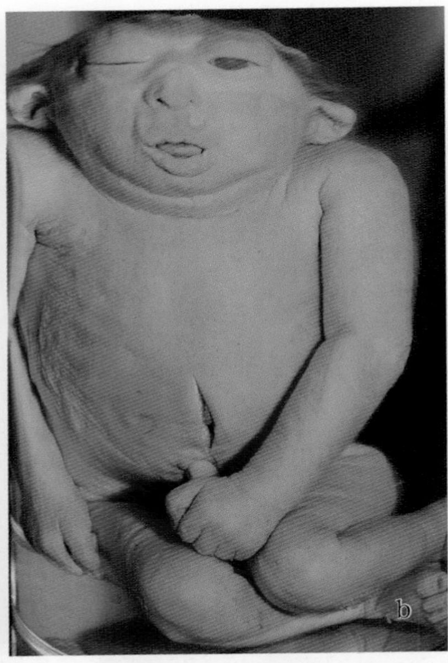

图 17-9 无脑儿

a 背面观 b 腹面观

①无脑畸形 ②脊柱脊髓裂畸形

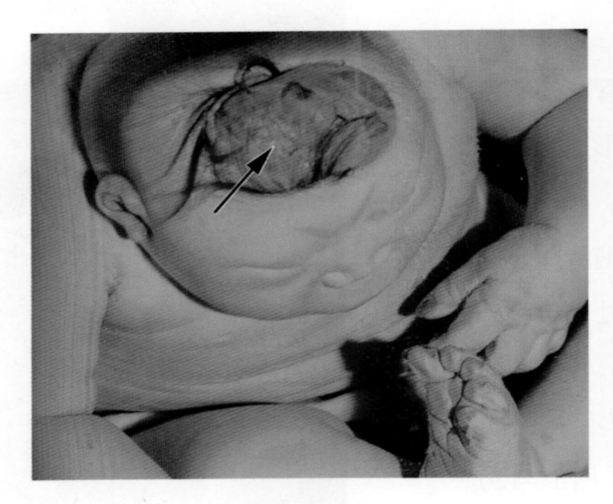

图 17-10 脑疝

箭头示脑疝

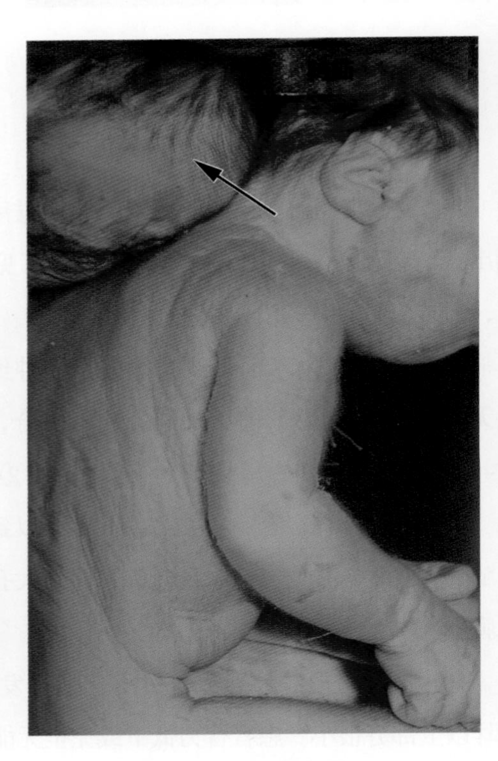

图 17-11 脑膜脑膨突

箭头示脑膜脑膨突

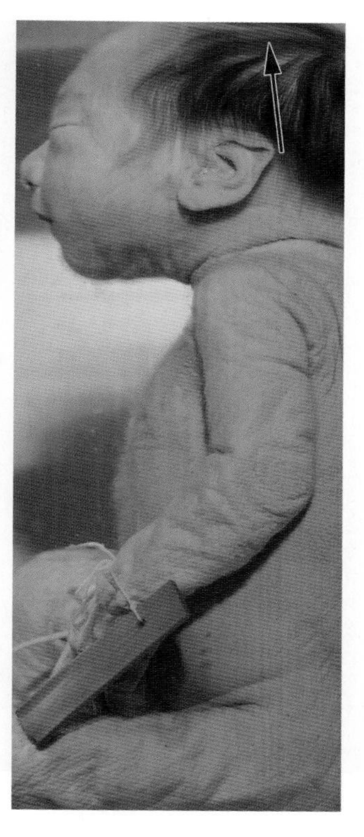
图 17-12 脑小畸形
箭头示脑小畸形

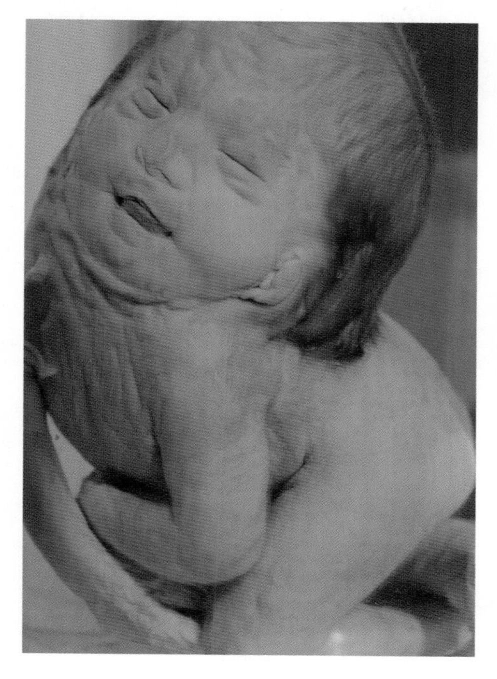
图 17-13 颈部缺如伴角弓反张

12. 短肢畸形 上臂和大腿伸长不足，而造成四肢短小，称短肢畸形（图 17-14）。

13. 并腿畸形 两个下肢芽在生长时彼此融合，腿和脚部形成一个圆锥形结构，于是身体下半身就像鱼那样（图 17-15）。

14. 无肢畸形 上、下肢的肢芽都不发育，胎儿四肢全无（图 17-16）。

15. 先天性鱼鳞癣 由于表皮发育异常，皮肤角化增厚，使胎儿全身包着一层皮革样的硬皮，且皮肤上有深的皲裂沟（图 17-17）。

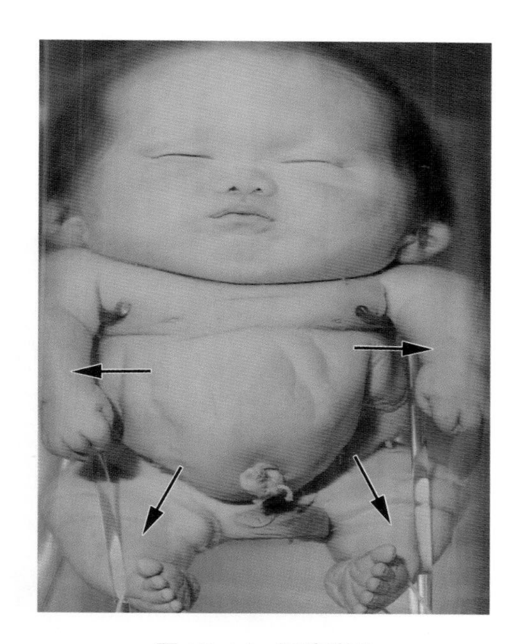
图 17-14 短肢畸形
箭头示短肢

16. 联胎（联体畸胎） 单卵孪生儿偶尔可在发育时联合在一起，足月出生一个联体畸形胎。根据联合的程度和部位不同，联体畸胎可分为：①颅胸联胎，②胸部联胎同，③腹部联胎，④臀部联胎等。此胎儿为颅面胸腹联胎（图 17-18）。

17. 无头无心胎 头与心脏原发性不发育，胎儿的躯干无上肢（图 17-19 ①），只发生在多胎妊娠，原因不明。此胎可见脐带（图 17-19 ②），外生殖器发育不良（图 17-19 ③）。

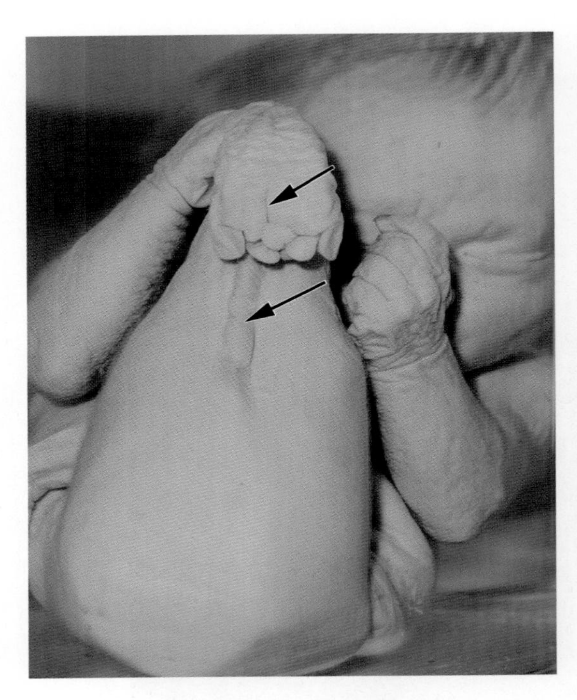

图 17–15 并腿畸形

箭头示并腿

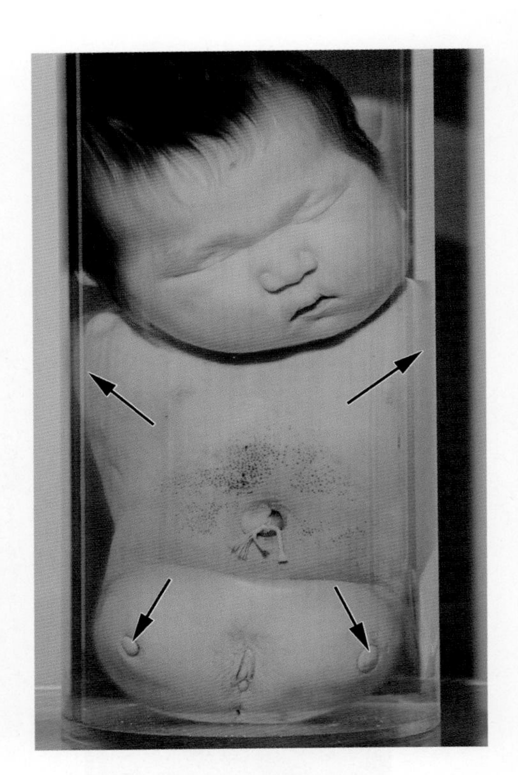

图 17–16 无肢畸形

箭头示无肢

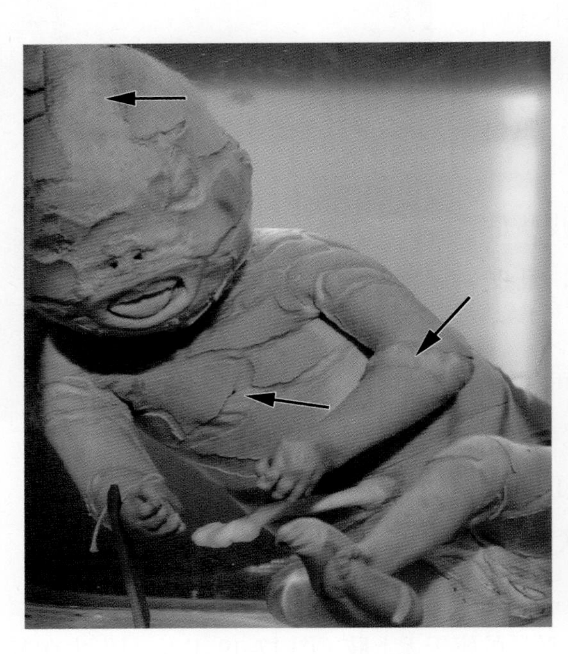

图 17–17 先天性鱼鳞癣

箭头示皲裂沟

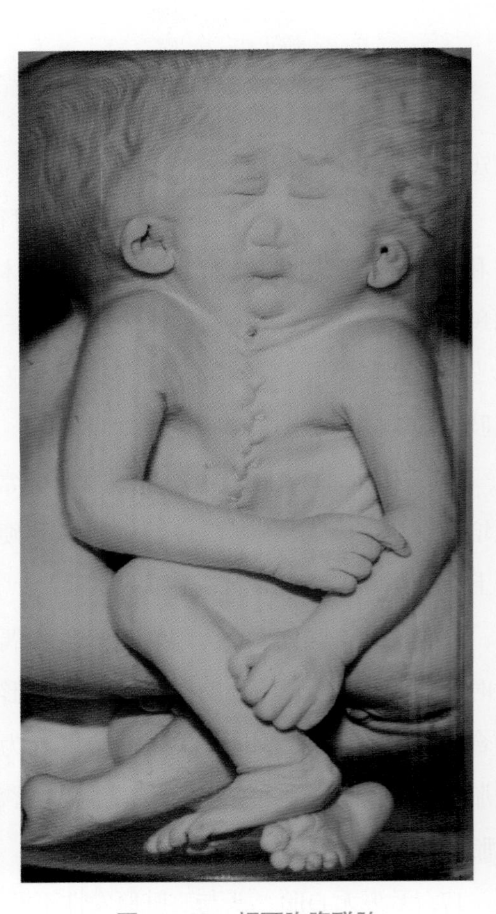

图 17–18 颅面胸腹联胎

18. 膈疝　由于膈发育不全，形成缺口（图 17-20 ①），腹腔内脏（肠、肝等）（图 17-20 ②）由此孔突向胸腔，压迫肺和心脏，可造成呼吸困难与心力衰竭。

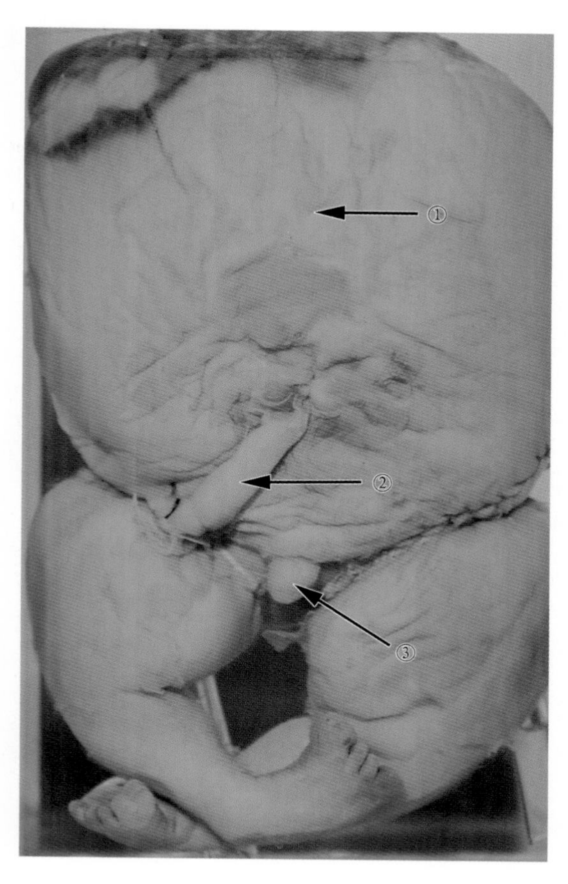

图 17-19　无头无心胎
①胎儿的躯干无上肢 ②脐带 ③外生殖器

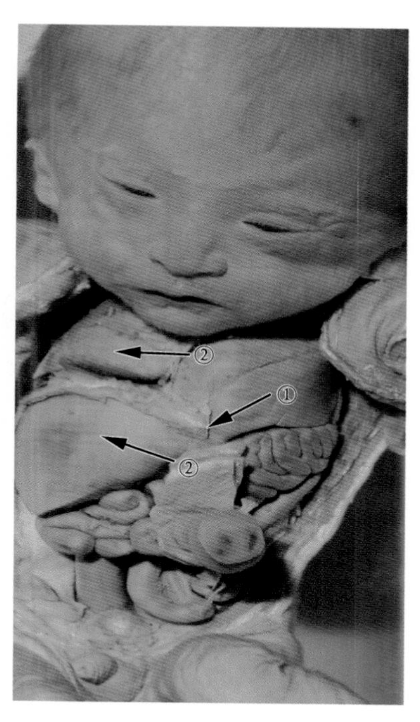

图 17-20　膈疝
①膈上的缺口 ②突向胸腔的肝

【思考与讨论】

1. 唇裂、腭裂、面斜裂形成的原因是什么？
2. 无脑儿、脊柱裂（脊髓裂）形成的原因是什么？
3. 联体畸胎形成的原因是什么？主要分为几类？

【实验小结】

神经管畸形和面部畸形在我国属于高发，尤其前者。

1. 神经管畸形是前后神经孔没有闭合所致。

2. 唇裂是上颌隆起与同侧内侧鼻隆起未融合所致；腭裂主要是两外侧腭突未融合所致；面斜裂是上颌隆起与同侧外侧鼻隆起未融合所致。

（吴 俊 毕振伍）